D1665879

CÁNCER

101 preguntas esenciales
para los enfermos y sus familias

DR. RICARDO CUBEDO
DR. JOSÉ LUIS DE LA SERNA
MARÍA VALERIO

CÁNCER
101 preguntas esenciales
para los enfermos y sus familias

Primera edición: octubre de 2007

© Ricardo Cubedo Cervera, 2007
© José Luis de la Serna Fernández de Córdoba, 2007
© María Valerio Sainz, 2007
© La Esfera de los Libros, S.L., 2007
Avenida de Alfonso XIII, 1, bajos
28002 Madrid
Teléf.: 91 296 02 00 • Fax: 91 296 02 06
Pág. web: www.esferalibros.com

ISBN: 978-84-9734-667-2
Depósito legal: M. 39.024-2007
Fotocomposición: Versal AG, S.L.
Fotomecánica: Unidad Editorial
Impresión: Rigorma
Encuadernación: De Diego
Impreso en España-*Printed in Spain*

Índice

A todos los enfermos
que se atreven a preguntar.

A todos los médicos
que saben responder.

A todos los periodistas
que se preocupan por explicar.

*No hay cosa que necesite más cuidado que la
verdad, pues es sangrarse el corazón.*
BALTASAR GRACIÁN, *El arte de la prudencia*

… non los agüeros, los fechos sigamos…
JUAN DE MENA, *Laberinto de fortuna*

Prólogo

Para la sociedad occidental, la española entre ellas, no existe más enfermedad que el cáncer. De hecho, la palabra todavía es tabú en amplios sectores de la población. A pesar de que los problemas vasculares —el infarto de miocardio y los accidentes trombóticos y hemorrágicos cerebrales— son la principal causa de mortalidad, el único problema de salud que realmente preocupa al ciudadano es la patología tumoral.

El terror que tiene la sociedad ante la posibilidad de enfrentarse a un hecho tan frecuente como lo es el cáncer se debe, en buena parte, a que la enfermedad aún está asociada a la seguridad de un sufrimiento prolongado y a una muerte posible a corto o medio plazo. Existen todavía muchas ideas equivocadas sobre esta patología y quizá no ha calado lo suficiente la certeza de que el cáncer se cura en un porcentaje alto de los casos, se puede prevenir la mayoría de las veces y tiene un diagnóstico precoz que, en muchas ocasiones, lo consigue erradicar si se da con él en sus fases precoces.

Desde principios de este nuevo siglo la Sanidad está abandonando un esquema en el que el paciente no siempre ocupó el lugar central que lógicamente se merecía. Los estudios realizados por las consultorías de mayor prestigio en el mundo pusieron en evidencia a finales de la década de los noventa que el sistema sanitario giraba de una manera desproporcionada, e injusta, alrededor de los profesionales sanitarios y de los proveedores.

Un elemento nuevo, la información —de la mano sobre todo de internet—, está revolucionando afortunadamente la relación entre el médico y el enfermo, convirtiendo a este último en el auténtico protagonista del sistema al ofrecerle la posibilidad de elevar su cultura biomédica y de participar en decisiones claves que pueden conformar su futuro, o el de sus familiares, tanto a la hora de prevenir enfermedades comunes como cuando se presenta un problema de salud puntual.

Así, en el abanico de las tres opciones que tiene la relación entre los facultativos y sus pacientes, la de socio es sin duda la mejor. Las otras son la del paternalismo y la del consumidor-cliente exigente. En la primera, que en la cultura mediterránea todavía está muy extendida, el médico toma todas las decisiones, presumiendo que el paciente carece de conocimiento para participar en su futuro terapéutico. La segunda, la que los anglosajones han bautizado con el nombre de «proveedor», es aquella en la que el enfermo se arroga a sí mismo las características de cliente y piensa que a la medicina se le debe exigir los mismos resultados que se piden a cualquiera de las relaciones de la sociedad de consumo de nuestros días.

En cualquier caso, para que la relación entre dos socios (el médico y el paciente) sea fluida y obtenga los mejores resultados posibles hace falta que el enfermo tenga un cierto grado de cultura biomédica. Todos los trabajos publicados certifican que el nivel de conocimientos sanitarios de los individuos es uno de los grandes factores para evitar las enfermedades, superarlas cuando aparecen inesperadamente o controlarlas permanentemente cuando llegan a convertirse en crónicas.

El diario *El Mundo* es ya un veterano de la información médica. Hace más de quince años que su suplemento de Salud y Medicina acude semanalmente a los quioscos. Hace más de una década que este suplemento está también disponible en Internet y siete años que existe en *elmundo.es* (el portal de información en español con más tráfico del planeta) un *site* especial de Salud.

Ha sido —en cierto modo— en este *site* donde comenzó a gestarse, sin que nadie en un principio lo intuyera, el libro que tiene ahora el lector en sus manos. Las investigaciones sociológicas que el departamento de Salud del periódico habían llevado a cabo, poco tiempo después de llegar a la red, detectaron que el cáncer era la gran preocupación de salud, quizá la única, de los españoles. Fue entonces cuando, gracias a la ayuda —sin compromiso alguno— de una empresa transnacional farmacéutica, se creó una sección de Oncología específica en el *mundo.es/salud*. En ella, además de informar puntualmente de todas las noticias relevantes que tuvieran que ver con la patología tumoral, de servir de base de datos sobre cáncer para los hispanoparlantes que quisieran conocer informes sobre esta enfermedad —como Google destaca cuando se consulta— y de intentar conseguir una de las mejores infografías animadas que existen en la red, se potenció una sección titulada «Dudas y preguntas» con la idea de que los internautas pudieran solicitar la opinión de un experto ante cualquier duda relacionada con el cáncer.

El experto ha sido todo este tiempo Ricardo Cubedo. El doctor Cubedo es un oncólogo joven, aunque él dice que ya no lo es tanto puesto que lleva ya muchos años de *staff* en el Servicio de Oncología Médica de uno de los mejores hospitales españoles: la Clínica Puerta de Hierro de Madrid. Además de llevar a cabo su labor asistencial, investigadora y docente como médico, le atrae profundizar en el papel de los medios de comunicación (especialmente la red) en la nueva relación médico-enfermo.

Durante todos estos años han llegado a la sección de Oncología de *elmundo.es/salud* varios miles de preguntas de pacientes y sus familiares procedentes de España y de otros muchos países. Todas las ha respondido Ricardo y han quedado archivadas en nuestro servidor, conformando una base de datos de un enorme valor que hace que este libro pueda catalogarse, en cierto modo, de excepcional. Entendemos que la excepcionalidad la otorga el hecho, puesto que no tenemos constancia de que se haya escrito un libro con premisas similares, de que se ha intentado responder a las verdaderas dudas sobre el cáncer, fundamentadas en las miles de preguntas formuladas, que tiene un sector muy amplio de la sociedad que habla español.

Además, durante estos últimos años internet se ha ido paulatinamente convirtiendo en la principal fuente de información sobre medicina y salud para los españoles. Incluso, las últimas encuestas lo confirman, por encima del propio médico. Por eso, los trabajos sociológicos que se llevan a cabo a través de la red empiezan a valorarse seriamente hasta por las publicaciones científicas. Los resultados de estudios y de encuestas realizados desde Internet coinciden en general con los que se han venido practicando de forma más tradicional y costosa. En cualquier caso, tienen la representatividad de un porcentaje de la sociedad que cada vez es mayor en todo el mundo desarrollado. Internet ha revolucionado la medicina en los últimos años como muy pocas cosas lo han hecho en al menos tres décadas —y han existido muchos avances trascendentales en esta disciplina—. Ha democratizado el conocimiento y está permitiendo una relación médico-enfermo y hasta una forma de practicar medicina distinta.

La red, y las preguntas que a través de ella han llegado a *elmundo.es*, han servido de germen para que Ricardo Cubedo y María Valerio —una de las mejores periodistas de salud que hay en España, encargada desde hace más de cuatro años del portal de cáncer en el *mundo.es/salud*— (y que son los verdaderos autores de las páginas que siguen a estas palabras) puedan estar orgullosos de haber escrito un libro que ayudará, con seguridad, a todos los que acudan a él para despejar una duda sobre el cáncer o, simplemente, para elevar su cultura biomédica.

Dr. José Luis de la Serna

Cómo sacar el mejor partido de este libro

Si alguien me preguntara a qué dedica un oncólogo la mayor parte de su tiempo, no lo dudaría ni un segundo y le diría que a responder. Responder al río de preguntas que los pacientes o sus familiares formulan día tras día. En el simple acto de preguntar y contestar se cristaliza lo más puro de la relación entre el médico y el enfermo. En la primavera del año 2000, José Luis de la Serna me ofreció participar en su proyecto de *elmundosalud*, contestando a las preguntas sobre cáncer que llegaban por correo electrónico a la redacción del periódico *El Mundo*. De pronto, el río se convirtió en catarata y el espectro de las cuestiones se amplió hasta abarcar todo lo imaginable; desde las más sencillas hasta las más complicadas; provenientes no sólo de España, sino de todos los países de América Latina. Algunas revelaban una desinformación asombrosa, otras me han obligado a estudiar de firme; de apenas una línea o de varios folios, las ha habido relativas a los tumores más comunes o a enfermedades tan infrecuentes que sólo las he encontrado en esta *consulta virtual*… Sin embargo, un factor común aunaba todos los interrogantes: en ellos se traslucía el miedo, ese miedo en el que se alían la enfermedad y el desconocimiento.

Este libro surge de esa experiencia de miles de preguntas respondidas a lo largo de los años. Está redactado en forma de preguntas y respuestas porque trata de ponerse en el lugar del paciente y de su familia. Es un libro de carácter general, que da cuenta de las preocupaciones más comunes que embargan a la mayoría de las personas con cáncer, sea cual sea su diagnóstico particular. Si hubiésemos querido cubrir los detalles de cada cáncer en concreto, habría sido menester redactar varios volúmenes como este.

El texto se puede leer de la primera a la última página, como cualquier otro libro. Quien así lo haga habrá ampliado mucho sus conocimientos sobre esta enfermedad. Sin embargo, pensamos que la mayoría de los lectores se acercarán de manera completamente distinta; serán pacientes o sus familiares con tres o cuatro preguntas concretas que quieren resolver. Nos hemos esforzado mucho para facilitar la tarea de encontrar la información que buscan. El primer paso debe ser el *Índice general,* donde están contenidas las preguntas. Sugerimos al lector que busque la que más se asemeje a la suya, aunque sea sólo aproximadamente, y que empiece por ese punto. Las preguntas están ordenadas en bloques temáticos: de la 1 a la 14 tratan sobre la naturaleza del cáncer, sus clases, mecanismos de desarrollo y causas; de la 15 a la 20 se refieren a la prevención y al diagnóstico precoz; las preguntas 21 a 30 versan sobre el modo de diagnosticar el cáncer y sus ramificaciones, así como del mejor modo de informar a los enfermos; los asuntos relativos a los tratamientos contra el cáncer abarcan desde la pregunta 31 a la 50; el lector encontrará muchos datos prácticos acerca de la convivencia diaria con la enfermedad, sus tratamientos y sus efectos adversos en el bloque de la 51 hasta la 73. Todas las cuestiones anteriores se refieren a cualquier clase de tumor, pero las preguntas de la 74 a la 97 tratan sobre asuntos más concretos relativos a los cánceres más frecuentes, como los de mama, colon, próstata y pulmón, así como también algunos otros menos comunes pero que, en nuestra experiencia, interesan mucho al público; las últimas preguntas no han querido eludir los asuntos más espinosos de los enfermos terminales y de la muerte.

Además de las ciento una preguntas, el libro contiene veinticuatro cuadros bien diferenciados. Mientras que yo he redactado las preguntas y sus respuestas, los cuadros son obra de María Valerio, la periodista que ha sido el alma de la sección de oncología de *elmundosalud* desde sus inicios, si bien hemos leído, releído y corregido el texto del otro hasta tal punto que ya lo sentimos como una sola pieza. Los cuadros cubren dos extremos opuestos: por un lado, asuntos de interés muy general como estadísticas, enlaces de internet o la historia del cáncer; por el otro, consejos prácticos relativos, por ejemplo, a la dieta, la estética o el sexo.

Aparte de las preguntas y de los cuadros, aún hay una tercera clase de texto. Dispersos entre estas páginas se hallan treinta y dos recuadros que contienen una única frase. Nosotros nos hemos acostumbrado a llamarlos *las perlas*, y resumen el mínimo de información esencial que quisiéramos transmitir a nuestros lectores. Sea cual sea el interés particular de cada lector, le sugiero que hojee el libro en busca de *las perlas*. Si alguna le llama la atención, no tiene más que leer la pregunta o el cuadro que la contiene para aprender un poco más.

Dentro del texto, por todas partes, se hallan unas flechas como esta (→). Se trata de llamadas o referencias entre unas preguntas y otras y constituyen la mejor ayuda para *navegar* el libro. Si en un punto dado el lector se encuentra con algo como esto: «(→ 23, cuadro 6, 58)», debe interpretar que es posible encontrar más información en las preguntas 23 y 58, así como en el cuadro 6. Con la **negrita** indicamos que la comprensión del asunto no será completa a menos que se lean las preguntas o cuadros indicados. Las flechas llevan de unas preguntas a otras y éstas, a su vez, a otras. De salto en salto, el lector se irá alejando cada vez más del tema que le interesaba en un principio, pero, a cambio, su conocimiento se irá acrecentando y fundamentando cada vez más.

En las últimas páginas se encuentra el *Índice temático*. No se han escatimado esfuerzos para hacerlo completo y exhaustivo. Quien no encuentre lo que busca en el índice general debe continuar por aquí. Los números que siguen a cada entrada no corresponden a las páginas del libro, sino al número de las preguntas y cuadros que se refieren a ella. De nuevo, hemos marcado con **negrita** los cuadros y preguntas que aluden más concretamente a cada cuestión.

Naturalmente, nuestro libro tendrá fallos y carencias, pero algunos son deliberados y quiero advertir de ellos al lector. El texto contiene un buen número de redundancias, informaciones que se repiten aquí y allá. Puede que resulten un poco molestas a quien lea el libro *de tapa a tapa*, pero las consideramos informaciones esenciales y las hemos reiterado de este modo pensando en quien lea sólo los fragmentos del libro que le interesen; así nos aseguramos de que los mensajes más importantes llegan a todos los lectores. Apenas se encuentran en este libro informaciones sobre el cáncer en los niños ni tampoco sobre las leucemias y los cánceres de la sangre. La razón reside en que éstas son enfermedades tan distintas del común de los tumores malignos que requerirían un libro propio. También hemos evitado referirnos a los nombres comerciales de los medicamentos porque pueden variar y también para eludir hacer publicidad. Si alguien desea información sobre el fármaco con el que está siendo tratado, debe averiguar cuál es su nombre genérico porque éste es el que hemos preferido usar. Por último, hemos antepuesto la veracidad a cualquier otra consideración. Se ha procurado emplear la delicadeza en todo momento, pero es justo advertir a los lectores, sobre todo si se trata de los propios pacientes, de que en este libro se encuentran informaciones difíciles de asumir acerca del pronóstico de algunas enfermedades.

El diagnóstico y el tratamiento del cáncer cambian: cambian de año en año porque se sustentan en la investigación científica; y cambian de persona en persona porque ésa es la esencia de la medicina. Muchos de nuestros datos dejarán de ser ciertos dentro de algún tiempo. Si el diagnóstico o el tratamiento de una persona no se ajusta a lo que aquí se puede leer, es posible que se deba a cualquier particularidad del organismo o de la enfermedad de ese individuo. Naturalmente, ningún libro de medicina pretende sustituir al contacto directo con el médico, y menos éste, firmado por un especialista en ejercicio. Lo único que pretendemos es ayudar a los enfermos de cáncer y a sus familias a comprender lo que les sucede, a formular al médico las mejores preguntas y a combatir el miedo a lo desconocido. Ni aspiramos a más, ni nos conformamos con menos.

Dr. Ricardo Cubedo

1. ¿Qué es el cáncer? Sé que la pregunta puede parecer tonta, pero creo que muy pocas personas saben realmente de qué se trata esta enfermedad, a pesar de lo mucho que se habla de ella.

El cáncer es una enfermedad de los genes (→ 7), que son quienes indican a las células qué deben hacer en cada momento. Los genes están hechos de una sustancia química llamada ADN, de la misma manera que toda la información que contiene este libro está formada, al fin y al cabo, por papel y tinta. Hace cuatro mil millones de años, los únicos seres vivos eran células que flotaban aisladas en el mar. Las instrucciones de su código genético eran tan simples como la propia célula. Todo se reducía a cumplir el mandato básico de la vida: ¡multiplícate! En cuanto tiene ocasión, la célula se divide en dos, ambas con genes idénticos a los de la célula madre.

> El cáncer es una enfermedad
> de los genes.

Cada uno de nosotros está formado por unos trescientos billones de células. Cada célula es semejante a aquellas que aparecieron sobre la faz de la tierra hace miles de millones de años. Todas están rodeadas por una membrana que contiene una cantidad minúscula de un fluido cuya composición es sorprendentemente similar a la del mar primitivo. En el interior de cada célula está el núcleo que contiene los genes. Pero la variedad y complejidad de nuestras células ha llegado a ser asombrosa. Por ejemplo, las células de hueso son capaces de producir grandes cantidades de calcio; las de la retina contienen pigmentos sensibles a la luz; las de los músculos se contraen, mientras que las de los nervios son capaces de generar y conducir impulsos eléctricos; las células intestinales absorben las sustancias nutrientes de los alimentos y las de las glándulas fabrican todo tipo de hormonas. Todas y cada una de esas células contiene unos 30.000 genes. Sólo algunos de ellos están conectados en cada tipo celular. Por ejemplo, en las células del hueso están funcionando los genes con las instrucciones necesarias para fabricar calcio. En los músculos, esos genes permanecen silenciosos, pero están activos los que sirven para que la célula sepa contraerse.

Lo extraordinario es que cada célula todavía conserva los genes necesarios para proliferar dividiéndose, y éstos son asombrosamente parecidos a los que ya existían hace tres mil millones de años. La capacidad de duplicarse que mantiene cualquier célula humana es una bomba de relojería, la fuerza primigenia de la vida en estado puro que le ordena ¡multiplícate!, aunque sea invadiendo el espacio y robándoles los nutrientes a las células vecinas. No podemos prescindir de esos genes, porque nuestros tejidos se desgastan y deben renovarse. Eso requiere que algunas células se dividan de cuando en cuando. Pero la división celular debe suceder en el lugar preciso, en el tiempo exacto y en la cantidad justa. La fuerza bruta de los genes del ciclo celular está sujeta a más mecanismos de control y seguridad que el reactor de una central nuclear. Un gran número de genes existen tan sólo para mantener la división celular bajo un control férreo. Hay decenas de genes para mantenerla desconectada, para ponerla en marcha, para frenarla o acelerarla, para ir comprobando sobre la marcha si la copia del ADN contiene errores, genes para reparar los posibles fallos. Existen, incluso, genes que obligan a la nueva célula a autodestruirse en el caso de que su ADN haya acumulado una cantidad excesiva de errores.

El cáncer sucede cuando todos esos mecanismos de seguridad fallan y el poder primitivo de la proliferación celular se libera. Todo empieza con una mutación en el ADN, un error en algún gen de alguna célula. Las mutaciones son un hecho frecuente en nuestras células, suceden a diario en cualquiera de nuestros tejidos. Cada célula está dotada de los mecanismos precisos para detectar y reparar esas mutaciones. Una de cada varios miles o millones de veces, la mutación se produce en alguno de los genes críticos que regulan la proliferación… y esa célula se divide en dos cuando no debe. Cada una de ellas vuelve a dividirse, y ya son cuatro. En algún tiempo son centenares las células hijas de la primera mutante. Todas son iguales, todas contienen exactamente la misma mutación que las lleva a dividirse; se dice de ellas que forman un *clon*. El clon es una porción microscópica de tejido apenas discernible de las células normales que la rodean. Son necesarios muchos millones de células para que un tumor alcance algunos milímetros de diámetro y un escáner pueda detectarlo (→ 16, 17, 23, 27). Se cree que estos clones precancerosos surgen muchas veces a lo largo de la vida de cualquier persona. Una de las tareas de nuestras defensas, de nuestro sistema inmunitario, es localizarlos y destruirlos antes de que aquello merezca el nombre de *cáncer* (→ 10). Por desgracia, el sistema no funciona siempre. Las células del clon precanceroso intentarán por todos los medios a su alcance seguir adelante en su propósito de proliferación. Dentro del clon maligno aparecen muchas más mutaciones que en los tejidos normales; una célula típica de cáncer contiene unas 90 mutaciones. Algunas de ellas resultan ser convenientes para la célula cancerosa. Por ejemplo, es posible que le permitan crecer más rápido, u ocultarse al sistema inmunitario, o atraer nuevos vasos sanguíneos que nutran al tumor (→ 100). De esta manera, el cáncer no sólo crece, sino que se vuelve cada vez más maligno.

> Las metástasis son lo que distingue al cáncer de cualquier otra enfermedad.

Todo este proceso puede ser extraordinariamente lento, hay cánceres que tardan décadas en gestarse, silenciosamente ocultos en algún rincón del organismo. En otras ocasiones, todo ocurre en un suspiro; algunas leucemias pueden tardar sólo semanas en desarrollarse completamente a partir de la primera mutación. Sea cual sea el caso, al final de este proceso de mutaciones sucesivas algunas de las células del cáncer adquieren la última de sus habilidades, la más maligna y la que distingue al cáncer de cualquier otra enfermedad: la capacidad de diseminarse. Las células malignas ya pueden desprenderse del tumor y viajar a través de la sangre para enraizarse en órganos alejados y proliferar de nuevo, dando lugar a las ramificaciones del cáncer que se llaman *metástasis* (→ 23, 24, 26, 28). Así, las células hijas de un cáncer de mama pueden acabar en los huesos, o las originadas en un pulmón aparecer en el cerebro.

Este panorama puede parecer horrendo y desesperanzador. Visto desde este prisma, el cáncer asemeja un ser diabólico e inteligente, imposible de vencer. No es así. El cáncer está guiado por las fuerzas ciegas de la genética que, a la postre, son el motor de la vida. El cáncer no posee inteligencia ni propósito. Nosotros sí. Ésa es nuestra mejor arma contra la enfermedad. Cuanto más investiguemos la enfermedad, cuanto más conozcamos acerca de ella, en mejor posición estaremos para desentrañar sus puntos flacos y encontrar el modo de atacarlos (→100, 101). Hay mucho que se puede hacer hoy día contra el cáncer, y espero que las 100 preguntas que siguen me permitan convencer al lector de ello.

2. ¿Un tumor es lo mismo que un cáncer? Estoy muy nerviosa porque acabo de abrir el informe de mi última mamografía y he leído que hay un «tumor de un centímetro».

No, un tumor no es lo mismo que un cáncer. Un tumor es cualquier crecimiento anormal en un tejido, tanto si es apreciable a simple vista como si necesita de radiografías o de cualquier tipo de exploraciones. En lenguaje corriente, diríamos que un tumor es un bulto. Técnicamente, una verruga en la piel o un quiste en el ovario son tumores. Sin embargo, se suele emplear el término *tumor* para designar a aquellos crecimientos de significado dudoso, en tanto no se les pone *nombre y apellidos*.

Un tumor *maligno* sí que es un cáncer (→ 1). *Tumor maligno* y *cáncer* son sinónimos. Así pues, hay tumores benignos, como un quiste del ovario (un quiste es un tumor que contiene líquido), o como un lipoma, esos bultos blandos de grasa que se palpan bajo la piel de tantas personas; y hay tumores malignos, que siempre son cáncer. Los tumores benignos pueden permanecer estables, disminuir espontáneamente, desaparecer incluso, o crecer. Los hay completamente indoloros, y otros que pueden molestar mucho, según donde estén; imagine, por ejemplo, un tumor benigno en el cielo del paladar. En general, los tumores benignos no son peligrosos y se pueden extirpar con facilidad si es menester. Pero no siempre es así. Por ejemplo, un tumor benigno con tendencia a sangrar, en lo más profundo del cerebro, puede ser una amenaza para la vida mucho mayor que un cáncer en la próstata.

A veces, los tumores malignos pueden permanecer estabilizados por periodos largos y, rarísimas veces, disminuyen de tamaño por sí solos. Lo normal es que crezcan continuamente, a veces con parsimonia, otras con rapidez. Pero lo que diferencia realmente a los tumores malignos, o cánceres, de los tumores benignos es la capacidad de los primeros para ramificarse. Las células que componen el tumor maligno se desprenden de él y viajan a lugares alejados, aprovechando vías anatómicas como las venas o los conductos linfáticos. Esas células peregrinas son capaces de anidar en otros tejidos u órganos, dando lugar a tumores secundarios que se llaman *metástasis* (→ 23, 24, **26**). Por ejemplo, un melanoma nace en la piel, pero pueden aparecer metástasis en el hígado. Si miramos al microscopio las células de las metástasis, no serán de hígado, sino idénticas a las del melanoma de la piel. Algo así jamás lo puede hacer un tumor benigno.

Por último, no todos los cánceres forman tumores. Sirvan de muestra las leucemias, que son cánceres de la sangre. Las células malignas circulan libres por venas y arterias, pero no forman ningún bulto apreciable, no hay tumor. A veces, decimos de las leucemias que son *tumores líquidos*. En ocasiones, las metástasis tampoco forman tumores. En la piel o en los pulmones, las células malignas se pueden infiltrar de manera difusa, como si echáramos tinta en un vaso de agua.

Es verdad que los médicos usamos muchas veces el término *tumor* como sinónimo de *cáncer*. Lo hacemos así para evitar estar empleando siempre las palabras *cáncer*, o *maligno*, que tienen tan mala fama que asustan con sólo pronunciarlas. A menudo, son los propios familiares de los enfermos los que nos piden que lo hagamos de esa manera (→ **29**, 30). A mí no me parece mal hacerlo si el enfermo sabe lo que tiene, de manera que no siempre andemos metiéndole el *cáncer* por los oídos. Pero sí creo que es un error si se emplea como mentira, como estratagema para esconderle a la persona que lo que padece es, en realidad, una enfermedad maligna.

Y es que no hay que confundir *maligno* con *incurable* o con *mortal*. *Maligno* quiere decir canceroso; o, lo que es lo mismo, con capacidad para diseminarse en forma de metástasis. Puede curarse o no curarse, ser mortal o no serlo (→ **31**, 32, 39, 101). Hay muchas enfermedades benignas que son incurables, pero no mortales, como la artrosis, por ejemplo. Otras son también benignas pero graves y potencialmente mortales, bien a corto plazo (como un infarto o una hemorragia cerebral), o bien a largo plazo (como la esclerosis múltiple).

Es corriente que los informes de las radiografías no digan más que lo que ven, una porción de tejido que no debiera estar allí, un bulto, un tumor. Muchas veces, se trata de tumores benignos, como quistes, adenomas o fibromas. Las radiografías jamás pueden decir si un tumor es benigno o maligno, pero pueden sospecharlo. Según algunas características del tumor, como su posición, su tamaño, su forma, el perfil de sus bordes o la densidad de su interior, el radiólogo puede informar que le *parece* benigno, maligno, o que es incierto. Si un tumor parece benigno, se lo puede mantener bajo vigilancia, repitiendo las radiografías de cuando en cuando, para ver si cambia de tamaño o de aspecto. Si su apariencia es claramente maligna, se suele operar directamente. En cambio, si el radiólogo nos dice que es incierto, elegimos tomar una muestra por punción la mayoría de las veces. Sólo examinando las células que lo componen con la ayuda del microscopio, el patólogo puede decir si ese tumor es benigno o si es un cáncer (→ 21).

3. ¿Cuántas clases diferentes de cáncer existen? Sé que son muchas, y siento curiosidad por conocer un poco más acerca de ello.

Conforme vamos aprendiendo acerca del cáncer, distinguimos más y más tipos de la misma enfermedad. Hasta el descubrimiento del microscopio, la visión del cáncer era fundamentalmente anatómica. A grandes rasgos, existía un cáncer por cada órgano. Por ejemplo, se distinguía el cáncer de mama, de hígado o de huesos. A principios del siglo XIX, los microscopios ya estaban tan perfeccionados como para profundizar mucho más. Lo que al ojo desnudo parecía semejante, ofrecía una rica variedad a través de las lentes de aumento, de manera que se descubrían muchas clases de tumores malignos dentro de cada órgano. Los médicos nombramos a los cánceres tanto según el órgano donde broten, como por su apariencia al microscopio. Los especialistas que diagnostican y clasifican el cáncer con sus microscopios son los *patólogos*. Sin la ayuda de los patólogos, los oncólogos somos como ciegos sin bastón.

Existen más de cuatro centenares de cánceres diferentes, si bien se pueden agrupar a efectos prácticos en cuatro grandes grupos: el de los carcinomas, el de los sarcomas, el de los cánceres de la sangre y el de *los otros*. Vamos a verlos uno a uno con más detalle.

Los carcinomas son los cánceres más frecuentes. Ocho de cada diez tumores malignos son formas de carcinoma, como el cáncer de mama, el de pulmón, el de intestino, el de próstata, el de útero o el de ovario. Los carcinomas son los cánceres que nacen de los *epitelios*, que son los tejidos que recubren y tapizan las superficies internas y externas de nuestro organismo. La piel es un epitelio. Todo el tubo digestivo, desde la boca hasta el ano, está tapizado por un epitelio. Lo mismo se puede decir de las vías aéreas, urinarias y biliares. Todas las glándulas están compuestas, fundamentalmente, por epitelios; las mamas, el tiroides, el páncreas, la próstata o los ovarios. Estos tejidos están en continua renovación. Sus células se desgastan y otras han de dividirse sin cesar para suplir las pérdidas. Este trasiego celular hace que los epitelios sean especialmente susceptibles al cáncer. Además, muchos epitelios están expuestos a influencias externas que pueden ser cancerígenas; la piel bajo el sol, el humo del tabaco

(→ 18) y los contaminantes atmosféricos en las vías respiratorias, los productos de la digestión de los alimentos en el tubo digestivo, los tóxicos eliminados por la orina sobre el epitelio del riñón o la vejiga urinaria… (→ 5).

En segundo lugar están los sarcomas. Nacen bien de los huesos (osteosarcomas), bien de los cartílagos (condrosarcomas), bien de todos esos tejidos blandos (sarcomas de partes blandas) que rellenan nuestro cuerpo, como los músculos, los tendones, los vasos sanguíneos o los nervios. Los sarcomas reciben nombre de acuerdo con el tejido del que nacen o del que se cree que nacen. Por ejemplo, el rabdomiosarcoma surge de los músculos, mientras que el liposarcoma lo hace de la grasa. En comparación con los carcinomas, los sarcomas son cánceres muy poco frecuentes en los adultos. En cambio, entre los niños son más comunes los sarcomas que los carcinomas (→ cuadro 22).

Los cánceres de la sangre más conocidos son las leucemias. Nacen en el tuétano de los huesos, que es a lo que los médicos llamamos la *médula ósea* y es el lugar donde se producen las células de la sangre. Las leucemias son cánceres, pero las células malignas que las conforman rara vez se apelotonan para formar tumores, sino que flotan libres en la sangre. Los linfomas son cánceres del sistema circulatorio, pero no del sanguíneo, sino del linfático. Los linfomas sí que se manifiestan por tumores en los lugares donde existen ganglios linfáticos, generalmente en los pliegues del cuerpo como los lados del cuello, las axilas o las ingles. El mieloma también es una variedad de cáncer de la sangre que afecta, sobre todo, a las personas de edad avanzada. También nace en la médula ósea, aunque a partir de unas células diferentes de las que dan origen a las leucemias.

Por último, existe un gran número de cánceres que aparecen a partir de otros tejidos que no son ni epitelios, ni el sistema musculoesquelético, ni la sangre. Los más comunes son los tumores del sistema nervioso central comprendido por el cerebro, el cerebelo (que está dentro de la nuca) y la médula espinal (que nace del cerebro y corre por dentro de la columna vertebral y que no debe confundirse con la médula ósea, que es el tuétano de todos los huesos). Pero hay otros muchos. Por ejemplo, los mesoteliomas son los cánceres de la pleura, que tapiza los pulmones; el melanoma nace de las células que fabrican el pigmento natural de la piel; los tumores germinales son propios de los ovarios y los testículos; el retinoblastoma es el cáncer de la retina y el estesioneuroblastoma el de la pituitaria, que nos sirve para oler… Y así, casi hasta el infinito.

La era de la clasificación microscópica de los cánceres está comenzando a tambalearse. A lo largo de las últimas décadas ya hemos aprendido mucho de genes y de proteínas y estamos empezando a usar ese conocimiento para reclasificar el inmenso tapiz de enfermedades que es el cáncer. Está naciendo la época de la clasificación molecular.

Al igual que los pioneros del microscopio distinguían enfermedades diferentes dentro del cáncer de pulmón, el biólogo molecular, que analiza el patrón genético de cada una de esas variedades de cáncer, comprende que puede distinguir, a su vez, enfermedades distintas. Cada una con su comportamiento particular y, quizá, con un tratamiento distinto. Ésta es una revolución en la que la oncología está inmersa ahora mismo (→ 1, 101).

4.   ¿A qué se debe que haya cada vez más cáncer? De unos años a esta parte, aparecen cada vez más casos entre familiares, amigos, conocidos y también en personas famosas. Mi padre tiene 83 años y afirma que, cuando tenía mi edad, el cáncer apenas existía. Sólo se me ocurre que tenga que ver con cosas relacionadas con la vida moderna, como la contaminación, el estrés o los aditivos de los alimentos.

Es cierto que cunde la sensación de que el cáncer es cada vez más frecuente; sin embargo, la verdad es que la incidencia del cáncer se mantiene estable o tiende a disminuir en la mayoría de los países desarrollados.

No es cierto que el cáncer sea
cada vez más frecuente.

¿Por qué parece que el cáncer es cada vez más abundante? Hay un puñado de buenas razones que explican este fenómeno. La primera es muy evidente. A medida que envejecemos, también lo hace la mayoría de las personas de nuestro entorno, como familiares, amigos, compañeros de trabajo, familiares de conocidos, etc. No se debe olvidar que, en general, el cáncer es una enfermedad de viejos. No hay factor de riesgo tan relacionado con el cáncer como envejecer. Así pues, es muy normal que a los 60 años aparezcan más casos de cáncer alrededor que a los 40. Eso da la falsa impresión de que cada vez hay más cáncer; y no es eso, es que nosotros nos vamos situando más cerca de la banda de edad donde el cáncer es cosa frecuente.

Otra razón de la falsa abundancia del cáncer es la popularización de los programas de diagnóstico precoz (→ 16). En efecto, cada vez son más las mujeres que se hacen sus mamografías y que acuden puntualmente a la revisión ginecológica (→ 19, 20); y también más los hombres que visitan al urólogo a partir de los 50 años (→ 89). En consecuencia, aumenta el número de diagnósticos de cáncer de mama, cuello de útero o próstata. Pero eso no quiere decir que cada vez haya más, sino que se diagnostican casos que antes pasaban desapercibidos hasta que estaban mucho más avanzados. Las estadísticas de cáncer de próstata en un país como España son muy ilustrativas al respecto (→ cuadro 1). La incidencia de cáncer de próstata es cada vez mayor. Uno diría, *cada vez hay más cánceres de próstata*. Sin embargo, si atendemos a las cifras de mortalidad, el panorama es cada vez más halagüeño. ¿Cómo es posible que cada vez haya más casos de cáncer de próstata y, al mismo tiempo, que muera menos gente de esa enfermedad? La respuesta es bien fácil: no es que cada vez surjan más cánceres de próstata, es que los diagnosticamos más pronto, a tiempo de tratarlos. El número de casos es el mismo, sólo que antes la mayoría de esos casos eran desconocidos y daban la falsa impresión de no existir.

Una tercera causa del espejismo de la epidemia de cáncer es reflejo de la eficacia de los tratamientos modernos. Hace veinte años el tiempo medio de vida de un enfermo de cáncer de colon con metástasis, por poner un ejemplo, no superaba los seis meses. Hoy día, ese mismo enfermo vive de dos a tres años. Es decir, el número de casos nuevos de cáncer de colon es similar, pero el número de individuos vivos que andan por la calle con la *enfermedad puesta* se ha multiplicado por cuatro o por seis.

El cuarto motivo que desmiente esa impresión de *explosión del cáncer* es de tipo cultural. Antaño, el cáncer se escondía como una enfermedad vergonzosa. Se decía que fulanito estaba *muy enfermo*, pero no se pronunciaba en voz alta que tenía un cáncer de pulmón. Si el individuo era alguien popular, en la prensa no se daba noticia hasta que fallecía, y entonces se publicaba que había sido a causa de *una larga y penosa enfermedad*. Hoy día, muchas personas conocidas desvelan su diagnóstico de cáncer sin pudor desde el primer momento y los medios de comunicación nos dan puntual noticia de cualquier avance o retroceso de su mal. Durante el café, esto se convierte en motivo de conversación y no faltan dos o tres contertulios que nos cuenten las vicisitudes de un conocido que tuvo lo mismo. En definitiva, también nos parece que hay más cáncer por la sencilla razón de que hablamos mucho más de ello que tiempo atrás.

Pero ¿qué dicen las estadísticas? Lo que dicen es que, tanto en Estados Unidos como en casi toda Europa, el cáncer tiende a permanecer estabilizado o a disminuir ligeramente desde los años noventa. La mayor parte de ese descenso se debe a la disminución del cáncer de pulmón en los hombres, a resultas del abandono progresivo del tabaquismo durante los últimos veinte años. El cáncer de pulmón es el más frecuente y, además, el más mortal en casi todos los países occidentales, de manera que cualquier cambio en sus parámetros se refleja rápidamente en las estadísticas generales. En cambio, el cáncer de pulmón en las mujeres varía enormemente según los países. En aquellos en los que las mujeres empezaron a fumar hace muchos años, y en los que también llevan años dejándolo (como Estados Unidos o Canadá), la incidencia del cáncer de pulmón también disminuye. En los países en los que cada vez más mujeres se han incorporado al tabaquismo durante los últimos diez años (como España o Francia), la curva es aterradoramente creciente. En la mayoría de los países de Europa del Este o en China, por ejemplo, fuman tanto hombres como mujeres, y todavía sin señales de que tengan éxito las políticas antitabaco. En consecuencia, cada vez hay más cáncer pulmonar en cualquiera de los dos sexos. En cambio, en los países árabes, donde las mujeres apenas fuman, la enfermedad es prácticamente inexistente entre ellas. Con frecuencia se argumenta que esta clase de tumores está en relación con la contaminación. La realidad estadística es que el cáncer de pulmón es igual de raro entre los no fumadores que habitan en ciudades muy contaminadas, como México o Los Ángeles, que entre los que viven en áreas rurales apartadas como los Alpes o el norte de Canadá.

También se suele echar la culpa del supuesto aumento del cáncer digestivo a los aditivos de los alimentos, como conservantes, colorantes, saborizantes y cosas por el estilo. De nuevo, la estadística nos desengaña. La incidencia de cáncer de colon se mantiene tercamente estable a lo largo de los años, aunque su mortalidad disminuye enormemente en los países en los que se controlan los pólipos intestinales como es debido. El descenso del cáncer de estómago es el más espectacular de entre todas las enfermedades malignas. A lo largo de las dos últimas décadas, el número de casos nuevos se ha dividido por cuatro. No se comprenden todavía bien las causas de esto, pero se supone que tiene que ver con la mejora en el procesamiento y conservación de los alimentos.

Otro cáncer del que se dice que cada vez hay más casos es el de mama. De ello también se ha culpado a la civilización y, en concreto, a los estrógenos que se dan a las vacas para aumentar su producción de leche. La verdad es que la incidencia global de cáncer de mama permanece estable en términos generales, a costa de disminuir en las mujeres menopáusicas y de aumentar en las más jóvenes. Los motivos del aumento de cáncer de pecho entre las mujeres jóvenes poco tienen que ver con los estrógenos de las vacas. Ese aumento de incidencia se comprueba igualmente en las mujeres que beben mucha leche que en las que no la prueban, es desconocido en las mujeres africanas y se aprecia igualmente en Europa (donde los suplementos de estrógenos al ganado vacuno están estrechamente regulados por la ley) como en América del Sur (donde a las vacas se les dan hormonas a paletadas). La verdadera razón está en los cambios culturales. Es bien conocido que tener pocos hijos, tarde, y no darles el pecho aumenta mucho el peligro de cáncer de mama. En efecto, la incidencia de tumores malignos de la mama no aumenta en las mujeres jóvenes de comunidades que siguen patrones antiguos de fertilidad, como las africanas, las gitanas de Europa o las judías ortodoxas de Israel.

En cuanto a la mortalidad por cáncer, permanece estabilizada en aquellos respecto a los cuales no disponemos de programas eficaces de diagnóstico precoz, como los de pulmón, páncreas o cerebro. En cambio, disminuye claramente a lo largo de la última década en los que hemos aprendido a diagnosticar en fase tratable, como es el caso del cáncer de mama, cuello de útero, colon o próstata (→ 16). Claro que esto es sólo cierto en los países desarrollados. La suposición de que el cáncer es cada vez más frecuente es cierta sólo respecto a los países del tercer mundo. En ellos, la incidencia del cáncer aumenta a causa del incremento de la esperanza de vida. Últimamente, sin embargo, la frecuencia de los tumores malignos ha vuelto a disminuir mucho en África. Lamentablemente, ello no se debe a que los africanos estén dejando de fumar, o porque se diagnostiquen y traten como merecen. Es que muchos están muriendo de sida antes de llegar a la edad de tener cáncer.

Cuadro 1

ALGUNAS CIFRAS

El informe más reciente sobre la situación del cáncer en España que elaboró el Ministerio de Sanidad data del año 2005. Sus casi 200 páginas desglosan el número de nuevos casos y fallecimientos por esta enfermedad que, no hay que olvidarlo, engloba casi 400 tipos de tumores diferentes.

Según este documento, cada año se diagnostican en España 162.000 nuevos casos de cáncer. De ellos, los de colon, pulmón y

⟶

mama ocupan los tres primeros puestos como los más frecuentes entre los españoles.

En nuestro país (como en la mayoría de los de nuestro entorno, con muy pocas excepciones) no existe un registro nacional de cáncer que permita conocer con certeza todos los casos que se diagnostican. Así que los datos de incidencia no dejan de ser meras estimaciones y, generalmente, se cree que minusvaloran la verdadera magnitud del problema, porque probablemente existan casos que no son diagnosticados, o que lo hacen en clínicas privadas, en el extranjero... Los datos de mortalidad, en cambio, son mucho más certeros porque se extraen directamente de los certificados de defunción, que siempre se cumplimentan.

Estas estadísticas indican que, desde 1999, el cáncer es ya la segunda causa de muerte de los españoles, por detrás de las enfermedades del sistema circulatorio. En 2005, por ejemplo, 100.206 personas fallecieron a causa de un tumor, lo que representa el 26 por ciento de todas las defunciones ese año, según los datos del Instituto Nacional de Estadística.

El análisis que Sanidad y los especialistas hacen de estos números indica que el diagnóstico precoz y los avances en los tratamientos permiten que hoy en día más de la mitad de los pacientes sobreviva a la enfermedad. Esta supervivencia es algo menor en hombres (44 por ciento) que en mujeres (56 por ciento) debido a que los tumores de mayor incidencia entre varones suelen tener un comportamiento más agresivo.

Precisamente, pulmón, colon, próstata, estómago y vejiga son los tumores responsables del mayor número de muertes entre la población masculina por cáncer; mientras que en el caso de las mujeres esta lista la encabezan cáncer de mama, colon, estómago, páncreas y pulmón.

Lo que más preocupa de esta clasificación sigue siendo la elevada incidencia de los tumores de pulmón, el cáncer que más ha crecido en los últimos años (junto al melanoma). Los expertos alertan de que la incorporación de las mujeres al hábito de fumar ha empezado ya a notarse en las consultas y sospechan que lo peor de esta *epidemia femenina* está aún por llegar.

En el otro extremo, si hay una enfermedad que permita albergar esperanzas, ésa es el cáncer de mama. Aunque sigue siendo el tumor más frecuente entre las mujeres occidentales, las tasas de supervivencia al cabo de cinco años del diagnóstico se sitúan en España alrededor del 75 por ciento, lo que nos coloca en uno de los mejores puestos de la media europea. De hecho, las muertes por esta causa han ido reduciéndose a un ritmo del 2 por ciento desde el año 1995. Un porcentaje que se eleva hasta el 8 por ciento en comunidades como Navarra, gracias, entre otras cosas, a su pionero programa de detección precoz por mamografía iniciado en 1990.

Más allá de nuestras fronteras, fueron 3,2 millones los nuevos casos diagnosticados en Europa en 2004 (en 39 países del continente), un territorio en el que 1,7 millones de personas murieron de cáncer. Estas cifras representan un ligero crecimiento con respecto al periodo anterior, algo que los expertos atribuyen al envejecimiento de la población y también al amplio uso de los métodos de diagnóstico precoz.

Una tendencia diferente es la que se observa en Estados Unidos, donde el número de muertes por cáncer descendió en 2006 por segundo año consecutivo. Si en 2005 la mortalidad por cáncer se redujo por primera vez en aquel país desde 1930, la nueva bajada parece confirmar una tendencia que ha sido muy bien acogida por las autoridades sanitarias, que atribuyen el fenómeno al diagnóstico precoz y a los avances logrados en materia de tratamiento.

Por otro lado, la preocupación de los especialistas comienza a desplazarse hacia los países en desarrollo, donde el cáncer ha dejado de ser una enfermedad anecdótica. La implantación del tabaquismo en este nuevo escenario, el envejecimiento demográfico y la adquisición de dietas y hábitos de vida *occidentales* son algunos de los factores que explican por qué el cáncer no deja de crecer en países asiáticos, latinoamericanos, y también africanos.

La falta de adecuados sistemas sanitarios y la ausencia de medios para detectar, diagnosticar y tratar la enfermedad a tiempo hacen temer una *epidemia* para la que muchas de estas naciones no están preparadas.

5. ¿Qué causa el cáncer? ¿Por qué me ha venido a mí sin tener ningún factor de riesgo? He practicado deporte con frecuencia, jamás he fumado ni bebido y siempre me he preocupado por seguir una dieta sana. Nadie en mi familia ha tenido jamás cáncer y me he criado alejada de la contaminación de la ciudad. Sin embargo, hace seis meses me diagnosticaron un cáncer avanzado.

Ojalá lo supiéramos. Hay quien dice que los recursos que dedicamos a investigar sobre las posibles curaciones del cáncer estarían mejor empleados en tratar de dilucidar sus causas. De este modo, podríamos avanzar mucho más en la prevención de la enfermedad. Aun así, algo conocemos respecto a las causas del cáncer, aunque sólo represente la punta del iceberg.

Si los tumores malignos surgen siempre de errores en ciertos genes (→ 1), una fuente posible de cáncer es nacer con alguno de ellos ya estropeado. Sin embargo, esto es poco frecuente. Sólo cerca del 5 por ciento de los cánceres están vinculados a la herencia. Hoy día conocemos unos 80 o 90 genes que están relacionados con los tumores malignos de una manera u otra, pero no llegan a la docena los que se han encontrado dañados desde el mismo momento del nacimiento. Ahora bien, heredar uno de estos genes con errores no ocasiona cáncer, sino que predispone a padecerlo, que es una cosa bien distinta (→ 6, 7, 8). En las familias por las que circula una de estas mutaciones abunda el cáncer con más frecuencia de lo habitual, pero no es matemático que todas las personas lo contraigan. Eso se puede deber a que no hayan heredado el gen perjudicial, o a que no les afecte. Es perfectamente posible no heredar la mutación, porque de cada gen tenemos dos copias, y sólo pasamos una a nuestros hijos (una del padre y otra de la madre suman las dos copias que son de ley). Los descendientes de una persona con una mutación genética tienen, pues, un 50 por ciento de probabilidades de heredarla. Por otro lado, siguen sin conocerse las razones por las que de dos hermanos que han heredado el mismo gen inductor al cáncer, uno lo padece y otro no. Esto se ha observado incluso entre gemelos idénticos.

Es posible que el número de cánceres ligados a la herencia sea mayor del supuesto y que se vayan descubriendo más a la par que mejoren nuestros conocimientos de genética. Pero los expertos coinciden en que sólo uno de cada diez cánceres es hereditario, como mucho. En los restantes nueve, los errores de los genes no se heredan, sino que se contraen a lo largo de la vida sobre genes que se adquirieron perfectamente sanos. Pero ¿qué puede estropear el material genético de las células, transformándolas de normales en cancerosas?

Desde luego, en lo primero que uno piensa es en ciertas sustancias y factores que son capaces de estropear directamente el

ADN del que se componen los genes. Por ejemplo, el humo de tabaco contiene un buen ramillete de esos productos, lo que se traduce en cánceres de boca, esófago, tráquea, pulmones o vejiga urinaria (→ 18) (muchas de esas sustancias se eliminan por la orina). Se sabe que los asbestos dañan el ADN y provocan cáncer de la pleura, y por eso están prohibidos; pero durante mucho tiempo se han empleado en materiales aislantes y en industrias como la de los frenos de automóvil o la de materiales ignífugos. El mesotelioma, o cáncer de la pleura, está incluso reconocido como enfermedad profesional entre los trabajadores de algunos tipos de fábricas. Los materiales radiactivos también son dañinos para el material genético, y de cáncer murieron muchos supervivientes de las bombas atómicas de Hiroshima y Nagasaki, no pocos mineros del plutonio (→ cuadro 3), y algunos pioneros de las aplicaciones de la radioactividad a la medicina, como la propia Marie Curie (→ cuadro 9). Lo mismo se puede decir de los rayos X y otras radiaciones similares. Por desgracia, muchos antiguos radiólogos, de los que trabajaban sin protecciones de plomo, acabaron padeciendo cánceres en las manos, en los pulmones, o leucemias (→ cuadro 5). Igual sucede con los enfermos de cáncer que se trataron hace muchos años con equipos antiguos de radioterapia. En cambio, realizarse radiografías o escáneres con los aparatos actuales no aumenta de manera apreciable el peligro de tener un cáncer, aunque sean muchas las exploraciones a las que uno se someta (→ 11).

Pero no todas las sustancias que ocasionan cáncer (*carcinógenos*) son directamente dañinas para los genes (*mutágenos*). El alcohol no es mutágeno, pero su abuso continuado aumenta, por ejemplo, la probabilidad de sufrir un cáncer de garganta o de esófago. Los estrógenos que contenían los parches para la menopausia, y de los que tanto se abusó en Estados Unidos, están hoy día contraindicados para su empleo crónico porque incrementan los casos de cáncer de mama, aunque tampoco son mutágenos. Las mujeres que han tenido muy pronto la primera regla, que menstrúan hasta una edad avanzada, que no han tenido hijos, o muy pocos, o muy tarde, y que no han amamantado, también han estado expuestas durante mucho tiempo a los estrógenos producidos por sus ovarios, por lo que están más predispuestas al cáncer mamario. Otra causa de cáncer es la inflamación crónica. Los tejidos crónicamente inflamados albergan cáncer con mayor frecuencia. Hay muchos ejemplos de ello: las enfermedades inflamatorias del intestino (enfermedad de Crohn y colitis ulcerosa) y su vinculación con el cáncer de colon, la esofagitis crónica por el reflujo de los ácidos del estómago y el cáncer de esófago, la hepatitis y el cáncer de hígado, o la infección crónica del estómago por el microbio *Helicobacter pylori* y el cáncer gástrico. En la mayoría de los casos, no conocemos en detalle la cadena de acontecimientos que conduce desde todos estos factores hasta el cáncer. Seguramente todos tienen que ver con un aumento del ritmo de división de las células: cuantas más veces se divide una célula, más veces ha de copiar sus genes y más papeletas tiene para que se produzca un error funesto.

Los virus también se relacionan con el cáncer, y cada vez más. Los virus del papiloma (→ 19), la hepatitis, el sida o el Epstein-Barr, aumentan las probabilidades de desarrollar cáncer de cuello de útero, hígado, sarcoma de Kaposi o ciertos tipos de linfoma, aunque sea al cabo de muchos años (→ 9).

Sin embargo, en la gran mayoría de los pacientes, ignoramos por completo la causa de su cáncer. Y es que todo a lo que me he referido con anterioridad no son sino *factores de riesgo*, que vienen a ser los parientes pobres de las *verdaderas causas*. Fumar no ocasiona cáncer de pulmón, ni el tratamiento crónico con estrógenos causa cáncer de mama, ni tampoco el virus de la hepatitis produce cáncer de hígado; tan sólo aumentan la probabilidad de padecerlos. Pero siempre habrá personas con muchos factores de riesgo y una salud de hierro; y, por desgracia, también personas a las que se les diagnostica un cáncer con gran sorpresa, porque carecían de factores de riesgo.

¿Es ésta una razón para despreocuparse de fumar, visitar al ginecólogo regularmente o tostarse al sol sin protección? Bien, también hay conductores prudentes que fallecen en accidente de tráfico con el cinturón de seguridad puesto. ¿Vamos, por ello, a no abrochárnoslo y a saltarnos los stops?

6. ¿Es verdad que existe una predisposición familiar a enfermar de cáncer? En mi familia hay muchos casos de cáncer de varios tipos. ¿Qué debo hacer? ¿Existe alguna prueba genética que diga si tendré cáncer? ¿Hay que vigilarse de alguna manera especial? ¿Dónde hay que acudir?

La predisposición al cáncer por causas genéticas es un asunto que aparece con frecuencia en los medios de comunicación con tintes alarmantes. Ha cundido entre el público la sensación de que el cáncer, sencillamente, se hereda; y que quien tiene algunos familiares diagnosticados de cáncer corre un gran peligro de padecer una enfermedad maligna. En realidad, esto no es así.

En cuanto a su relación con el cáncer, hay cuatro tipos de familias cuyas características voy a intentar explicar. El primer grupo de familias son aquellas que sí tienen un gen mutado en relación con el cáncer. Un gen mutado significa que está estropeada una parte del código genético muy importante para el funcionamiento de las células, de manera que algunas de ellas tienden a malignizarse y a dar lugar a cánceres (→ 1). La mutación está en todas las células de las personas afectadas, incluidos sus óvulos, si son mujeres, o sus espermatozoides, si son hombres; ésta es la razón de que dichas mutaciones pasen de padres a hijos (→ 7). Ahora bien, todos tenemos dos copias idénticas del código genético en cada célula; una obtenida de nuestro padre y otra de nuestra madre. Una persona que haya heredado uno de estos genes cancerígenos tendrá una copia mala y una buena del gen en cuestión, ya que la mutación vendrá de la familia del padre o de la madre, pero no de ambas al tiempo. A la hora de tener un hijo, esa persona le pasará sólo una de las dos copias. Si, por casualidad, le pasa la copia mala, su hijo habrá heredado la predisposición al cáncer. En cambio, si transmite la copia buena, ese niño tendrá el mismo riesgo que una persona de cualquier otra familia. Por eso, la probabilidad de heredar una mutación genética de nuestros padres es del 50 por ciento. Desde luego, es perfectamente posible que de dos hermanos del mismo padre y la misma madre, uno herede la predisposición al cáncer y otro no. Porque lo que se hereda no es el cáncer, ni siquiera la seguridad de padecerlo, sino cierto grado de predisposición, que suele ser bastante alto. Hoy día se conocen un puñado de estos genes que aumentan el riesgo de padecer cáncer. Los más importantes están relacionados con el cáncer de mama (→ 76, 77) o el cáncer de colon (→ 86). La mayoría de las familias afectadas se reconocen fácilmente por cinco características: (1) hay muchos antecedentes de cáncer en la familia; no uno o dos, sino un buen montón de ellos; (2) todos los casos son del mismo órgano (por ejemplo del colon), o de un par de ellos, pero siempre los mismos (por ejemplo la mama y el ovario); (3) casi todos los familiares afectados están en la misma rama de la familia, la del padre o la de la madre; (4) la edad de aparición de los tumores es anormalmente temprana, diez o veinte años antes de lo habitual; y (5) el grado de parentesco entre las personas afectadas es muy estrecho, como padres e hijos, o hermanos. Estas familias son muy infrecuentes. Los casos de cáncer que verdaderamente están relacionados con errores genéticos que se heredan no son más de cinco de cada cien. Hoy día podemos estudiar esas mutaciones en muchos casos. La utilidad de hacerlo consiste en que podemos distinguir a los miembros de la familia que han heredado la mutación de los que no. Los primeros han de someterse a una vigilancia muy escrupulosa ($\to$ 8), mientras que los segundos no corren peligro.

El segundo tipo de familia es idéntico al anterior, sólo que la mutación que sospechábamos no aparece. El motivo es que ni por asomo conocemos todavía todos los genes relacionados con la herencia del cáncer. Naturalmente, como ignoramos dónde está el fallo del código genético, es imposible identificar a las personas de esas familias que lo han adquirido de sus padres. La única posibilidad es vigilar periódicamente a todos los miembros del grupo familiar. Los laboratorios de genética mantienen registros muy detallados de estas personas, pues es muy probable que, en el futuro, se descubran nuevos genes cancerígenos que aclaren su herencia. De nuevo, estas familias son tan poco comunes como las anteriores.

> **El cáncer casi nunca es hereditario.**

Y pasemos al tercer tipo de familias en su relación con el cáncer. Son aquellas en las que hay varios casos de cáncer, uno diría que más de los que les tocaría por pura probabilidad estadística. Pero ni son de la misma clase, ni aparecen en personas jóvenes. Es frecuente que el cáncer salte generaciones enteras sin afectarlas, y también que aparezca en las dos ramas de la familia. Lo más que podemos llegar a decir es que es posible que haya cierta predisposición genética a la aparición de cualquier tipo de cáncer. Pero lo decimos con poca convicción. Por un lado, las leyes de la estadística no excluyen los casos infrecuentes. Al contrario, hace falta la excepción para confirmar la regla. Al fin y al cabo, también hay familias en las que ha caído dos o tres veces un premio de la lotería, y nadie pretendería que eso sea algo genético. Por otro lado, los miembros de una misma familia compartimos bastantes más cosas que los genes: el lugar de residencia, los malos hábitos alimentarios, el sedentarismo, el humo del tabaco en la casa de los fumadores... factores que también pueden propiciar el cáncer. ¿Qué han de hacer los miembros de estas familias *sospechosas*? Pues lo mismo que los del último grupo familiar que paso a comentar, sólo que con un poquito más de interés.

Por fin, llegamos a las familias más normales, las que aportan el 90 o 95 por ciento de todos los casos de cáncer. Familias en las que hay dos o tres enfermos de cáncer, de distintos tipos, del lado del padre o de la madre, a las edades habituales y sin relaciones familiares estrechas entre ellos. Los tumores de estas familias no tienen nada que ver con la herencia. Para empezar, casi siempre uno o dos de ellos está relacionado con el abuso del tabaco. Hay que darse cuenta de que el cáncer es una enfermedad frecuente (→ cuadro 1). Lo raro es encontrar una familia en la que no se haya dado un par de casos. ¿Qué hacer en esta clase de familias, que son las de casi todo el mundo? Desde luego, ninguna prueba genética. Basta con acudir al médico de cabecera para seguir las recomendaciones básicas respecto al diagnóstico precoz del cáncer (→ 15, 16), que son: (1) aprender a explorarse las mamas una vez al mes, desde la primera regla, (2) realizarse mamografías periódicas, cada uno o dos años a partir de los 45 o 50 años, (3) acudir al ginecólogo una vez al año desde la primera regla, para vigilarse el cuello del útero, (4) examinarse el colon a partir de los 50 años, con el test de sangre oculta en heces o, mejor, con endoscopia, al menos cada cinco años, (5) los hombres mayores de 50 años acudir cada año al urólogo para vigilarse la próstata y (6) vigilar las manchas oscuras de la piel siempre que aparezcan, crezcan, cambien de color, tamaño o forma, o cuando piquen, sangren o molesten de cualquier modo (→ cuadro 23).

7. He estado leyendo cosas acerca del cáncer en internet, pero, cuanto más leo, más confundido estoy. ¿Es siempre hereditario el cáncer? **Si siempre tiene que ver con el ADN, ¿cómo se explica que yo tenga cáncer si no hay antecedentes en mi familia?**

Es una pregunta muy importante que permite deshacer un equívoco frecuente. Todos los cánceres son genéticos, pero muy pocos son hereditarios. *Genético* y *hereditario* no son, ni mucho menos, sinónimos. Los cánceres son genéticos porque sólo si se estropean algunos genes es posible que una célula normal se transforme en cancerosa (→ 1). Pero no son hereditarios porque los únicos genes que se heredan son los que contienen los espermatozoides y los óvulos.

Si se averían de manera crítica algunos genes de las células de la mama, se puede tener un cáncer de mama. Si los genes que se estropean están en las células del recto, se podría desarrollar un tumor maligno en esa porción del intestino. Hay centenares, si no miles, de esas mutaciones que se han descrito y estudiado en la literatura médica. Se llaman *mutaciones somáticas* y ninguna de ellas es hereditaria. Los genes contenidos en los ovarios de esa mujer con cáncer de mama, o en los espermatozoides de ese hombre con cáncer de recto siguen siendo normales. Estos genes sanos son los únicos que se transmiten a la descendencia.

Pero puede que una persona sana sufra, sin sospecharlo, una mutación en el ADN o código genético de un óvulo o espermatozoide. Esa mutación no ocasionará ningún problema, pero se transmitirá a sus hijos. Eso se llama una *mutación germinal*. Los hijos de esta persona llevarán la mutación en cada una de las células de su cuerpo, puesto que todas se han derivado de la primera célula, formada por la unión del espermatozoide paterno y el óvulo materno. Como la mutación está en todas las células de su organismo, también se hallará en el código genético de sus espermatozoides u óvulos. De este modo, aquella mutación original puede ser transmitida a la descendencia. Y fíjese que digo *puede*. Todos tenemos dos copias de cada gen, una de nuestra madre, y otra de nuestro padre. Sólo una de esas copias contiene la mutación germinal, puesto que las enfermedades hereditarias nos suelen llegar por vía materna o paterna. ¡Ya sería mala suerte que nuestros dos progenitores tuvieran mutaciones en el mismo gen, de los miles que hay! Ahora bien, a nuestros hijos sólo les transmitimos una copia de cada gen. Así, con la copia del otro progenitor, ya tiene el embrión las dos copias de rigor. Cada uno de nuestros hijos tiene un 50 por ciento de probabilidades de heredar la mutación y un 50 por ciento de no heredarla.

Algunas de esas mutaciones germinales podrían propiciar el cáncer por una serie de mecanismos. Puede que obliguen a la célula a dividirse con demasiada rapidez, o que impidan frenar el proceso normal de división, o que desbaraten ciertos sistemas de seguridad que hacen que las células enfermas se autodestruyan, o que den lugar a una célula excesivamente sensible a las radiaciones, o que estorben los mecanismos normales de reparación del ADN... Las mutaciones germinales, las únicas que son hereditarias, son infrecuentes. Sólo se conocen unas pocas decenas de ellas. Afectan a porcentajes muy escasos de algunos tumores, sobre todo de mama (→ 76, 77) e intestino grueso (→ 86).

Quizá todo esto sea demasiado lioso, así que voy a ilustrarlo con un ejemplo. Norberto toma demasiado el sol y Lucía fuma dos cajetillas al día. Los rayos ultravioleta acaban estropeando algunos genes más de la cuenta en un punto determinado de la piel de Norberto, y lo mismo ocasiona el tabaco en un mal bronquio de Lucía. Ahora lo tenemos a él con un melanoma y a ella con un cáncer de pulmón. Los dos tumores son genéticos, porque se han ocasionado a causa de mutaciones en los genes. Norberto y Lucía están de suerte, se diagnostican a tiempo de curarse y, meses después, tienen un hijo. Un hijo sanísimo, claro está, porque los genes de los espermatozoides de Norberto y de los óvulos de Lucía son completamente normales. Sus respectivos cánceres son genéticos (como todos), pero no son hereditarios (como la inmensa mayoría).

8. Soy una persona joven y tengo varios antecedentes de cáncer de colon. Murieron de lo mismo mi padre y mi abuela paterna. El hermano de mi padre también tuvo lo mismo, pero lo cogieron a tiempo y sigue bien. **Está claro que el cáncer es hereditario en mi familia. Quisiera hacerme alguna prueba genética, pero no sé dónde acudir.**

Ya hemos hablado en otras preguntas acerca de la herencia del cáncer (→ 5, 6, 7). Espero que haya quedado claro que la gran mayoría de los casos de cáncer no son hereditarios. Sin embargo, sí que hay circunstancias en las que se hereda algún gen que confiere un riesgo muy elevado de contraer cáncer a lo largo de la vida. Esas familias no son difíciles de identificar, en base a ciertas características, que cuadran muy bien con este caso. En primer lugar, todos los cánceres son de un mismo tipo; en segundo lugar, es sólo una rama de la familia en la que aparecen los casos de cáncer o, al menos, la mayoría de ellos; tercero, la relación de consanguinidad entre las personas afectadas es de grado próximo, como padres e hijos, hermanos o abuelos y nietos; por último, los enfermos son personas más jóvenes de lo que cabría esperar. Los miembros de esa clase de familias deben contestarse a las siguientes preguntas: ¿verdaderamente hay en mi familia una mutación que predispone al cáncer, y a dónde acudo para averiguarlo?, ¿he heredado yo la mutación?, ¿qué debo hacer para protegerme?, ¿qué controles han de llevar los niños de la familia?, ¿podré tener hijos sanos?, y ¿qué va a significar esto para mi vida?

¿Verdaderamente hay en mi familia una mutación que predispone al cáncer, y a dónde acudo para averiguarlo? Éste es el primer paso. Si en la familia no se encuentra ninguna mutación genética, no tiene sentido buscarla en cualquier otro familiar. Hay que empezar por alguno de los enfermos que esté vivo, pues hace falta una muestra de su sangre y otra de su tumor. No es necesario volver a realizar una biopsia, ya que los hospitales guardan las muestras antiguas. Pero no basta que existan mutaciones en el tumor, pues es de sobra conocido que hay múltiples mutaciones en cualquier clase de cáncer, sea hereditario o no (→ 1). Hay que comprobar que la mutación está también en las células sanas, y el modo más sencillo de hacerlo es obteniendo un poco de material genético de los glóbulos blancos, para lo que basta una gota de sangre. Si no hay nadie vivo que haya padecido la enfermedad para proporcionar esa sangre, no hay más remedio que esperar a que surja el siguiente caso de cáncer. Una vez que se ha encontrado la dichosa mutación en el cáncer y en los glóbulos blancos normales de la sangre, ya sabemos que está en todas las células del cuerpo, sanas y enfermas, y que otros familiares podrían haberla heredado. ¿Dónde se puede averiguar esto? Los estudios genéticos no se realizan en todos los hospitales, pero cualquier oncólogo debe saber dónde enviar las muestras. Si se trata de un pequeño centro sin oncología, de un centro privado modesto, o si sólo se ha tenido contacto con cirujanos que no estén al tanto de estos asuntos, lo mejor es buscar consejo en el servicio de oncología médica del hospital universitario más cercano.

¿He heredado yo la mutación?, ¿qué debo hacer para protegerme? Una vez se ha detectado el error genético, es muy sencillo averiguar si cualquier otra persona de su familia lo ha heredado. Basta tomar una muestra de sangre. ¿Dónde hacerlo? Valdrá el mismo centro que realizó el primer diagnóstico genético en alguno de los enfermos. Si el resultado señala que no se ha heredado el gen, es como si esa persona perteneciera a otra familia. En cambio, si la mutación está en sus genes, debe ponerse en manos de especialistas. Necesitará revisiones periódicas y decidir si se someterá a alguna cirugía para eliminar la mayor parte del riesgo. Hay síndromes de cáncer familiar en los que el peligro de cáncer de mama, ovario (→ 76, 77) o colon (→ 86), por ejemplo, es tan alto que es razonable operarse de antemano. Hoy día hay algún ensayo clínico con tratamientos experimentales que podrían disminuir la probabilidad de padecer el cáncer. Es probable que, en el futuro, existan tratamientos de esta clase aprobados por las autoridades sanitarias. Todos estos asuntos son complicados y requieren a un especialista bien informado. Puede que la mayoría de los oncólogos no sean capaces de hacerse cargo de todos los sujetos de una de estas familias. Poco a poco, van surgiendo unidades de cáncer familiar capaces de atender a todos los intereses de las personas afectadas. Suelen estar asociadas a los hospitales universitarios más grandes de las capitales. Es posible enterarse de cuál es el más cercano preguntando a cualquier oncólogo o consultándolo en la Asociación Española contra el Cáncer (AECC) o en la Sociedad Española de Oncología Médica (SEOM) (→ cuadro 4).

¿Qué controles deben llevar los niños de la familia? Todos los especialistas en cáncer familiar están de acuerdo en que hay que dejar a los niños en paz. Ni siquiera está bien hacerles el análisis de sangre. En el caso de que sean portadores, esa información resulta incomprensible para ellos, angustiosa para los padres, e inútil para todos. Los niños no corren peligro de padecer cán-

cer hasta muchos años después. Para entonces, es muy posible que los adelantos de la oncología hayan hecho inútil todo lo que sabemos hoy día. Es mejor retrasar la prueba genética hasta unos diez años antes de la edad del familiar que enfermó más joven. Por ejemplo, si en el caso de la familia de esta pregunta el enfermo de cáncer de colon más joven se hubiera diagnosticado a los 33 años, se puede demorar el test genético de los familiares hasta los 20 años.

¿Podré tener hijos sanos? Los hijos de los hombres o mujeres portadores de esta clase de mutaciones nacen perfectamente sanos y sin riesgo de retraso mental ni de malformaciones corporales. Lo que sí tienen es un 50 por ciento de probabilidades de heredar el gen alterado y, con él, el riesgo de cáncer (→ 7). Cada hijo conlleva su propio riesgo, independientemente del de sus hermanos. Es decir, que un hermano puede nacer con la mutación y otro no. Todos suponemos que dentro de un par de décadas tendremos maneras de evitarles el riesgo de cáncer a estos niños, pero no es seguro. Algunos portadores de mutaciones eligen no tener hijos o recurrir a otras alternativas como la adopción, la inseminación artificial con semen de donante anónimo o la fertilización *in vitro* con óvulos de banco.

¿Qué va a significar esto para mi vida? Esta cuestión no se debe ignorar ni despreciar. Saber que se tienen muchas papeletas para contraer un cáncer es un asunto capaz de alterar el estado de ánimo del más pintado. Además, con muchos agravantes, como haber visto enfermar, sufrir y morir de lo mismo a seres queridos; o conocer que se ha transmitido el gen a uno o más hijos. Quienes se plantean una relación sentimental larga que pueda incluir tener hijos han de desvelar el problema a su pareja. A veces, padecer un síndrome de cáncer familiar tiene implicaciones muy serias a la hora de firmar un contrato de trabajo, adquirir un seguro de vida o solicitar una hipoteca. Los buenos equipos de riesgo familiar del cáncer no sólo incluyen médicos

y genetistas, sino también psicólogos y consejeros que orientan a los afectados en todos estos asuntos.

9. ¿Es cierto que el cáncer se contagia? He leído en una revista de información general que se trata de una enfermedad infecciosa. Yo jamás había escuchado algo semejante.

No es cierto que el cáncer sea una enfermedad infecciosa, y mucho menos que se contagie. Desde luego, nadie va a tener un tumor maligno por besar, convivir o acostarse con un enfermo de cáncer. Aun así, hay un fondo de verdad en esa información, y es que algunos virus que se relacionan con ciertos cánceres sí que se contagian.

El cáncer no se contagia.

Los virus no llegan a ser seres vivos *de verdad*. Desde luego, contienen información genética, como los animales, las plantas, los hongos o las bacterias. Pero no son capaces de reproducirse por sí mismos, a diferencia de todos los anteriores. Lo que hacen los virus es infectar a cualquiera de los otros *seres vivos auténticos*. Inyectan su código genético en las células y las ponen a trabajar a su servicio. Las células infectadas ya no siguen las instrucciones de sus propios genes, sino las de los virus. Sea lo que fuera lo que hicieran antes de ser infectadas, a lo que ahora se dedican las células es a fabricar las distintas partes de un virus y a ensamblarlas. Es decir, se han convertido en auténticas factorías de nuevos virus que, a su vez, infectan a más células. Naturalmente, nuestro organismo no es tonto y moviliza de inmediato sus defensas inmunitarias. Pero algunos virus contraatacan de un modo particularmente peligroso; camuflan su ADN entre el de la célula que han infectado. El código genético de la célula infectada ya no es igual que antes, ha cambiado a causa de incorporar el ADN del virus. Esto no es otra cosa que una mutación genética, y ya hemos explicado antes que las mutaciones genéticas subyacen al cáncer. Si se daña algún gen crítico, puede ponerse en marcha la cascada de acontecimientos que da lugar a la malignización (→ 1).

Se conocen bastantes virus relacionados con el cáncer. El más célebre es el virus del papiloma humano (→ 19, 20). Se transmite por contacto sexual e infecta los genitales tanto de los hombres como de las mujeres. Puede dar lugar a secreciones, escozores y verrugas en el glande, los márgenes del ano o los labios de la vagina. Pero donde es peligroso es en el cérvix o cuello del útero, ya que allí está muy relacionado con la aparición de cáncer. El virus del papiloma no está solo. Los virus de la hepatitis B y C dan lugar a hepatitis crónicas y, con el tiempo, cáncer de hígado. Un virus llamado de Epstein-Barr tiene mucho que ver con algunos cánceres del sistema linfático y, en ciertos lugares de Asia, con un tipo poco común de cáncer de la faringe. Una variedad del virus del herpes es el causante del sarcoma de Kaposi, tan frecuente en la piel y las mucosas de los enfermos de sida.

Y no son los virus los únicos microbios vinculados al cáncer. *Helicobacter pylori* es una bacteria que contribuye ciertamente a la aparición de un par de tipos de cáncer de estómago. ¡Incluso hay parásitos relacionados con el cáncer! El *Schistosoma haematobium* es un gusano que parasita la vejiga urinaria y es responsable de muchos casos de cáncer de esa víscera en algunos países africanos, como Egipto.

En general, a esas infecciones no se las considera genuinas causas del cáncer, más bien son factores predisponentes o favorecedores. No todas las personas infectadas desarrollan el cáncer. Se piensa que hacen falta otros agentes que no conocemos para que, colaborando con la infección, acaben por originar el cáncer. Por eso el tiempo que transcurre desde que se contrae la infección hasta que aparecen los tumores malignos es muy largo, de años o de décadas. En cualquier caso, si nos contagiamos de esos gérmenes no es a partir de enfermos de cáncer, sino de portadores sanos que son imposibles de identificar. El cáncer en sí no es contagioso. Tanto adultos como niños pueden estar en compañía de enfermos de cáncer, por íntimo que sea su contacto, sin temer por su salud.

Cuadro 2

ES NORMAL ESTAR DEPRIMIDO

Cada paciente reacciona de manera personal y única ante su diagnóstico y utiliza sus propias estrategias mentales para afrontar su nueva situación. Tener cáncer implica, además de lidiar con la propia enfermedad, un proceso de aprendizaje en el que no es extraño que aparezcan algunas alteraciones psicológicas (→ 58).

Esto no quiere decir que las personas con cáncer sufran un trastorno mental concreto, pero las situaciones que viven pueden desencadenar desde un alto grado de ansiedad, estrés o inseguridad, hasta una depresión más o menos grave.

Conocer el diagnóstico (→ 29, 30), recibir la primera sesión de la terapia, afrontar la caída del cabello (→ 59), saber que la enfermedad ha reaparecido, la espera hasta el día de la operación... Son algunos de los hitos que pueden suscitar las peores crisis. Cada una de ellas requerirá sus propios mecanismos de adaptación psicológica y no es extraño que susciten preguntas sobre la vida y la muerte.

Hay personas que se muestran más nerviosas e irritables que de costumbre, es frecuente que aparezcan sentimientos de tristeza y de desesperación, e incluso es habitual sentirse culpable y preguntarse qué se ha hecho mal para que el tumor aparezca. No deje que ninguno de estos pensamientos negativos ocupe completamente su mente y recuerde que, poco a poco, irán desapareciendo.

Tampoco se extrañe si tiene dificultades para conciliar el sueño, si pierde el apetito, el deseo sexual (→ 56, cuadro 14) o se siente incapaz de desenvolverse y concentrarse como antes en sus actividades cotidianas y ha perdido interés en sus viejas aficiones. Gradualmente, y a medida que se involucre en sus tratamientos y comprenda la información que va recibiendo de su especialista, volverá a sentirse como antes.

La comunicación juega un importante papel en todo este viaje, y es importante que no se guarde para sí todos esos pensamientos negros que le acechan. Hablar de sus miedos con una persona de confianza puede serle de gran ayuda; y no se sienta mal si con quien desea sincerarse no es su pareja, o sus hijos, sino alguien menos involucrado, como un buen amigo.

En algunos casos será necesario recurrir a la ayuda de un profesional, y esto no debe hacerle sentirse mal, ni avergonzarse. La

Asociación Española contra el Cáncer (AECC) y otros grupos de pacientes disponen de servicios de atención psicológica a los que puede acudir si lo necesita. Dentro de la psicología existe incluso una rama dedicada a la atención de los pacientes con cáncer y sus familias, la psicooncología, lo que demuestra que usted no va a ser ni el primero ni el último en solicitar esta ayuda.

Como recomienda la AECC en su página web *(www.todo-cancer.org)*, disfrute de lo positivo, intente ser optimista, no olvide el presente, exprese sus sentimientos, tenga cerca a las personas queridas y, ante todo, no permita que la enfermedad sea el centro de su vida. Porque «un enfermo es mucho más que una enfermedad».

10. ¿Es una coincidencia o existe una base científica que relacione el desarrollo del cáncer con la situación anímica de los pacientes? A raíz de la muerte de mi padre por cáncer de próstata, la médico de cabecera nos dijo que las personas a las que se les muere un ser querido tienen más probabilidades de tener tumores malignos. De hecho, mi madre había fallecido dos años atrás, y mi padre no llegó a sobreponerse jamás.

Ésta es una pregunta muy interesante, porque plantea la relación entre el estrés y el cáncer. Se oyen muchas veces cosas como que las personas estresadas tienen más probabilidad de padecer cáncer, o que el estado de ánimo determina de manera muy importante el pronóstico de la enfermedad y los resultados de los tratamientos. Muchos pacientes están convencidos de que el cáncer *les ha venido* a resultas de tal o cual disgusto.

Lo cierto es que la estadística confirma la relación entre las dos variables. En efecto, existe un aumento apreciable de la probabilidad de ser diagnosticado de cáncer tras episodios desgraciados como la muerte de un ser querido, el despido del trabajo, una separación matrimonial o un litigio legal. Cualquier oncólogo pasa con frecuencia por la experiencia de atender a enfermos de cáncer que cuentan con pelos y señales ese episodio que les ha traumatizado y que atribuyen su enfermedad, sin género de dudas, al efecto negativo de ese acontecimiento sobre su salud.

Pero una cosa es que dos cuestiones estén relacionadas entre sí, y otra bien distinta que una sea la causa y otra el efecto. Hay explicaciones fáciles para dar cuenta de la asociación entre los episodios vitales traumáticos y la mayor incidencia de cáncer. Cuando una persona tiene una enfermedad grave, instintivamente tiende a volver la vista atrás buscando causas. En el mundo en el que vivimos, por puro azar estadístico, muchos sujetos habrán tenido que superar divorcios, muertes de seres queridos, dificultades económicas, despidos, problemas con los hijos… seguro que si muchos de los lectores examinan su vida durante los últimos cuatro o cinco años encuentran cosas semejantes. Cuando aparece el cáncer, o cualquier otra enfermedad, ¡qué fácil es para la mente sugestionarse y echarle la culpa a aquello que nos sucedió y que nos ha marcado! Si a un señor le abandonó su esposa y ahora coincide que tiene un cáncer de hígado, pongamos por ejemplo, resulta casi automático que diga: «Esto es del disgusto que me llevé». En cambio, si lo que le sucedió es que le ascendieron de categoría dentro de su empresa, seguro que no piensa: «Claro, del alegrón se me ha descompuesto el hígado y me ha venido el tumor». Y es que es natural que nuestro pensamiento asocie los acontecimientos malos con los malos, y los buenos con los buenos.

También es cierto que cuando una persona pasa por esta clase de trances es frecuente que padezca síntomas físicos vulgares como dolores de cabeza, molestias digestivas, así como insomnio o depresiones. Es posible que se tienda a consultar al médico más que antes, que se hagan análisis y exploraciones y que se diagnostiquen cánceres u otros padecimientos que ya estaban allí e iban a dar la cara de todos modos. No es raro, tampoco, que todos aprendamos en cabeza ajena. Es mucho más fácil que le haga caso a un síntoma preocupante una persona que ha tenido casos de cáncer en la familia cercana, que quien no ha tenido la mala fortuna de pasar por esa experiencia.

Los estudios estadísticos no avalan tampoco la relación entre cáncer y ansiedad crónica. Esta clase de investigaciones compara a lo largo del tiempo dos grupos de población que son similares en casi todo, excepto en la circunstancia que queremos investigar. No es fácil realizar estos estudios respecto a la relación de la ansiedad crónica y el cáncer, pero se ha hecho. La mayoría de esta clase de investigaciones se ha llevado a cabo para indagar el efecto del estrés sobre las enfermedades cardiovasculares. Se ha podido comprobar que las personas que ejercen profesiones asociadas a mucha ansiedad crónica, como sería el caso de los controladores aéreos o los médicos de urgencias, padecen más infartos que las dedicadas a actividades más sosegadas. Sin embargo, nunca se ha encontrado alguna diferencia real en la incidencia de cáncer entre unos y otros.

También es una creencia común que el estado de ánimo influye mucho sobre el pronóstico del cáncer. De manera que las personas *positivas* y *luchadoras* tendrían más posibilidades de curarse o de responder bien a los tratamientos que las *negativas* y que *tiran la toalla*. Puede que la experiencia perciba este fenómeno, pero la explicación es bien sencilla: es más fácil que las personas con cánceres de muy mal pronóstico tengan una actitud pesimista que aquellas otras a las que, a pesar de tener un tumor maligno, el médico les puede dar noticias alentadoras. Este asunto sí que se ha estudiado bastante bien. Es verdad que los enfermos con una visión pesimista de sus posibilidades y con un estado de ánimo depresivo tienen peor calidad de vida, padecen más síntomas y responden peor a tratamientos como los analgésicos. Los individuos animosos y que *ven la botella medio llena* tienden, por ejemplo, a vomitar menos con la quimioterapia, a dormir mejor, a mantener más el apetito o a vivir con menos dolor. En cambio, el pronóstico de vida es semejante en las dos clases de personas.

Muchas veces se argumenta que la ansiedad, la depresión o el haber pasado por alguna vivencia desgraciada empeoran el estado inmunitario. Algunos investigadores han propuesto que esto podría ocasionar la aparición de cáncer. Hay una punta de verdad en eso. Es cierto que todos esos factores afectan a parámetros inmunitarios que se pueden reflejar objetivamente en los análisis. Y es también cierto que existe alguna relación entre las defensas y el cáncer. Pero aquí se acaba la evidencia científica. Las personas con la inmunidad verdaderamente estropeada, como los enfermos de sida o los trasplantados, padecen cánceres muy concretos, de sólo tres o cuatro clases. En cambio, los tumores de las personas que recuerdan antecedentes traumáticos no se ajustan a esos tipos, sino que son de cualquier clase.

En suma, es muy improbable que una vivencia terrible, como perder a un ser querido, pueda hacer brotar un cáncer por sí misma. Y está demostrado que las personas que encaran su enfermedad de cáncer con un ánimo negativo se pueden curar con la misma probabilidad que los optimistas, aunque seguro que padecerán más síntomas y efectos adversos.

11. ¿Puedo tener un cáncer a causa de tantas radiografías que me he hecho? El año pasado me hicieron hasta veinte pruebas radiológicas por cosas como un cólico nefrítico o un supuesto colon irritable. Además, durante mi infancia, el médico de mi pueblo me sometió siete u ocho veces a fluoroscopia, con uno de esos aparatos tan antiguos que requería que la habitación estuviese completamente a oscuras. Tengo entendido que las radiaciones producen cáncer, y estoy asustado.

Las radiaciones se dividen en dos tipos, desde el punto de vista de su efecto sobre los tejidos vivos: están las radiaciones *no-ionizantes* y las *ionizantes*. Las radiaciones no ionizantes son, por ejemplo, las que emiten los aparatos de radio, los televisores, los teléfonos móviles o las líneas de alta tensión (→ 12). Esta clase de radiaciones no tiene suficiente energía como para alterar la carga eléctrica de las moléculas (ionizarlas), por lo que se considera que no afectan a la salud de ninguna manera. Las radiaciones ionizantes sí que modifican la carga eléctrica de las moléculas y, por lo tanto, pueden dañar los tejidos y afectar a la salud. Entre las moléculas que se alteran por efecto de las radiaciones ionizantes está el ADN que compone los genes. Y ya sabemos que el daño del ADN es el primer suceso de una cadena de acontecimientos que puede acabar en cáncer (→ 1).

Puede que esto resulte chocante, pero la fuente más común de las radiaciones ionizantes, a la que todos estamos sometidos, es el propio ambiente que nos rodea. Existen pequeñas cantidades de material radiactivo en el suelo, las plantas, las rocas y los materiales de construcción. Son cantidades de radiación minúsculas, pero que nos afectan cada minuto de nuestra vida. Otra fuente cotidiana e inevitable de radiación es la radiación cósmica que bombardea a la Tierra procedente del espacio. A todo esto se llama *radiación de fondo*. Una persona normal recibe más radiación a lo largo de su vida a consecuencia de la radiación de fondo que de las pruebas radiográficas que se practican habitualmente. Como la radiación cósmica crece exponencialmente con la altura, es probable que cualquier aviador reciba a lo largo de su vida más radiación que la que cualquier paciente haya acumulado por sus radiografías. Lo mismo puede decirse de quienes vivan en poblaciones cercanas a yacimientos de minerales radioactivos, como los de uranio o radón.

Los rayos X de las radiografías y de los escáneres, los rayos gamma de las pruebas de medicina nuclear y la radioterapia contra el cáncer son también formas de radiaciones ionizantes. La ecografía se basa en el uso de ultrasonidos, y la resonancia en el magnetismo; ninguna de las dos emite una sola gota de radiación. Los primeros datos de que las radiaciones médicas podían ser dañinas aparecieron muy poco después de descubrir sus beneficios. A los primeros radiólogos empezó a salirles cáncer de piel en la mano izquierda (→ cuadro 8). Para calcular la dosis emitida por un tubo de rayos X se guiaban por la imagen que dejaba esa mano apoyada sobre la placa radiográfica, mientras usaban la derecha para disparar el aparato. Más adelante aparecieron también casos de leucemia. Pero los estudios definitivos de la relación entre radiaciones ionizantes y cáncer fueron los que se hicieron, primero, en los supervivientes de las bombas atómicas de Hiroshima y Nagasaki, luego, en mineros de uranio y, finalmente, en adultos que curaron sus cánceres de niños gracias a la radioterapia.

> Hacerse muchas radiografías no es una causa importante de cáncer.

La conclusión general es que la relación existe, pero que el riesgo es muy pequeño. Es imposible hacerse tantas radiografías como para absorber la dosis de radiación de un minero de uranio o de una persona tratada con radioterapia. Y, sin embargo, el cáncer inducido por radiactividad es una rareza incluso en esas personas. Menos del 5 por ciento de los niños tratados con aparatos anticuados de radioterapia acabaron desarrollando tumores en el área irradiada. En las personas sometidas a muchas pruebas radiográficas habituales, la radiación acumulada aumenta el riesgo de cáncer tan sólo desde el punto de vista estadístico. Quiero decir que hace falta analizar muchos millares de personas para apreciar un leve aumento de la incidencia de cáncer. En realidad, el riesgo individual que asume una persona a la que se le realizan varias decenas de radiografías es minúsculo.

Hoy día, los aparatos radiográficos están muy optimizados y administran radiación a dosis muchísimo menores que en tiempos pasados. Los fluoroscopios son los aparatos de radiodiagnóstico que más radiación emiten. Ya casi no se los emplea en los países desarrollados. Es cierto que hace veinte o treinta años era otra cosa. Recuerdo cómo mi pediatra me daba *vuelta y vuelta* cada vez que mis padres me llevaban a su consulta. ¡Parece que lo estoy viendo ponerse la bata blanca de plomo y apagar la luz del cuarto, el brillo fosforescente de la pantalla fría pegada al pecho! Pero, en realidad, la fluoroscopia era mucho más peligrosa para el explorador que para el explorado. Algunos de esos médicos tuvieron cataratas (otro efecto de la radiación) o cánceres en la piel de la cara o las manos.

Por otro lado, el efecto cancerígeno de la radiación tiene unos periodos muy concretos. Las leucemias aparecen alrededor de los cinco a siete años después de la irradiación, mientras que los tumores de los órganos internos tienen un pico hacia los diez o quince años, pero casi todos antes de los veinte. Realmente, pienso que el peligro de cáncer que tiene cualquier persona por haberse hecho muchas radiografías o escáneres es insignificante, y que no es necesario tomar ninguna precaución particular.

12. ¿Es verdad que vivir cerca de las líneas de alta tensión puede ser causa de cáncer? Junto a mi casa hay una torre eléctrica y los cables están justo por encima del tejado. En los periódicos se publicó hace poco el caso de un barrio por el que pasaban las líneas de alta tensión y en el que había casos de cáncer en casi cada bloque, muchos de ellos en niños. Estoy preocupado por los míos.

De cuando en cuando surgen noticias en la prensa de un edificio cercano al tendido eléctrico de alta tensión en el que han aparecido varios casos de cáncer. Se suele hablar de leucemias infantiles o de tumores cerebrales. Los estudios epidemiológicos jamás han ratificado estas noticias. El cáncer es una enfermedad frecuente y siempre hay muchos casos en cualquier barriada, dentro de un margen de variación (→ 4, cuadro 1). Basta que alguien alce la primera voz, para que se unan las demás. Todo el mundo es ahora consciente no sólo de su caso, sino del de todos los demás, y la apariencia es la de una *epidemia*.

Los aparatos y tendidos eléctricos dan lugar a campos electromagnéticos, una clase de radiación que llamamos no-ionizante, para distinguirla de la radiación ionizante, como la de los rayos X o la radiación nuclear. Todas las radiaciones ionizantes son capaces de ocasionar cáncer si se alcanza cierta dosis (→ 11). En cambio, no existe ningún mecanismo físico o biológico por el que se pueda justificar que las radiaciones no-ionizantes sean cancerígenas. Hay experimentos de laboratorio para aburrir, pues es muy fácil exponer un cultivo celular o un animal de laboratorio a campos electromagnéticos, de la intensidad que uno desee y durante tanto tiempo como sea preciso. Lo cierto es que, hasta ahora, nadie ha demostrado convincentemente que sea capaz de transformar en maligna una célula normal, ni producir un cáncer en ratones, mediante este procedimiento.

La evidencia epidemiológica tampoco avala que las líneas de alta tensión puedan ocasionar cáncer. Si vivir bajo un tendido eléctrico fuese peligroso, ¿qué no pasaría con los operarios de estas instalaciones, o con los que trabajan en el interior de los transformadores de alta tensión? Estas personas están sumergidas a diario en campos electromagnéticos miles de veces más potentes que los que alcanzaría cualquier vivienda y, sin embargo, no tienen ni más ni menos cáncer que la población general (→ **cuadro** 3). En cuanto a los barrios cruzados por líneas de alta tensión, las cosas se ven bajo otra luz cuando algún epidemiólogo se dedica a hacer un mapa cuidadoso de los casos. Los resultados son casi siempre los mismos. Para empezar, la incidencia real de esas viviendas suele estar dentro de los parámetros normales. Luego, los casos se reparten al azar por el barrio; es decir, que no aparecen con más frecuencia en los bloques que están justo debajo de los tendidos ni en las viviendas de los pisos más altos. Y cuando estamos hablando de una relación de causa-efecto entre un fenómeno físico y una enfermedad, es imprescindible demostrar que existe una vinculación de proximidad entre las dos cosas. Esto es especialmente cierto en cuanto a las radiaciones de cualquier clase, cuyas dosis dependen críticamente de la distancia a la fuente. Todos lo podemos comprobar con un sencillo experimento. La luz es una forma de radiación. Si se coloca una bombilla (causa) a diez metros de un periódico, veremos enseguida que lo ilumina peor (efecto) que si acercamos ambos a un metro de distancia. Ésta es una ley física universal que afecta de la misma manera a toda clase de radiaciones. Es tan improbable que un tendido eléctrico cause cánceres por igual en el décimo piso que en la planta baja, como que una bombilla ilumine igualmente un periódico a un metro que a diez.

Por otro lado, una cosa es la potencia de las líneas y otra lo que llegue a la casa. La intensidad de los campos electromagnéticos decae en picado con la distancia. Bastan unos pocos metros para que, prácticamente, se anulen. En realidad, producen mucha más absorción de electromagnetismo los aparatos que generan campos poco potentes, pero que se aproximan mucho al cuerpo. Los teléfonos móviles hacen llegar a las porciones del cerebro próximas a la oreja mucho más magnetismo que la mayoría de los tendidos de alta tensión en las casas colindantes. Los aparatos con motores giratorios a base de electroimanes son de los que ocasionan campos electromagnéticos más potentes; por ejemplo, los secadores de pelo. Sin embargo, tampoco los peluqueros parecen tener más cáncer que otras personas ni, cuando los tienen, aparecen preferentemente en el lado del cuerpo con el que han manejado el secador durante años.

Entiendo que el miedo es libre, sobre todo cuando se trata de los hijos. Y es comprensible que uno tome todas las precauciones del mundo. Pero los datos objetivos indican que la proximidad de la vivienda a las líneas de alta tensión no debe ser motivo de preocupación.

13. ¿Puede salir un cáncer a causa de un golpe? Hace un mes me caí de la moto y todavía me dura el moratón en el costado derecho. Por suerte no me he roto nada, pero recuerdo que un amigo tuvo un tumor maligno en la pierna después de un traumatismo. ¿He de vigilar la zona en el futuro?

Ésta es una creencia muy extendida, pero falsa, en términos generales. Desde finales del siglo XIX hasta bien entrado el XX los científicos sí creían que el cáncer podía surgir a raíz de traumatismos como golpes, heridas, quemaduras, abrasiones o caídas. Durante los años veinte y treinta se realizaron numerosos experimentos con animales de laboratorio, pero jamás se pudo producir un cáncer en ninguno de ellos. Sin embargo, la noción se resiste a desaparecer. En una encuesta reciente, hasta una tercera parte de los europeos opinaba que el cáncer podía aparecer a resultas de un golpe.

Lo que sí es cierto es que muchas personas con cáncer recuerdan haber recibido alguna clase de traumatismo durante los años previos y, también, que muchos cánceres se diagnostican a consecuencia de alguna clase de accidente. Esto es particularmente frecuente en los tumores de mama y en los que aparecen en los brazos y en las piernas. Pero estos hechos son relativamente fáciles de explicar.

En primer lugar, tanto los pechos como las extremidades son partes bastante expuestas del cuerpo, propicias para recibir golpes en ellas. Si nos paramos a pensar, muchos de nosotros nos habremos lastimado en esos lugares en algún momento de los últimos cuatro o cinco años. Normalmente, no pensamos más en ello. Pero si, casualmente, aparece una enfermedad (cáncer o cualquier otra) en una parte próxima a esa en la que recibimos el porrazo, el hecho acudirá inmediatamente a nuestra memoria. Y ya será muy difícil apartar de la imaginación la posible relación entre los dos hechos. A este fenómeno psicológico se le llama el *sesgo de la memoria*, y ninguno somos inmunes a esta clase de sugestión. En un experimento clásico se preguntaba a personas diagnosticadas de úlcera de estómago si habían comido picantes durante los meses previos. Cuando la pregunta se formulaba antes de dar el diagnóstico de la úlcera, sólo uno de cada diez recordaba haber tomado alimentos picantes. En cambio, si primero se informaba de la existencia de la úlcera y sólo después se interrogaba sobre la alimentación, las dos terceras partes de los que ya sabían que tenían úlcera recordaban haber tomado comidas picantes. Sin embargo, el picante no tiene nada que ver con la aparición de las úlceras gástricas.

Otra causa muy evidente de la falsa apariencia de relación entre traumatismos y cáncer consiste en que la parte dañada recibe, inmediatamente, más atención. Una mujer que se ha golpeado el pecho al caer por una escalera, se lo palpará y frotará con mayor frecuencia que antes. Si un brazo ha sufrido un fuerte impacto en un accidente de coche, es probable que sea examinado por un médico o que se explore con radiografías. De este modo, la pura probabilidad estadística dicta que un pequeño porcentaje de estas personas, que son miles al cabo del año, tenga un tumor y que éste sea descubierto con la ocasión del accidente. Pero ya estaba allí, y hubiera dado la cara tarde o temprano.

En muy raras ocasiones, algunos traumatismos sí que podrían ocasionar cáncer, pero se trata de una porción ínfima de todos los casos de tumores malignos. Generalmente, no se trata de grandes traumatismos, sino de agresiones mínimas a los tejidos que se mantienen durante largos periodos de tiempo. Por ejemplo, algunos cánceres de la piel son un poco más frecuentes junto a las cicatrices causadas por quemaduras o causticaciones químicas; el cáncer de esófago puede aparecer años después de ingerir algún cáustico, como la lejía; y no son extraordinarios pequeños tumores del labio justo donde un viejo fumador ha colgado su pipa durante décadas.

Pero esto son más curiosidades de la oncología que otra cosa, y la respuesta a la pregunta sigue siendo «no». Quien ha recibido un traumatismo en alguna parte de su cuerpo no tiene peligro de tener cáncer y sería exagerado e inútil que se sometiera a alguna clase de vigilancia por ese motivo.

14. ¿Es cierto que los tintes del pelo dan cáncer? Estoy operada de la mama. Todo ha marchado según lo previsto y ya me he incorporado al trabajo y a la vida normal. Después de la quimioterapia, mi pelo ha salido de color casi blanco, aunque ya tenía bastantes canas desde hacía años. Al ir a tintarme, mi peluquera me ha dicho que ni se me ocurra. Yo llevo años tiñéndome. ¿Me habrá venido por eso la enfermedad?

Corren por ahí un buen número de informaciones en torno a la supuesta relación de los cosméticos con el cáncer. Algunas son ciertas, otras falsas, y algunas llegan a conclusiones erróneas partiendo de una almendra de verdad. Esas noticias no sólo se refieren a los tintes para el pelo, sino a la depilación, a los desodorantes o al empleo del láser en tratamientos de belleza. Voy a intentar desanudar unos cuantos malentendidos al hilo de esta pregunta.

Es verdad que los tintes de pelo permanentes, sobre todo los oscuros, contienen anilinas, un producto cancerígeno. Las anilinas son absorbidas por el cuero cabelludo, pasan a la sangre y son filtradas por los riñones, que las concentran en la orina. La orina con anilinas permanece largo tiempo en contacto con la mucosa de la vejiga urinaria, aumentando la probabilidad de cáncer en esa víscera. Probablemente, este aumento de riesgo es despreciable salvo en las personas que se tiñen mes tras mes con tintes oscuros, a lo largo de años; así como en profesionales de peluquería, que lo asimilan a pequeñas dosis, pero de manera continuada, a través de la piel de sus manos. En estas personas, el riesgo de contraer cáncer de vejiga, aunque seguiría siendo pequeño en términos absolutos, podría llegar a duplicar el de la población general.

Ahora bien, el verdadero riesgo de contraer cáncer de vejiga viene dado por el tabaco (→ 4, 15, 18). Las sustancias cancerígenas del tabaco se absorben por la sangre en los pulmones y se eliminan por la orina, igual que las anilinas. Sólo que su potencia es enormemente mayor. Que una persona fumara y le temiera a los tintes del pelo sería como si un paracaidista se negara a colgar un cuadro por miedo a caerse de la escalera. En personas no fumadoras el riesgo de contraer cáncer de vejiga es muy, muy pequeño. Aun usando tintes de anilina habitualmente, si bien es cierto que el riesgo se puede duplicar, sigue siendo minúsculo.

No existe ninguna relación entre los tintes de pelo y cualquier otra clase de cáncer que no sea el de vejiga. Tampoco los tintes sin anilinas son peligrosos para nadie. En cualquier caso, la Unión Europea ya ha legislado en contra de las anilinas como compuestos cosméticos.

Se oye a veces que el uso continuado de desodorantes antitraspirantes puede producir cáncer. Supuestamente, el desodorante impediría que parte de las toxinas del cuerpo se eliminaran por el sudor que sale por las axilas, acumulándose y produciendo tumores en el sistema linfático (linfomas) o en las mamas. Bien, todo esto no es más que un bulo. No hay nada de cierto en ello y no existe un solo dato que haga sospechar que los antitraspirantes son perjudiciales.

Circulan también por internet y por las revistas algunos artículos que vinculan el cáncer de mama al uso combinado de desodorantes y depilación con cuchilla. Se pretende que los desodorantes contienen sustancias cancerígenas y que éstas penetran bajo la piel a través de las heridas microscópicas ocasionadas por la maquinilla de afeitar. Este asunto llegó a levantar tanta alarma en Estados Unidos que se diseñó un estudio epidemiológico sólo para aclararlo. Los resultados se publicaron en octubre de 2002. Se comparaba a unas 800 enfermas de cáncer de mama con otras tantas mujeres sanas. Los investigadores no encontraron ninguna diferencia entre el uso de desodorantes o los métodos de depilación de unas y otras.

Otra cosa muy distinta es que se desaconseje la depilación con cuchilla a las mujeres operadas de cáncer de mama a las que también se les han extirpado los ganglios de la axila. El lado contrario al de la mama operada se puede depilar cómo y cuando se quiera. Pero con la axila intervenida conviene llevar algo más de cuidado. La ausencia de ganglios linfáticos aumenta la susceptibilidad de la piel y de la grasa de debajo a cualquier tipo de infección. A veces, una pequeña infección se extiende rápidamente a toda la piel del brazo. Se llama erisipela y puede llegar a ser un problema serio. Es mejor no usar métodos que hieran la piel u ofrezcan a los microbios puertas de entrada, como la cuchilla o la cera. Aunque no se aprecie sangre ni rasgaduras, a los gérmenes les bastan fisuras microscópicas.

Por último, está el láser depilatorio, del que también se ha dicho que ocasiona cáncer y tampoco es cierto. No debe aplicarse sobre zonas de piel enferma o que hayan sufrido tumores. Pero no produce cáncer sobre la piel sana.

Cuadro 3
EL CÁNCER LABORAL

Desde que en 1895 se detectaron varios casos de cáncer de vejiga entre los trabajadores de una mina de carbón, en Alemania, se ha avanzado mucho en el conocimiento de las sustancias y procesos industriales capaces de provocar un tumor. Es lo que se conoce como cáncer laboral.

A pesar de que se trata de una enfermedad compleja, desde el siglo pasado se han identificado diversos productos químicos, gases, polvos, radiaciones o procesos industriales capaces de provocar cáncer. Y aunque la mayoría de ellos están ya actualmente regulados (incluso prohibidos), los largos periodos que necesitan estos tumores profesionales para desarrollarse (entre diez y veinte años en algu-

$\longrightarrow$

nos casos) permiten aún hoy seguir viendo los efectos de esta exposición prolongada en el lugar de trabajo.

El principal organismo dedicado a evaluar el potencial cancerígeno de todos estos compuestos es la Agencia Internacional para la Investigación del Cáncer, IARC, dependiente de la Organización Mundial de la Salud (OMS). Y se calcula que son ya más de novecientos los agentes que ha estudiado.

Este organismo elabora su clasificación en función de las evidencias científicas que existen. Así, habla de elementos carcinogénicos (capaces de causar cáncer en el ser humano), probablemente carcinogénicos (indica que es posible que causen tumores, pero son necesarias más investigaciones para estar seguro) o posiblemente carcinogénicos (una categoría que indica que existen algunos indicios sobre su potencial cancerígeno para el hombre pero que requiere más estudios para probar esta relación).

Algunos de estos tóxicos son, por ejemplo, el arsénico, los asbestos, el cadmio, el cromo, el radón y sus productos descompuestos o el sílice, que se han relacionado con el cáncer de pulmón. O el benceno, implicado en tumores de vejiga. El polvo de madera, ciertos herbicidas y fibras, minerales artificiales, los hidrocarburos policíclicos aromáticos, el amianto, las radiaciones (rayos X) (→ 11), la luz del sol, el plomo, el níquel…. Y así hasta completar una larga lista.

Los tumores más relacionados con esta exposición son, además de los pulmonares y de vejiga, los de las vías respiratorias altas (cavidad nasal, laringe, faringe…) y ciertas enfermedades de la sangre, así como los de la piel o el hígado.

A pesar de que la lista es larga, también hay quien asegura (y la cifra procede de los Centros de Control de las Enfermedades de

Estados Unidos, los llamados CDC) que sólo el 2 por ciento de los compuestos químicos que hay en circulación actualmente han sido evaluados para comprobar su potencial tumoral.

Según un informe de Comisiones Obreras datado en mayo de 2006 basado en diversas estimaciones, en España se produjeron en el año 2002 entre 3.000 y 15.000 nuevos casos de cáncer ocupacional, y entre 2.000 y 9.000 fallecimientos por esta misma causa. Las cifras no difieren demasiado de las de otros países industrializados. En Reino Unido, por ejemplo, se estima que estos procesos industriales causan cada año 12.000 nuevos tumores y entre 3.000 y 12.000 muertes por cáncer.

En Estados Unidos, por su parte, los mismos CDC reconocen 40.000 nuevos casos y 20.000 fallecimientos por tumores relacionados con la exposición a sustancias cancerígenas en el lugar de trabajo. Unas cifras que representan entre el 2 por ciento y el 5 por ciento del total de casos de cáncer en aquel país.

15. ¿Se puede prevenir el cáncer? Algunas personas dicen que una dieta y una vida saludables son muy importantes. ¿Esto es cierto, o tampoco es para tanto? No falta quien dice que el cáncer es más o menos como una lotería.

Desde luego que el cáncer se puede prevenir. Todos podemos empezar hoy mismo a rebajar nuestras probabilidades de contraer cáncer.

Primero, no fumar o dejar de fumar si ya se ha adquirido el hábito (→ 18). Está fuera de toda duda que el humo del tabaco contiene sustancias cancerígenas capaces de ocasionar tumores malignos de boca, faringe, laringe, esófago, estómago, pulmón (→ 93, 94) y vejiga. Además, aumenta el riesgo de padecer insuficiencia respiratoria terminal por enfisema o bronquitis crónica, embolias y hemorragias cerebrales, e infarto de miocardio. Y no olvide que las enfermedades cardiovasculares siguen matando a más personas que todas las clases de cáncer juntas. Todas las formas de consumo de tabaco son dañinas, pero quienes más riesgo tienen son los fumadores de cigarrillos que consumen una cajetilla o más al día y que fuman desde muy jóvenes. El riesgo de cualquier enfermedad relacionada con el tabaco depende de la dosis. Lo ideal es dejar de fumar, pero si no se puede o no se quiere, cuatro cigarrillos al día lastiman menos que treinta. El riesgo de cáncer no desaparece inmediatamente al convertirse en ex fumador, sino que desciende paulatinamente, y no se normaliza hasta pasados diez años, como poco. Pero la probabilidad de padecer insuficiencia respiratoria y enfermedades cardiovasculares sí que baja con rapidez.

Segundo, evitar el consumo excesivo de alcohol, que se relaciona con cánceres de boca, laringe, esófago, estómago e hígado, amén de otras enfermedades distintas del cáncer. El consumo moderado de alcohol no es perjudicial, incluso es posible que confiera cierta protección frente a la aterosclerosis. Por consumo moderado se entiende un par de unidades de alcohol al día, por término medio, como un vaso grande de cerveza, un vaso pequeño de vino o una copa de licor. El abuso del alcohol perjudica, sobre todo, a quienes combinan su consumo con el del tabaco.

Tercero, evitar el sobrepeso, disminuyendo el consumo de calorías y realizando algún ejercicio físico con regularidad, aunque sólo sea caminar. Algunos tumores comunes, como el de mama, son más frecuentes en las personas obesas. Y, de nuevo, casi cualquier medida eficaz para prevenir el cáncer también lo es para evitar las enfermedades cardiovasculares, a las que parecemos temerles menos, pero que están las primeras en las listas de causas de muerte en la mayoría de los países desarrollados.

Cuarto, cuidarse de tomar el sol en exceso, porque es causa de casi cualquier variedad de cáncer de piel, incluido el melanoma, un tumor al que se le debería tener mucho respeto por su agresividad y propensión a ramificarse (→ cuadro 23). Las personas con mayor riesgo de melanoma son las de piel pálida que se quemaron repetidas veces por el sol durante la infancia. Así pues, para prevenir el cáncer de piel en adultos, racionar las dosis de sol en los niños y protegerlos con cremas provistas de filtro solar.

> Siguiendo estos seis consejos, el riesgo de tener cáncer se reduce a la mitad.

Quinto, mimar un poco la dieta. Al contrario de lo que creíamos hace tiempo, una alimentación rica en frutas y verduras y pobre en grasas animales, si bien es capaz de prevenir enfermedades cardiovasculares como el infarto, no modifica por sí misma el riesgo de padecer cáncer (→ 4). Pero sí que ayuda a controlar el sobrepeso, del que ya hemos hablado, así como el estreñimiento, que podría aumentar la probabilidad de padecer cáncer de colon. El consumo excesivo de productos ahumados o muy quemados (como los cocinados a la parrilla o a la brasa) está relacionado con los cánceres de esófago y estómago. Ni mucho menos quiero decir que no se debe disfrutar de estos alimentos tan sabrosos, sólo que no han de ser una parte importante de la dieta diaria. El presunto efecto protector contra el cáncer de vitaminas, minerales o antioxidantes no se ha podido demostrar jamás. Incluso parece que el consumo en dosis elevadas de algunas vitaminas podría favorecerlo. Una buena dieta variada contiene de sobra todo lo que una persona necesita. La nutrición es cosa del mercado, no de la farmacia.

Sexto, el sexo. En el caso de las mujeres, las relaciones sexuales con muchas parejas, desde edad temprana y sin preservativo aumentan las probabilidades de contraer el virus del papiloma, una infección crónica que es la principal causa de cáncer de cuello de útero (→ 19, 20). De ninguna manera propugno la castidad, pero sí el uso del preservativo, sobre todo a las chicas, que son las que padecen el cáncer a causa del virus que les transmiten los chicos. No hay nada que proteja más contra el cáncer de mama que tener muchos hijos, el primero siendo muy joven, y darles el pecho (→ 74). Todo eso, junto con una primera regla tardía y una menopausia precoz, limita la exposición de las mamas a los estrógenos, las hormonas femeninas que tienen que ver con el inicio del cáncer en ellas. Desde luego, ninguna mujer va a planificar sus embarazos pensando en el riesgo de cáncer de mama. Pero si se está decidiendo entre la lactancia materna o la artificial, no está de más que sepa que dar el pecho beneficia a la propia salud tanto como a la del bebé.

Siguiendo estas normas, que son bien sencillas, el peligro de contraer cáncer, como poco, se reduce a la mitad.

16. ¿Qué pruebas de diagnóstico precoz del cáncer son aconsejables? Tengo más de 50 años, estoy sano, me alimento bien y jamás anduve de médicos. Pero creo que haría bien en empezar a cuidarme. He decidido dejar de fumar y bajar algo de peso. En lo que estoy desorientado es en lo de los chequeos médicos.

Esta forma de plantearse las cosas es muy sensata. La investigación contra el cáncer avanza deprisa, nuestros conocimientos sobre la enfermedad se multiplican, y es posible que llegue el día en el que no nos preocupe ser diagnosticados de cáncer, porque podremos tratar la enfermedad con facilidad (→ 101). Pero, mientras tanto, seguro que los campos de batalla más ventajosos para luchar contra el cáncer son los de la prevención y el diagnóstico precoz.

Ya hemos hablado antes de lo que podemos hacer para evitar que el cáncer aparezca en nuestras vidas (→ 15). Ahora diremos un par de cosas acerca de lo que está en nuestra mano para descubrirlo a tiempo de curarse, si es que aparece. En primer lugar, hay que distinguir si uno está en alguna situación particular de riesgo elevado, o no. Desde luego, las personas que tienen más peligro de contraer cáncer son los fumadores de abundantes cigarrillos desde la juventud (→ 4, 15, 18). Estos individuos deberían preocuparse más de la prevención, dejando el tabaco, que del diagnóstico precoz, aunque también diremos algo de ello al final de esta respuesta. Pero hay otras personas con un riesgo muy elevado de padecer cáncer y que poco pueden hacer por disminuir ese peligro. Por ejemplo, están los que han heredado un gen que les predispone a padecer cáncer de mama (→ 6, 77); o los que sufren trastornos inflamatorios del colon, del estilo de la colitis ulcerosa o de la enfermedad de Crohn, que conllevan un alto riesgo de desarrollar cáncer de colon. Esas personas deben de seguir programas especiales de diagnóstico precoz. El médico de cabecera les encaminará al especialista más adecuado. En caso de duda, les recomiendo que busquen el consejo de un oncólogo.

¿Y las personas normales? Aquellas que tenemos un riesgo estándar de tener un cáncer, ¿debemos hacer algo respecto al diagnóstico precoz? Desde luego que sí, y vamos a verlo, paso a paso.

Primero. Yo le recomendaría a todo el mundo que pasara un chequeo anual de salud, a partir de los 40 o 45 años. No hace falta más que contarle al médico todas las molestias que se experimenten, dejarse explorar y hacerse unos análisis corrientes de sangre. En realidad, éste es un método que no ha demostrado su validez como diagnóstico precoz del cáncer, pero pienso que, por lo menos, servirá para que el médico se asegure de que no se olvidan los siguientes pasos. Además, sirve para diagnosticar y tratar a tiempo otras circunstancias importantes como la hipertensión arterial, el colesterol elevado o la diabetes. La mayor parte de los médicos de cabecera no pondrá ningún reparo a estos exámenes anuales de salud general.

Segundo. Las mujeres deben aprender a explorarse las mamas. Lo ideal es hacerlo cada mes desde la primera regla, pero ya me conformaría con que se hiciese cada trimestre a partir de los 35 o 40 años. El ginecólogo puede mostrar el modo de hacerlo, o se puede recurrir a internet; basta con teclear *autoexploración mamas*, en cualquier buscador, para obtener decenas de diagramas ilustrativos (→ cuadro 4). Más importante es la mamografía. Hoy día, están aprobadas desde los 45 años hasta los 70, y cada uno o dos años, según el lugar donde uno viva (→ 81). La mayoría de los oncólogos pensamos que esto se queda un poco corto. Estaría mejor que la primera exploración se hiciera a los 40 años y, a partir de entonces, cada año mientras la mujer haga una vida normal. Yo sólo dejaría de hacerla en mujeres muy ancianas e impedidas, que no se mueven del sillón o de la cama. La mamografía es importantísima. Nunca jamás descubriremos un remedio contra el cáncer de mama que reduzca tanto la mortalidad como el que todas las mujeres fuesen disciplinadas con esta prueba. La puede pedir el médico de cabecera o el ginecólogo. Si, cosa poco frecuente, el médico de la Seguridad Social se niega a hacerla hasta los 45 años, o insiste en mantener la exploración a años alternos, no lo dude y hágasela por su cuenta en un centro privado. Una mamografía no cuesta más que un par de entradas del teatro.

Tercero. Desde la primera regla, todas las mujeres han de acudir al ginecólogo una vez por año. La razón es el diagnóstico precoz del cáncer de cuello de útero, y el procedimiento es tan sencillo como frotar el interior de la vagina con un instrumento de plástico, para observar al microscopio las células que se desprenden (→ 19, 20). Es lo que se llama habitualmente la citología, *el frotis* o *el*

Papanicolaou. Papanicolaou era el médico que puso a punto esta técnica y, seguramente, es la persona de la historia que más vidas habrá salvado del cáncer. Si todas las mujeres acudieran con puntualidad a esta cita, casi ninguna moriría de cáncer de cuello de útero, pues es una enfermedad que se puede diagnosticar precozmente y curar en casi el cien por cien de los casos. Muchas mujeres aprovechan esta visita para hacerse la mamografía.

> Hay seis métodos útiles para diagnosticar el cáncer a tiempo de curarlo.

Cuarto. Los hombres también tenemos *ginecólogo*, sólo que se llama *urólogo*. Y lo que para las mujeres es el cuello del útero, para nosotros es la próstata. A partir de los 50 años hay que visitar al urólogo una vez al año (→ 89). De nuevo, la mayoría de los médicos de asistencia primaria comprende bien esto y no pone ninguna pega en facilitar la cita. Es verdad que, en algunos lugares, tarda mucho. Es un inconveniente, pero no una excusa. Si la cita se demora cinco meses, pues se pide cinco meses antes de la fecha que toque. En todo caso, es mejor revisarse cinco meses tarde que no hacerlo jamás. La visita al urólogo es incómoda, como la del ginecólogo. Las mujeres se han de poner en esos horribles potros, con las piernas abiertas, y dejar que el *gine* les hurgue durante un par de minutos. Los hombres nos hemos de poner a cuatro patas en la camilla para que el urólogo introduzca el dedo índice por el ano y palpe si la próstata está agrandada o endurecida. No es plato de gusto, ni para el paciente ni para el urólogo (¡se lo aseguro!). Pero no es cosa de risa; el tacto rectal puede parecer un método tosco, alejado de la medicina que imaginamos propia del siglo XXI, pero salva miles de vidas al año, junto con el análisis de la PSA (→ 90). El cáncer de próstata precoz se cura (→ 91), pero el avanzado mata.

Quinto. Todos, hombres y mujeres, deberíamos examinarnos periódicamente el colon. Casi todos los cánceres de colon transitan por una larga fase de pólipo, antes de malignizarse realmente. Si esos pólipos se extirpan antes de que crezcan y sus células se transformen en cancerosas, habremos matado el perro antes de que rabie. Se puede realizar el test de sangre oculta en heces, que no demanda más que tomar una muestra de la deposición tras unos días de dieta especial. Sin embargo, es una prueba imperfecta y diagnostica muchos casos en una fase más avanzada de lo deseable. Lo ideal es una colonoscopia. Es una prueba molesta, porque hay que introducir por el ano un tubo flexible dotado de un sistema de video. No suele durar más de diez o quince minutos, pero hay que sedar un poco al paciente y puede ser algo dolorosa. La buena noticia es que basta con repetirla cada cinco años a partir de los 50. Ésta es una exploración que casi nadie se hace, a pesar de que está demostrado que puede salvar muchas vidas. Desde luego, los sujetos con antecedentes familiares de cáncer de colon no deberían dejar de hacérsela jamás (→ **86**).

Sexto. Hay que atender a las manchas oscuras de la piel si se espera diagnosticar los melanomas a tiempo de curarlos (→ cuadro 23). Siempre que aparezcan, crezcan, cambien de color, tamaño o forma, o cuando piquen, sangren o molesten de cualquier modo hay que hacerlas inspeccionar por el médico de cabecera o por el dermatólogo. En caso de duda, siempre es mejor quitarlas con un poco de anestesia local. Las personas que tienen mayor peligro son aquellas de piel, pelo u ojos claros, con muchas manchas oscuras repartidas por el cuerpo, y que se quemaron frecuentemente por el sol durante su niñez. A ellas yo les recomendaría que acudieran al dermatólogo una vez cada uno o dos años.

Queda claro que, a partir de los 40 o 50 años, hay más de una cosa y más de dos que se puede hacer para diagnosticar un posible cáncer a tiempo de curarlo. Seguir estas normas no supone una garantía absoluta, pero reduce el peligro de muerte por cáncer, cuando poco, a la mitad. Y eso es mucho, hay muy pocos de los más modernos y costosos tratamientos contra el cáncer que puedan presumir de una eficacia semejante.

17. Parece ser que hay marcadores capaces de diagnosticar casi todos los tipos de cáncer con un vulgar análisis de sangre. También he leído algo del PET y entiendo que es una radiografía que encuentra focos ocultos de cáncer en cualquier rincón del cuerpo. **¿Por qué no se realizan pruebas como el PET o los marcadores a todo el mundo, a partir de cierta edad?** Seguro que se diagnosticarían muchos cánceres antes de que se desarrollaran demasiado. ¿Es una cuestión de coste económico?

Es cierto que existen los *marcadores tumorales*. Son sustancias químicas que se pueden detectar en la sangre mediante un análisis sencillo y que se relacionan con la existencia de cáncer. Pero no hay nada parecido a un marcador universal. Cada uno de ellos está, más o menos, relacionado con un tipo o tipos de cáncer. Los más empleados son el CEA para el cáncer de mama y los tumores intestinales; el Ca 15.3, para el cáncer de mama; el Ca 19,9 para los tumores del páncreas; el Ca 125 para el cáncer de ovario; y la PSA para la próstata (→ 90, 92). Hay otros, pero para variedades más raras de cáncer. No es verdad que cada cáncer tenga su marcador. Por ejemplo, los tumores malignos del pulmón o del cerebro son frecuentes, pero no se asocian a elevaciones sistemáticas de ningún marcador.

Ninguno de ellos es perfecto. Se puede tener un marcador elevado por una serie de motivos distintos del cáncer. Por ejemplo, muchos fumadores tienen niveles elevados de CEA, casi todos los hombres mayores con hipertrofia benigna prostática dan valores altos de PSA (→ 90), y las personas con insuficiencia cardiaca elevan el Ca 125. Por otro lado, también es posible tener un cáncer completamente desarrollado y, a pesar de ello, ser normales todos los marcadores tumorales en la sangre.

Para que una prueba de diagnóstico precoz tenga éxito hace falta mucho más que ser capaz de adelantar el diagnóstico de la enfermedad. En primer lugar, es necesario que se demuestre que ese adelanto es suficiente para detectar la enfermedad en una fase tratable. Por ejemplo, el Ca 125 o el CEA casi nunca se elevan antes de que los tumores de ovario y colon, respectivamente, se diseminen por el interior del abdomen o lleguen al hígado. Si empezáramos a hacer análisis de Ca 125 o de CEA a troche y moche, sin duda descubriríamos algunos cánceres de ovario o colon ocultos, pero casi todos serían ya incurables, con lo que el adelanto del diagnóstico no habría reportado ningún beneficio.

En segundo lugar, ha de tenerse la certeza de que la prueba no va a ocasionar más daño que beneficio. Cualquier prueba diagnóstica tiene un cierto porcentaje de fallos *en positivo*, es decir de casos en los que la prueba dice que la enfermedad existe, pero en realidad no es así. Puede que sea un porcentaje pequeño de fallos, pero si se aplica el diagnóstico a millones de personas, resultan miles de fallos. Y algunas de las pruebas necesarias para *descubrir* esos cánceres que, en realidad, no existen, no están exentas de complicaciones. Piense en punciones o endoscopias, por ejemplo. Posiblemente, conseguiríamos enfermar a más personas por esas complicaciones innecesarias que las que curaríamos por el diagnóstico precoz de unos pocos casos.

Tercero, y esto es importantísimo, ha de ser una prueba que la gente esté dispuesta a hacerse. Es muy ilustrativo el ejemplo de la colonoscopia. Está más que demostrado que una colonoscopia cada cinco años a partir de los 40 o 50 permite diagnosticar el cáncer de colon en fase curable (→ 16). La recomiendan muchas sociedades de oncología y gastroenterología. Su coste lo cubren la mayoría de los sistemas públicos y de los seguros privados. Sin embargo, menos de un 3 por ciento de la población se hace la colonoscopia. ¿Por qué? Sencillamente, las personas rechazamos las pruebas incómodas. Considérese lo rápidas, sencillas y poco molestas que son las mamografías y las revisiones ginecológicas (→ 16, 19). La cobertura es total en toda España. En muchas Comunidades Autónomas, incluso, se mandan cartas a domicilio o se telefonea como recordatorio. Aun así, la realidad es que más de la mitad de las mujeres no se han hecho jamás una mamografía ni ha vuelto a acudir al ginecólogo desde que dieron a luz por última vez.

Por último, no se puede huir del asunto económico. Y no es que las cosas sean caras o baratas. Es que los presupuestos son limitados y para hacer una cosa siempre hay que dejar de hacer otras. La pregunta no es si podemos permitirnos una u otra prueba de diagnóstico precoz, sino si lo que consigue compensa los otros cometidos que, necesariamente, habremos dejado en el tintero al haber dedicado los recursos al primer asunto. Y esto afecta por igual a la medicina pública que a la privada. Los seguros privados tienen un presupuesto limitado, ni más ni menos que la Seguridad Social, y también se lo piensan mucho antes de incluir un programa de diagnóstico precoz en la cobertura de sus pólizas. Hoy por hoy, en España, el seguro que más pruebas de diagnóstico precoz ofrece en su cartera de servicios no es ningún plan de salud privado, sino el Sistema Nacional de Salud.

Actualmente, la PSA es el único marcador útil para el diagnóstico precoz del cáncer. En este caso, de próstata. Se la deberían hacer cada año todos los hombres a partir de los 50, junto con una visita de control al urólogo (→ 16, 89). El resto de marcadores son inadecuados para el diagnóstico precoz. Sería por completo erróneo *hacer unos cuantos marcadores* en el análisis de rutina de una persona sin sospecha de cáncer, *por si las moscas*. Esto sólo da lugar a multitud de pruebas inútiles, algunas molestas o con riesgos, para *diagnosticar* un tumor que jamás existió, mal sospechado a causa de un marcador falsamente elevado.

En cambio, los marcadores son realmente útiles para el seguimiento de los pacientes operados de algunos tipos de cáncer. Si el marcador estaba elevado antes de la cirugía, se normalizó después, pero vuelve a aumentar algún tiempo más tarde, debe investigarse a fondo si existe alguna recaída oculta. También resultan muy prácticos para el seguimiento de los enfermos con cáncer diseminado. Un marcador que baja tras las primeras sesiones de quimioterapia suele acertar en pronosticar que el cáncer va a mejorar con el tratamiento. Y al contrario; si el marcador sigue su curva ascendente, hay que estar atento, porque es probable que la enfermedad sea resistente a los quimioterápicos que se han escogido (→ 43).

En cuanto a la tomografía por emisión de positrones (o PET), se trata de un escáner capaz de medir el metabolismo de las células (→ 27). En el caso del cáncer se emplea glucosa marcada radiactivamente, ya que las células que se dividen con rapidez, como las malignas, consumen mucha más glucosa de lo normal. Sin embargo, otras células de rápida división, como las que forman cicatrices, o las que dan lugar a la inflamación cuando hay infecciones activas, pueden aparecer como cancerosas, cuando en realidad no lo son.

La PET es muy útil cuando existe un tejido anómalo y se quiere investigar si es benigno o maligno. Por ejemplo, tras algunos tratamientos para el cáncer pueden quedar zonas anómalas que nos plantean la duda de si son cicatrices internas o restos de tumor. También es útil para averiguar si una persona con ciertos tipos de cáncer, como el melanoma o el cáncer de pulmón, tiene metástasis ocultas (→ 23, 24). Sin embargo, es demasiado complicada, cara y, sobre todo, poco precisa, para hacer algo así como un chequeo anticanceroso a una persona sana.

ASOCIACIONES DE PACIENTES

• Asociación Española contra el Cáncer (AECC)
www.todocancer.org
Además de información sobre la propia asociación y sus proyectos científicos y sociales, todocancer.org ofrece información útil en castellano sobre los diversos tipos de tumores, sus tratamientos y otros aspectos «colaterales», como la dieta, la atención psicológica, recursos y ayudas sociales...

• Fundación Internacional José Carreras
www.fcarreras.es
Se trata de uno de los sitios en internet más completos sobre la leucemia y otras enfermedades de la sangre. La web ofrece abundante material sobre el trasplante de médula ósea y la posibilidad de ser donante. También dispone de un servicio de consultas médicas *on line* para pacientes y familiares.

• Asociación Española de Afectados por Linfomas (AEAL)
www.aeal.net
Información sobre los linfomas y los mielomas, con las últimas noticias y un variado apartado de enlaces. La web cuenta con un foro y un chat en el que los afectados por estas enfermedades pueden compartir sus experiencias.

• Federación Española de Padres de Niños con Cáncer (FEPNC)
www.cancerinfantil.org
Un sitio donde pueden acudir todos los padres «tocados» de

cerca por el cáncer. Allí encontrarán las últimas campañas y congresos celebrados alrededor de los tumores infantiles.

• Federación Española de Cáncer de Mama (FECMA)
www.fecma.org
Contenidos formativos e informativos de la organización que agrupa a la mayor parte de las asociaciones de mujeres con cáncer de mama en España.

SOCIEDADES PROFESIONALES

• Sociedad Española de Oncología Médica (SEOM)
www.seom.org
La web de los oncólogos españoles ha incorporado un área para pacientes que ofrece noticias, información sobre todo tipo de tumores y varias guías útiles sobre aspectos tan diversos como la nutrición, ciertos síndromes hereditarios o la información a los niños.

• Asociación Española de Hematología (AEH)
www.aehh.org/
Esta asociación profesional también cuenta con un apartado dirigido a pacientes en el que se puede consultar material sobre diversos trastornos hematológicos.

• Asociación Española de Radioterapia y Oncología (AERO)
www.aero.es
Un recurso útil para comprender mejor en qué consiste el tratamiento con radioterapia y la labor que desempeñan los profesionales que lo administran.

• Sociedad Española de Oncología Pediátrica (SEOP)
www.seop.org
Información sencilla y muy detallada sobre el cáncer en los niños que será de gran ayuda para numerosos padres. Incluye entre sus apartados uno dedicado a las asociaciones de padres y otro al registro nacional de tumores infantiles.

• Centro Nacional de Investigaciones Oncológicas (CNIO)
www.cnio.es
Una web científica que recoge toda la actividad de este centro estatal dedicado a la investigación. Permite contactar y localizar a los investigadores de diversos proyectos de ciencia básica (con ratones y muestras de tejido).

ORGANIZACIONES INTERNACIONALES

• Sociedad Americana del Cáncer (ACS)
www.cancer.org
Información sobre los distintos tipos de cáncer, factores de riesgo, prevención y los últimos avances en tratamiento. Dispone de una completa versión en castellano con estadísticas, folletos explicativos y enlaces relacionados.

• Instituto Nacional del Cáncer de Estados Unidos (NCI)
www.cancer.gov
La web del NCI ofrece la información más actualizada y completa sobre cáncer, también en castellano. Cuenta con una importante fuente de material como el PDQ (del inglés, Physician Data Query), que contiene resúmenes para pacientes y para profesionales.

• Sociedad Americana de Oncología Clínica (ASCO)

www.asco.org

Un recurso más útil para profesionales que para pacientes. La asociación que celebra anualmente el principal congreso de oncología del mundo presenta en su sitio de internet las últimas novedades sobre ensayos clínicos, guías, protocolos...

• People Living with Cancer (PLWC)

www.plwc.org

Se trata de la versión para pacientes de Sociedad Americana de Oncología (ASCO), y todos sus documentos han sido revisados por oncólogos. Pueden leerse en castellano sus dosieres de veinte tipos de tumores diferentes, la información sobre diversos ensayos clínicos abiertos a la participación de cualquier paciente y varias guías adaptadas del material para profesionales.

• Unión Internacional contra el Cáncer (UICC)

www.uicc.org

Esta organización no gubernamental dedicada a la lucha contra el cáncer promueve numerosas campañas internacionales que pueden seguirse a través de su página web. Está en inglés, aunque traduce al castellano algunos contenidos.

• Coalición Europea de Pacientes con Cáncer (ECPC)

www.cancerworld.org/ecpc

Creada en 2003, esta organización pretende representar los puntos de vista de todos los pacientes europeos. Es un buen sitio para comenzar la búsqueda de asociaciones, grupos de apoyo y organismos internacionales. Íntegramente en inglés.

18. Por fin he conseguido dejar de fumar. Después de un mes sin tocarlo, me encuentro mucho mejor. Ya no toso tanto por las mañanas ni me paso la noche roncando. Mi antigua ronquera empieza a desaparecer, no tengo necesidad de expectorar a todas horas y me fatigo menos al caminar deprisa. Ahora me ha entrado el miedo al cáncer, incluso por mi mujer y mis hijos. **¿Qué debemos hacer los fumadores para prevenir el cáncer? ¿Qué riesgo corren las personas que se han tragado nuestro humo?**

El tabaquismo es la principal causa de cáncer en el mundo desarrollado. La Organización Mundial de la Salud estima que unos cinco o seis millones de personas pierden la vida cada año a consecuencia de su hábito de fumar (→ 4). La relación con el cáncer está bien establecida desde mediados de los años sesenta del siglo pasado. Redondeando, uno de cada tres tumores malignos está relacionado con los carcinógenos del humo de tabaco. Son siete los cánceres cuyo origen está ciertamente vinculado al tabaco: los de boca, laringe, pulmón, esófago, vejiga urinaria, riñón y páncreas. Otros cinco están probablemente relacionados: leucemia mieloide aguda, cuello de útero, intestino grueso, hígado y mama. Y eso no tiene en cuenta las enfermedades cardiovasculares, que impresionan menos, pero que matan a la postre a más fumadores que el propio cáncer.

Aunque el humo de tabaco está reconocido por muchas agencias de salud pública como un carcinógeno ambiental, el peligro para los fumadores pasivos es mucho menor. En cuanto a los adultos, existe un ligero aumento de incidencia de cáncer y de enfermedades cardiovasculares, pero yo creo que los únicos que deben preocuparse son los trabajadores de hostelería y otras profesiones similares, que se pasan horas y horas cada día respirando aire saturado de humo de tabaco. Sinceramente, no pienso que los familiares de quien solía fumar pitillos en casa deban angustiarse en exceso ni adoptar ninguna medida especial (→ 15, 16).

En cuanto a los niños, está descartado que los hijos de fumadores padezcan cáncer infantil con mayor probabilidad que los de no-fumadores. Un estudio reciente apuntaba que, de mayores, su incidencia de cáncer de vejiga está ligeramente acrecentada, pero se trata de un único estudio y de diferencias muy pequeñas que yo no me tomaría demasiado a pecho. Los efectos del humo *de segunda mano* para la salud de los niños consisten en una mayor probabilidad de padecer asma, infecciones de oídos o pulmonías. Pero ese riesgo desaparece pronto cuando el humo sale de casa.

Por desgracia, los peligros para la salud de los fumadores no desaparecen de inmediato al dejar de fumar. Las probabilidades de sufrir infartos o embolias descienden con rapidez y se igualan con las de la población general en pocos años. Lo del cáncer es más arduo. Se suele decir que quien deja de fumar antes de los 40 o 50 años aun es capaz de eliminar la práctica totalidad del riesgo de cáncer con el paso de unos diez años. En cambio, los sesentones siguen con una probabilidad elevada durante toda su vida, aunque muchísimo menor que si hubiesen seguido fumando. Es probable que el riesgo no se modifique demasiado durante los primeros dos o tres años, y que empiece a descender sin parar a partir de entonces. En el caso del cáncer de vejiga, por ejemplo, los estudios epidemiológicos indican que durante los primeros cuatro años ya se ha eliminado la tercera parte del riesgo, y que éste es ya sólo del 30 por ciento a los veinte años de abandonar el tabaco. Por cierto, que fumar ocasiona cáncer de riñón y de vejiga porque muchas de las sustancias cancerígenas del humo del tabaco se absorben por la sangre y se eliminan por la orina.

No todos los fumadores tienen el mismo grado de riesgo. Los fumadores de pipa o puro también padecen algunos cánceres con mayor probabilidad que los no fumadores, pero en mucho menor grado que los consumidores de cigarrillos; en parte porque no suelen inhalar el humo, y en parte porque su relación con el tabaco es más lúdica y menos adictiva, con un consumo mucho menor. Entre los fumadores de pitillos, las personas con más peligro son aquellas que han consumido mucha cantidad y, sobre todo, durante largo tiempo. Los médicos calculamos esto en *años-paquete*, que representa la cantidad de tiempo que se habría tenido que fumar un paquete al día para haber consumido el mismo tabaco. Por ejemplo, una persona que lleve fumando 41 años, a razón de dos paquetes al día: 41x2=82 años-paquete. Quiere decir que ha fumado lo mismo que alguien que hubiese consumido un paquete diario durante 82 años. Por encima de 20 años-paquete, se considera elevado el riesgo de contraer alguna enfermedad relacionada con el tabaco.

Por desgracia, los oncólogos vemos muchos cánceres en ex fumadores. Y ya da rabia. Eso ha llevado a considerar que quienes han dejado ya de fumar deberían seguir programas especiales de diagnóstico precoz. El tema se ha estudiado bastante, pero hoy por hoy no hay todavía un consenso parecido al que existe, por ejemplo, en torno a las mamografías para el diagnóstico precoz del cáncer de mama. Yo creo que se pueden aconsejar cuatro medidas. En primer lugar, acudir cada año a una revisión general de salud con su médico de cabecera para contarle los síntomas y molestias nuevos que pudieran existir. En segundo lugar, que se haga un escáner (o TAC, que es la misma cosa) helicoidal de alta resolución del tórax, al menos una vez cada año. Hoy día, casi cualquier buen centro sanitario público o privado dispone de esos equipos. Este punto es particularmente controvertido; algunos estudios han encontrado que la TAC anual disminuye las tasas de mortalidad por cáncer en fumadores, mientras que otros afirman que los diagnósticos que se obtienen siguen sin ser los suficientemente precoces como para que cambie el pronóstico. Tercero, creo que es muy conveniente que un otorrino examine la garganta una vez por año. Y, cuarto, yo también me haría una citología de orina por año. Tan sólo se trata de mirar al microscopio unas gotas de orina en busca de células malignas o premalignas. Para ser honesto, estas pruebas no están avaladas por estudios irrefutables y puede que no sean capaces de diagnosticar lo que se pretende con la suficiente antelación. Pero creo que son de sentido común, nada molestas, relativamente económicas y difícilmente perjudiciales.

19. ¿Qué importancia tiene la infección por el papilomavirus? Me lo diagnosticaron durante mi última revisión en el ginecólogo y no tengo ni idea de cómo lo he cogido. Parece que es peligroso y muy contagioso, así que no sé si tengo que usar siempre preservativos a partir de ahora. ¿Mi marido tiene que hacerse también alguna prueba?

Los virus del papiloma humano (VPH) constituyen una gran familia compuesta por más de cien tipos diferentes. La mayoría infecta la piel, donde ocasionan las verrugas vulgares (o *papilomas*, de ahí el nombre) tan comunes en el dorso de los dedos o la planta de los pies. Unos treinta tipos de papilomavirus pueden infectar los genitales, tanto de hombres como de mujeres. Por último, una docena de variedades son capaces de producir cáncer, casi siempre en las mujeres (→ 20).

El virus del papiloma se transmite por vía sexual, de manera que es inexistente antes de la primera relación. Se puede contagiar tanto durante los contactos heterosexuales como homosexuales, ya sea entre hombres o mujeres. Es una infección muy frecuente; se calcula que dos o tres de cada cuatro personas se infecta por el virus al menos una vez a lo largo de su vida. La mayor parte de las veces, el sistema inmunitario destruye el microbio y la infección se cura sin que la persona haya llegado a saber que la padecía. En otras ocasiones, el virus consigue hacerse inmune a las defensas del organismo y permanece ya para siempre en las mucosas genitales, en el ano, o en la piel de los alrededores. Esta infección crónica por el VPH es incurable. Muchas veces no produce molestias y pasa desapercibida hasta que se descubre casualmente durante la revisión del ginecólogo. Las infecciones de los hombres casi nunca llegan a conocerse.

La prevención del VPH no es fácil. Casi todos los casos de contagio tienen lugar a partir de una persona sin lesiones visibles ni síntoma alguno y que, por regla general, ignora que es portadora del virus. La promiscuidad sexual es el principal factor de riesgo. Algunos grupos como las prostitutas o los homosexuales muy promiscuos están infectados prácticamente al cien por cien. Cuantas más cópulas, más probable es contagiarse, exactamente por la misma razón por la que el peligro de tener un accidente de carretera es mayor cuantos más kilómetros se recorran. De todos modos, no hay que engañarse: basta una sola relación para contraer el virus. El preservativo es el único método capaz de evitar el contagio (aparte de las nuevas vacunas), pero su eficacia es mucho menor que en el caso de otras enfermedades de transmisión sexual como la gonorrea, la sífilis o el sida. Como mucho, el condón puede prevenir de tres a cinco de cada diez contagios. La razón es que el papilomavirus no sólo puede estar en el pene o en la vagina, sino también por alrededor, en los márgenes del ano o en la piel de los testículos, zonas que no quedan protegidas por el preservativo. En el caso de que una pareja que lleve algún tiempo junta descubra que uno de los dos está infectado, ya no tiene demasiado sentido recurrir al preservativo, pues es prácticamente seguro que el otro individuo se habrá contagiado ya hace tiempo.

Muchas veces, el diagnóstico de esta infección levanta la sospecha de una infidelidad que no ha tenido lugar. El VPH puede permanecer *dormido* e indetectable durante años antes de *despertar* y manifestarse. El contacto que dio lugar al contagio pudo tener lugar años antes de que la pareja se conociera. Incluso es posible que sea la persona que sospecha la infidelidad quien tenga un virus latente, indetectable, pero que haya actuado como transmisora. Cuando en una mujer se diagnostica la infección del virus, no es necesario ni aconsejable hacerle pruebas a su pareja masculina habitual. Los métodos diagnósticos para la infección masculina son mucho menos fiables que para la femenina. Además, la presencia del virus no impone ningún riesgo para la salud del hombre ni requiere tratamiento. En cambio, si se trata de una lesbiana, sí que es muy aconsejable que su pareja se examine.

Como hemos dicho, la mayor parte de las infecciones no producen síntomas ni resultan peligrosas, pero no siempre es así. La manifestación más frecuente y benigna de la infección crónica por VPH son las verrugas genitales o condilomas acuminados. Pueden aparecer en el glande o el prepucio, en la piel del pene o de los testículos, en los labios de la vagina, en el interior de ésta, o en los bordes del ano. Rarísimas veces el virus se transmite por la práctica del sexo oral y las verrugas aparecen en la boca o en la garganta. En la mayoría de las ocasiones son verrugas muy pequeñas, de sólo uno o dos milímetros. No es raro que desaparezcan y vuelvan a aparecer espontáneamente. A veces pican o escuecen. Es posible que las verrugas lleguen a formar masas de varios centímetros que resultan antiestéticas, molestas, o estorban para la práctica del sexo. Estas lesiones se pueden quitar con mucha sencillez mediante la aplicación de medicamentos en crema o solución líquida, o bien por técnicas de congelación, láser o electrocauterio. Sólo las verrugas gigantes necesitan cirugía. En cualquier caso, todos los tratamientos eliminan las lesiones visibles, pero ninguno de ellos cura la infección por el papilomavirus, que permanece para siempre.

Por lo tanto, el contagio sigue siendo posible aunque ya no se vean las lesiones. No es cierto que las verrugas se conviertan en cáncer. Una verruga genital puede crecer todo lo que se quiera, pero siempre seguirá siendo una lesión benigna. Otra cosa es que una mujer con verrugas por papiloma virus tenga riesgo de contraer, además, cáncer genital. El cáncer genital por VPH en los hombres es casi inexistente.

> El virus del papiloma humano causa cáncer de cuello de útero, pero el diagnóstico precoz es muy eficaz.

La consecuencia más grave de la infección crónica por esta clase de virus es el cáncer del cuello de útero o cérvix (→ 20). Sólo una pequeñísima parte de las mujeres infectadas lo contrae, pero casi todos los tumores malignos de cérvix están relacionados con la infección. Las variedades de VPH más peligrosas son los serotipos 16, 18, 31 y 45. Como son distintos de los que ocasionan las verrugas, eso ha dado lugar al error de creer que las mujeres con verrugas genitales no tienen peligro de contraer cáncer de cuello uterino. No es así en absoluto, porque lo normal es que una misma mujer esté infectada por varios serotipos de VPH al mismo tiempo.

La principal razón por la que las mujeres deben visitar al ginecólogo una vez al año es, precisamente, el control de la infección por el virus del papiloma humano (→ 16). La visita al ginecólogo debe iniciarse con la primera regla o al inicio de las relaciones sexuales y mantenerse de por vida. Existe la falsa idea de que las mujeres mayores, que ya no tienen relaciones sexuales, o que ya no están en edad de quedarse embarazadas, no tienen por qué acudir al ginecólogo. No es verdad. Ya hemos visto de qué manera el virus puede actuar muchos años después de llegar a los genitales. En realidad, la mayor parte de los casos de cáncer cervical se diagnostican en mujeres mayores de 65 años. Durante la exploración, el ginecólogo o la enfermera frota el cuello del útero con un instrumento de plástico (eso es el famoso frotis de Papanicolaou) que se restriega luego sobre un cristal. Después de teñirlo, se observan con el microscopio las células desprendidas. Es fácil distinguir las normales de las que están infectadas por el virus del papiloma. Es verdad que la infección no se puede curar, pero sí que es posible vigilar con más cuidado a las mujeres infectadas por serotipos de alto riesgo. Cuando a estas mujeres se les detectan lesiones que podrían llegar a transformarse en un cáncer, el ginecólogo las elimina antes de que se malignicen.

En el año 2006 aparecieron dos vacunas contra el VPH (→ cuadro 20). Una es activa contra los serotipos 16 y 18, que causan el 70 por ciento de todos los casos de cáncer uterino. La otra cubre, además, los serotipos 6 y 11, que son los típicos de las verrugas genitales. Los estudios han demostrado que las vacunas brindan una protección casi completa contra las lesiones precancerosas del cuello de útero. La vacunación se recomienda para las mujeres entre 9 y 25 años que no han tenido nunca relaciones sexuales o que no están todavía infectadas por el virus. Unos cuantos países en el mundo ya las aplican sistemáticamente a todas las niñas, un poco antes de la adolescencia. Es muy probable que, a lo largo de los próximos cinco o diez años, esta medida preventiva entre a formar parte de los calendarios vacunales obligatorios de todos los países desarrollados. Más dudoso resulta que se reúnan los fondos necesarios para llevar la vacuna a los países pobres, justo allí donde la infección por VPH es más frecuente y el cáncer de cérvix se cobra más vidas.

20. Me han visto algo raro en la citología del cuello de útero, y me tienen que hacer una pequeña operación. Vengo tan asustada del ginecólogo que no he entendido casi nada de lo que me ha explicado el médico. ¿Será que tengo cáncer de útero?

Si me preguntaran quién es la persona de la historia de la medicina que más vidas ha salvado, arrebatándolas al cáncer, respondería sin dudarlo que se trata de Georgios Papanikolaou. A menudo, los mayores avances de la medicina tienen un aspecto muy modesto. En 1928, este médico griego que trabajaba en Nueva York puso a punto la técnica de diagnosticar precozmente el cáncer de cuello de útero mediante el simple, rápido y barato método de frotar con un palillo de plástico y examinar las células desprendidas con un microscopio. Mirar el frotis con el microscopio es lo que se llama *citología*. A efectos prácticos, el frotis, la citología y el Papanicolaou quieren decir lo mismo. La era del *frotis de Papanikolaou* está empezando a tocar su fin con el advenimiento de las modernas vacunas contra el papilomavirus (→ **19**, cuadro 20). Pero en este siglo pasado, deben de ser millones las mujeres que han salvado sus vidas gracias al procedimiento. En realidad, si todas las mujeres fuesen estrictas con sus visitas anuales al ginecólogo, casi ninguna moriría de cáncer de cuello de útero. No hay ninguna prueba de diagnóstico precoz del cáncer que llegue a tanto (→ **16**).

El cuello de útero es la parte que comunica la matriz (el útero, donde se desarrolla el feto) con la vagina (la cavidad con forma de tubo en la que entra el pene). No hay que confundir el útero con el *cuello* del útero, también llamado cérvix. El cáncer de útero ni es tan frecuente, ni es tan fácil de diagnosticar precozmente como el de cérvix. El frotis no se toma del útero, sino del cérvix. Cuando el ginecólogo le comunica a una señora que *la citología no ha salido bien*, ambos lo interpretan de modo muy distinto. La mujer ve ante sí una posible enfermedad, le embarga el miedo al futuro y la preocupación por tener que hacerse más pruebas. Para el ginecólogo, es motivo de satisfacción: otra mujer que se salva del cáncer gracias a una prueba tan sencilla que es difícil darle la importancia que tiene.

Para empezar, un frotis *anormal* no siempre tiene que ver con el cáncer. En muchas ocasiones, la anomalía se refiere a una inflamación, una infección, o a los cambios que se observan a raíz de la menopausia. Cuando las anomalías de la citología tienen que ver con el cáncer de cérvix, siempre se trata de alguna de estas tres cosas que vamos a ver a continuación.

La primera posibilidad es que la citología muestre células infectadas por el virus del papiloma humano o VPH, pero cuyo aspecto es normal por lo demás. Este virus se adquiere por transmisión sexual, aunque puede permanecer oculto durante muchos años después del contagio. La infección es crónica e incurable. Generalmente no produce síntomas. La mujer con infección crónica por VPH no necesita ningún tratamiento, pero sí vigilancia, porque ésta es una causa conocida de cáncer de cuello uterino (→ 19). No obstante, el cáncer tarda tiempo en desarrollarse y, además, lo hace a través de una serie de pasos intermedios que alertan de lo que está sucediendo y permiten ponerle remedio a tiempo.

El segundo resultado posible es el que habla de células *atípicas*. A veces, el informe se refiere a este hallazgo con las siglas *ASCUS* o con el término *displasia*. Esto no es un cáncer, ni tiene por qué coincidir con la infección de VPH. Sencillamente, las células no son completamente normales, ya sea por su tamaño, forma o color. En muchos casos, la atipia desaparece por sí misma. Como no es realmente una enfermedad, no necesita tratamiento, pero lo prudente es repetir la citología pasados de cuatro a seis meses,

La tercera posibilidad es la de una lesión *preneoplásica* o *precancerosa*, es decir, algo que no es cáncer, pero que podría llegar a serlo. Hay varios modos en los que el médico puede aludir a eso, pero el más común es *CIN*, que corresponde a las siglas, en inglés, de *Neoplasia Intra-Cervical*. La CIN es, justamente, lo que se trata de encontrar con las visitas al ginecólogo y las citologías periódicas. La causa es, casi siempre, el virus del papiloma. Si se deja evolucionar, la CIN se convertirá en un verdadero cáncer de cuello de útero. Con un tratamiento adecuado, se impide que esto suceda. El tiempo que tarda una CIN en transformarse en un verdadero cáncer es difícil de determinar. Depende, sobre todo, del *grado*, que es el aspecto de las células al examinarlas con el microscopio. Existen cuatro grados. En los grados CIN1 y CIN2, las células se parecen más a las normales que a las del cáncer, y se dice que se trata de una CIN de *bajo grado*. Estas lesiones pueden, a veces, desaparecer espontáneamente, permanecer estables para siempre, o avanzar a grados mayores a lo largo de años. La CIN3 se llama de *alto grado*, sus células se asemejan a las del cáncer, casi nunca desaparece por sí misma y es posible que se transforme en un cáncer auténtico en pocos meses. La CIN4 se trata de la fase más incipiente de un cáncer de cuello de útero.

A veces, estas lesiones van apareciendo de forma ordenada: primero células atípicas, luego lesiones precancerosas (CIN) de grado bajo, más tarde de grado alto y, finalmente y si no se pone remedio, un cáncer de cérvix (→ 1). En otras ocasiones, puede brotar directamente una CIN de alto grado. Lo que resulta excepcional es que surja un cáncer sin *avisar* primero con cualquiera de estas citologías alteradas.

La CIN1 puede normalizarse por sí sola. Si no es demasiado extensa y es la primera vez que aparece, muchos ginecólogos decidirán vigilarla y repetirán la citología a los tres o, como mucho, seis meses. Otras veces, se decide manejar la CIN1, como si fuera un grado CIN2 o CIN3, que siempre han de ser tratados. El tipo de tratamiento depende de la extensión de las lesiones, de la experiencia del cirujano y de si ya se han aplicado antes otros métodos. Es posible eliminar los focos de CIN evaporándolos con láser, coagulándolos con una sonda caliente o congelándolos con un instrumento frío (*crioterapia*). Todos estos procedimientos se realizan en la propia consulta con un poco de anestesia local, se completan en unos pocos minutos y la paciente puede marcharse a su casa de inmediato. Otro tratamiento muy común es la *conización*. Se trata de eliminar un pequeño fragmento del cuello de útero con forma de cono, de manera que incluya a los focos de CIN. Se lleva a cabo con anestesia local pero, a veces, es necesario ingresar una tarde. La extirpación completa del útero (*histerectomía*) se reserva para la CIN 4 (que ya es cáncer, aunque curable casi siempre) y para los casos de menor grado con muchas recaídas.

Todos los tratamientos de estas lesiones precancerosas son muy eficaces en el sentido de que impiden la progresión hacia el cáncer, pero no eliminan la raíz del problema, que es la infección por el virus del papiloma. La mujer que ha sido tratada de una CIN se ha librado del cáncer de cuello uterino, pero puede desarrollar nuevos focos de CIN en cualquier momento. Por eso es vital que no abandone jamás las revisiones con el ginecólogo.

21. ¿Por qué son necesarias las biopsias? ¿Son peligrosas? Me ha aparecido una lesión en el escáner y los médicos dicen que es un cáncer. Me quieren hacer una biopsia pero me da mucho miedo. Incluso he oído decir que se pueden despertar los cánceres que estaban dormidos o favorecer su diseminación. Si tan claro está lo que tengo, ¿qué falta hace correr el riesgo?

Salvo contadísimas excepciones, es imprescindible analizar con microscopio una muestra del cáncer antes de tratarlo. Son dos las razones que lo explican. La primera es que no todos los tumores son cáncer. Hay tumores benignos que no lo son y tumores malignos que sí lo son (→ 2). La mayoría de las veces, el aspecto de un tumor en las imágenes del escáner permite al médico adivinar su naturaleza. Sin embargo, como lo que un paciente se juega de tener a no tener cáncer es muchísimo, no vale una fiabilidad del 80, ni del 90 ni del 98 por ciento, hay que estar seguros al cien por cien. La única manera de alcanzar esa seguridad es que un patólogo mire las células que componen el tumor con la ayuda de su microscopio. Las células cancerosas no se parecen ni remotamente a ningún otro tipo de célula, así que la fiabilidad es la máxima posible.

La segunda razón para hacer siempre una toma de muestras es que hay muchos tipos diferentes de cáncer, incluso dentro del mismo órgano (→ 3). Su aspecto en las radiografías puede ser idéntico; sin embargo, el tratamiento es distinto en muchas ocasiones. Unos hay que operarlos de inmediato, otros conviene tratarlos primero con quimioterapia (→ 37). En otras ocasiones, el informe del microscopio dirá que es un cáncer, pero que no nació en ese órgano, sino que se trata de una metástasis de algún otro lugar, y habrá que seguir buscando (→ 24, 26). Ya puestos a tratar, hay muchos medicamentos dentro del saco común de la quimioterapia. El especialista elige el mejor ateniéndose, precisamente, al informe del patólogo.

En alguna ocasión, el tumor se opera directamente, y se analiza después. Esto no es lo más común, pero puede haber buenas razones para hacerlo. Una, por ejemplo, es que los cirujanos tengan absolutamente claro que aquello hay que extirparlo, tanto si es maligno como si es benigno. En algunos lugares, como los ovarios, los tumores malignos pueden adoptar la forma de quistes. Esto quiere decir que no son masas macizas, sino globos llenos de líquido. Hay quistes benignos y quistes malignos. Pero, si son malignos, ese líquido que contienen está atestado de células cancerosas. Pinchar un quiste es correr el riesgo de que se rompa; si el líquido se vierte en el interior del abdomen, es seguro que se habrá ayudado al cáncer a esparcirse. Esa clase de tumores llenos de líquido es mejor sacarlos con cuidadito de que no se rompan y analizarlos después.

Quitando las excepciones, lo correcto es analizar el tejido antes de hacer cualquier otra cosa. Hay dos modos para obtener la muestra: citología y biopsia. La citología consiste en analizar con el microscopio no un trozo de tejido, sino células sueltas. A veces, las células salen solas del organismo por una u otra vía y resulta muy fácil recogerlas. Por ejemplo, las células de los cánceres de la vejiga suelen desprenderse y estar presentes en la orina, o las del cáncer de pulmón también salen junto con la expectoración. En otras ocasiones, están tan superficiales que basta frotar el tumor con un bastoncillo envuelto en algodón para conseguir la muestra. Los cánceres de la boca o del cuello de útero se suelen diagnosticar de esta manera. Pero no es raro que el tumor esté encerrado bajo la piel y haya que ir a buscarlo. Cuando es fácil palparlo, como puede suceder en la mama, se pincha a través de la piel con una aguja fina similar a las de las inyecciones intramusculares de toda la vida. Aunque el tumor sea macizo, al aspirar se consigue una mínima cantidad de fluido que basta para el diagnóstico. A las punciones para obtener muestras de citología se las llama PAAF (Punción-Aspiración con Aguja Fina). Si el tumor está en un lugar profundo, como es el caso del hígado, hay que realizar la punción con la ayuda de una ecografía o de un escáner que permiten hacer avanzar la punta de la aguja hasta el lugar exacto. Todos estos procedimientos se realizan con anestesia local. La citología tiene una fiabilidad absoluta cuando su resultado es positivo, es decir, que el patólogo comprueba la existencia de células malignas. En cambio, puede ser que en las gotas de líquido que se han extraído no haya células en absoluto, ni buenas, ni malas. Esto pasa hasta en una tercera parte de las citologías e impide llegar al diagnóstico. Es necesario repetir la punción o pasar a una biopsia.

Cuando lo que el médico saca del cuerpo no son unas células sueltas, sino un fragmento de tejido, hablamos de biopsia. La biopsia está indicada cuando la citología no ha podido llegar al diagnóstico y, también, en algunos casos desde el principio. Ciertas clases de cánceres, como los linfomas o los sarcomas, se diagnostican mirando no sólo el aspecto de las células, sino cómo se disponen las unas respecto a las otras para formar un tejido. Es por eso que, cuando se sospechan esas enfermedades, el análisis de células sueltas se queda algo cojo y el especialista hace una biopsia. Si el tumor está en alguna cavidad hueca, como el estómago, el colon, la vejiga urinaria o los bronquios, la mejor manera de tomar la biopsia es mediante un endoscopio; un tubo flexible provisto de un sistema óptico y unas pinzas de biopsia. Pero si el supuesto cáncer se halla en un órgano macizo, hay que llegar a él exactamente por el mismo procedimiento de la punción. Sólo que ahora la aguja es bastante más gruesa y, en realidad, no es una aguja, sino un *trócar*, un instrumento diseñado para extraer un pequeño cilindro de tejido. Sólo en casos muy contados es imprescindible recurrir a la biopsia abierta; esto es, a una operación con quirófano y anestesia general con el fin de obtener un fragmento del tumor.

Como cualquier procedimiento médico (en realidad, como todo en la vida), las biopsias pueden tener complicaciones. Podrían dar lugar a hematomas, hemorragias, infecciones o dolor, pero esto sucede muy pocas veces y es fruto de la mala suerte. Como ya hemos dicho, una biopsia mal hecha podría complicar la situación del tumor. Sería el caso de la punción de un quiste que ocasiona su rotura o el de algunos sarcomas en los que una punción por donde no se debe acaba en una cirugía más complicada de lo que se pretendía. Esto ya serían ejemplos de incompetencia del médico. Pero lo que no puede suceder es eso de que la biopsia *despierte* a un tumor *dormido*. En efecto, circula la idea de que la punción de un tumor es capaz de ocasionar su diseminación o de avivarlo de alguna manera. Eso no es verdad y carece de cualquier base racional.

22. Mi historia comienza hace ya seis meses, cuando empecé a sentir molestias en los riñones, molestias que pronto se convirtieron en dolor. Confieso que retrasé la consulta al médico. Tardaron bastante en encontrarme un tumor en el abdomen. **Me preocupa mucho que hace ya un mes que me operaron y aún falta una semana para visitar al oncólogo. ¿Pues no dicen que el cáncer hay que tratarlo cuanto antes?**

Una de las quejas más frecuentes de los enfermos son los retrasos en la atención que les presta el hospital. Para todo parece que hay que esperar un tiempo disparatado, ya se trate de las pruebas diagnósticas, el ingreso para la cirugía o la visita del especialista. Desde luego, cuando se trata de un cáncer, esos retrasos se convierten en motivo de alarma y en una causa frecuente de que los pacientes de los sistemas públicos recurran a la asistencia privada. Sin embargo, muchos de esos retrasos no son tales y no tienen ninguna influencia real sobre el pronóstico de la enfermedad. Los retrasos se pueden dar en tres momentos: en el del diagnóstico y antes de operarse, después de operarse para ver al oncólogo, y para acudir a la visita del oncólogo en el caso de que el cáncer resulte inoperable o se haya recaído. Cada uno de ellos tiene un significado diferente y por eso los voy a tratar por separado.

En primer lugar, está aquella persona que ya se sabe que tiene cáncer, o de la que se tiene una fuerte sospecha, y que está esperando a que se la opere. Gran parte de esa espera se va en las pruebas que es necesario hacer para confirmar que existe el cáncer y conocer el tipo del que se trata (→ 21), en asegurarse de que no está diseminado (→ 23), o en cerciorarse de que todo está en orden para entrar al quirófano con seguridad. También será necesario esperar para conseguir las citas con el cirujano y con el anestesista y, desde luego, para obtener una cama en el hospital. Aunque pueda parecer una barbaridad, yo diría que un periodo de tres o cuatro meses desde que se sospecha el cáncer hasta que llega el día de la operación es razonable en la mayoría de los casos. Sucede que los tumores se suelen desarrollar mucho más lentamente de lo que suponemos. Cuando una persona percibe los primeros síntomas, puede estar segura de que la enfermedad lleva años desarrollándose en silencio. Luego, cuando el individuo siente algo anormal, es lo habitual que deje transcurrir todavía algunos meses más antes de consultar al médico. Es natural que cuando una persona conoce que tiene cáncer parezca que el tiempo se dispara y que cada minuto cuenta. Pero esto es una falsa impresión. En realidad, el reloj ha empezado a contar antes, mucho antes, años atrás. Ese mes o mes y medio que a la persona afectada se le antoja vital es, en realidad, una minucia sin importancia dentro de la larga vida natural del cáncer. Esto es cierto para la mayor parte de los tumores más habituales, como los de mama, pulmón, colon o próstata. Para otros, como la leucemia, los linfomas de alto grado, algunos cerebrales o la mayoría de los de los niños, la cosa cambia y en ellos sí que es cierto que algunas semanas pueden cambiar bastante la situación de la enfermedad. En general, si el paciente percibe que algo crece durante el tiempo de espera, o que sus síntomas empeoran, o que su estado general se deteriora, debe intentar acortar los plazos. Puede acudir al Servicio de Atención al Paciente del hospital o, si la situación realmente lo justifica, presentarse en Urgencias.

Luego, tendríamos el caso de la persona que ya ha sido operada y curada, pero que está esperando una visita con el oncólogo, porque el cirujano lo ha indicado de ese modo. Esto se debe casi siempre a que es conveniente valorar la indicación de tratamientos *adyuvantes* de quimio o radioterapia. Esta clase de tratamientos se aplican con la intención de disminuir el peligro de recaída y mejorar el pronóstico (→ 35, 41). Nunca son tratamientos urgentes, porque la enfermedad ya ha sido eliminada y de lo que se está hablando es de recaídas que suceden, generalmente, años después de la operación. El plazo razonable para empezar esta clase de tratamientos es de uno o dos meses tras la operación. Si éste es el motivo de la visita al especialista, un retraso mayor de dos meses ya podría restarle eficacia al tratamiento. En otras ocasiones, el motivo de la cita con el oncólogo no es otro que seguir los protocolos del hospital. En muchos centros, el servicio de oncología visita al menos una vez a todos los pacientes operados de cáncer, aunque no los vaya a tratar de ningún modo si han sido correctamente operados. En estos casos, una primera visita seis meses después de la operación es perfectamente razonable.

Por último, hay que considerar el caso del paciente al que se le ha diagnosticado un cáncer y que no se puede operar, ya sea porque el tumor es demasiado grande o porque se ha esparcido a otros órganos. El diagnóstico lo puede haber hecho el médico de cabecera, un internista o cualquier clase de cirujano, pero ahora hay que esperar a la cita del oncólogo, que es quien sabe qué tratamiento conviene. Muchas de estas situaciones son incurables y, por duras que resulten mis palabras, un retraso de unas pocas semanas no va a cambiar el pronóstico de vida (→ 33, 34, 39). Los enfermos con pocos síntomas y que estén relativamente estabilizados pueden esperar hasta un mes o mes y medio sin comprometer su seguridad. La mayor parte de los tumores comunes se comportan así. En otros casos de evolución rápida, en los que el enfermo sufre muchos síntomas o empeora con rapidez, hay que saber moverse con otra clase de urgencia. La mayoría de los hospitales distingue bien unos casos de otros.

Naturalmente, no se pueden ignorar los factores psicológicos. Una cosa es entender que un retraso de tres semanas no va a influir en el pronóstico de la enfermedad, y otra bien distinta tener la sangre fría de esperar con calma durante todo ese tiempo, cuando ya se sabe, o se sospecha, que se tiene un cáncer. Es comprensible que quien pueda permitírselo busque alternativas más rápidas. No hay nada que objetar al respecto, pero es conveniente asegurarse de que el tiempo no se gana a base de saltarse pasos. Por ejemplo, antes de operar un cáncer hay que hacer un *estudio de extensión* para cerciorarse de que no hay metástasis ocultas (→ 23). Eso requiere un tiempo. Si ese estudio se omite o se realiza de manera incompleta, uno podría llevarse luego la desagradable sorpresa de que se descubren focos ocultos de la enfermedad y que la operación, tan rápida como fue, no ha valido para nada. Muchas veces se gana tiempo invirtiendo un par de semanas más en enfocar bien el tratamiento desde el principio.

Cuadro 5
UNA BREVE HISTORIA DEL CÁNCER

Un papiro egipcio, escrito aproximadamente 1600 años antes de Cristo, describe por primera vez ocho casos de cáncer de mama («úlceras») que fueron tratados por los médicos de la época mediante cauterización, con un instrumento bautizado como el taladro de fuego. «No hay tratamiento», puede leerse en las mismas inscripciones que acompañan a este primer testimonio de la existencia de dicha enfermedad.

Sin embargo, numerosos restos fósiles anteriores en el tiempo permiten asegurar que éstos no fueron los primeros enfermos de cáncer. Los esqueletos de nuestros antepasados más antiguos, desde el Homo erectus hasta el Australopitecus, han dejado al descubierto la existencia de numerosos tumores cerebrales y óseos

⟶

(osteosarcomas), que dejaron su marca en los huesos de estos primeros pacientes.

Pese a que ha acompañado al ser humano desde sus orígenes, la palabra cáncer es muy posterior, herencia de los griegos. Fue Hipócrates (460-370 a.C.), considerado el padre de la medicina moderna, quien la utilizó por primera vez para referirse a un tumor. Eligió para ello la palabra *karkinos*, que en griego significa cangrejo, haciendo así alusión al aspecto que a su juicio tenía la enfermedad, rodeada de vasos sanguíneos en forma de pinzas de crustáceo.

Si los egipcios culpaban de este mal a los dioses, para el médico griego el cáncer era una cuestión de desequilibrio entre los cuatro humores que componían el organismo humano: sangre, flema, bilis amarilla y bilis negra. Un exceso de esta última era la causa de todos los tumores, una teoría que adoptaron los romanos y que estuvo vigente más de 1.300 años después de su muerte.

Durante mucho tiempo, el cáncer siguió considerándose una enfermedad incurable después del diagnóstico. Los médicos romanos sabían que el tumor podía reaparecer tras la cirugía, «incluso después de que se haya formado la cicatriz» (según puede leerse en algunos documentos), si no había sido completamente extirpado.

Los avances experimentados por todas las ciencias, también por la medicina, durante el Renacimiento, mejoraron el conocimiento del hombre sobre su propio cuerpo. El año 1628 nos dejó la primera descripción del sistema circulatorio y 1761 la primera autopsia capaz de relacionar la enfermedad de la víctima con los hallazgos patológicos descubiertos *post mortem* en su organismo.

Aún no se había descubierto la anestesia (que data de 1846) cuando el cirujano escocés John Hunter (1728-1793) mencionaba por primera vez la posibilidad de curar el cáncer mediante cirugía. Si el tumor no había aún invadido los tejidos cercanos, él consideraba que se podía «mover», es decir, extirpar.

El nacimiento de la oncología moderna, ya en el siglo XIX, llegó de la mano del microscopio. Al alemán Rudolph Virchow (1821-1902) le corresponde el honor de ser considerado el fundador de la patología celular y el primero en asegurar que todas las células, incluidas las cancerosas, derivaban de otras.

A partir de ese momento, el tumor (y otros tejidos del paciente) no sólo podía ser analizado bajo el microscopio para obtener un diagnóstico más preciso, sino que permitía indicarle al cirujano si la lesión había sido completamente extirpada.

23. Esta mañana me han dado los resultados de la punción. Tengo un cáncer en la mama derecha. **¿Qué pruebas me tengo que hacer para saber si las células malignas se han extendido a otras partes del cuerpo?**

Cualquier cáncer podría llegar a otros órganos en forma de ramificaciones o metástasis (→ 26). Por eso el diagnóstico del cáncer, a diferencia del de otras enfermedades, se lleva a cabo en dos etapas. En la primera de ellas lo que se pretende es confirmar que el tumor es maligno y saber de qué clase se trata. Eso se consigue mediante citologías o biopsias (→ 21, 78). Luego vendrá lo que llamamos *diagnóstico de extensión*, que consiste en asegurarse de que no hay metástasis o, en caso contrario, averiguar cuántas son, de qué gravedad y dónde están (→ 24).

En general, el estudio de extensión precede a la cirugía. Es así, porque su resultado podría cambiar radicalmente el enfoque del tratamiento. Por ejemplo, si en el caso de un tumor de mama aparecen metástasis en el hígado, lo lógico es suspender la cirugía y comenzar el tratamiento de quimioterapia (→ 33, 85). No tiene sentido quitar un tumor de la mama, pero dejar cinco focos de la misma enfermedad en el hígado. Sin embargo, hay veces en las que el estudio de extensión se retrasa hasta después de la cirugía o, sencillamente, no se hace. Por poner un par de muestras, si un cáncer de colon ha obstruido por completo el intestino, es urgente operarlo para salvar la vida del paciente, tanto si existen metástasis como si no. Hay cánceres cuya probabilidad de escapar del lugar donde han nacido es tan remota que retrasar la operación hasta que esté el estudio de extensión no es más que una pérdida de tiempo. Sucede así en los cánceres de la piel distintos del melanoma, los del cerebro o los que están encapsulados dentro de un riñón, entre otros. A veces, por desgracia, también sucede que los oncólogos recibimos algún paciente operado de cáncer sin estudio de extensión alguno. Cuando ordenamos las pruebas, descubrimos que había metástasis y que no se ha conseguido nada con la operación. Eso es más posible que pase en consultas de un solo cirujano, o en centros muy pequeños (o muy desorganizados) donde los cirujanos, los oncólogos y otros especialistas no han consensuado protocolos comunes de diagnóstico que todo el mundo respete.

Los estudios concretos que se realizan para el estudio de extensión dependen de dos cosas. En primer lugar, del tipo de cáncer. Por ejemplo, las metástasis más frecuentes de cáncer de mama van a parar a los huesos, los pulmones o el hígado. Así que es habitual que se realicen una radiografía de tórax, una ecografía del hígado (o una TAC que vea pulmones e hígado a la vez) y una gamma-grafía ósea (→ 28). En cambio, para la mayoría de los linfomas es necesaria una biopsia de la médula ósea (el tuétano de los huesos), porque ése es un lugar donde tienden a anidar y esconderse las célu-las de linfoma. Lo segundo de lo que depende el estudio de exten-sión son las molestias del paciente y el resultado de la exploración. En realidad esto es lo más importante. Los médicos pecamos mucho más de exceso que de defecto en lo tocante al estudio de extensión y pedimos demasiadas pruebas. En la mayoría de los cán-ceres es raro que existan metástasis sin que ocasionen ninguna molestia ni el médico vea nada anormal al explorar con cuidado a la persona. Por ejemplo, si una mujer tiene cáncer de mama inci-piente, sus marcadores, análisis y exploración son normales, y no se queja de nada, podría omitirse el estudio de extensión sin incu-rrir en falta. Naturalmente, si esa mujer tiene un cáncer grande y se palpan ganglios endurecidos en la axila (→ 80), es seguro que cualquier médico pedirá la batería completa de pruebas. Puede que no tenga sentido realizar un escáner de cerebro a cada paciente con cáncer de colon, pero sería un error no hacerlo en una paciente que se queja de recientes y continuos dolores de cabeza. Ya ve que hay unas normas generales, pero que luego se ajustan a las caracterís-ticas de cada enfermo.

24. A mi marido le trataron el año pasado de un cáncer urinario. Ahora le acaban de diagnosticar metástasis en los pulmones, pero así, a la buena de Dios, con sólo una radiografía y sin hacerle ni una biopsia... Yo no me fío. **¿Cómo pueden estar tan seguros de que se trata de metástasis?**

El diagnóstico de las primeras metástasis es un momento muy importante en la historia de cualquier enfermo de cáncer. En casi todos los casos, este diagnóstico cambia radicalmente el pronóstico de la enfermedad. Muchas veces, la aparición de las metástasis significa que el cáncer es ya incurable (→ 26). A veces, las metástasis están presentes desde el primer momento, de manera que el paciente recibe al mismo tiempo la noticia de que tiene cáncer y de que se ha extendido. Pero lo más común es que los tumores malignos se diagnostiquen en una fase en la que se pueden operar. Pasan años, se recupera la vida normal y la persona se acostumbra a la idea de haberse curado del cáncer. Por fortuna es así en muchas ocasiones. Pero otros pacientes no son tan afortunados y un mal día el médico les dice: «El cáncer se ha extendido, lo siento mucho pero tiene usted metástasis». A veces, el paciente ya se lo olía porque venía sintiendo molestias muy preocupantes. Pero muchas otras veces el diagnóstico llega sin aviso, con motivo de una revisión rutinaria. En cualquier caso, la noticia produce siempre el efecto de una bomba. Además, cuando apareció el cáncer al principio de todo, el médico necesitó semanas para completar el diagnóstico, fueron necesarias multitud de pruebas y una o más biopsias (→ 22, 23). En cambio ahora, apenas se ha echado la placa a la cara y dice «son metástasis». Es comprensible que casi todos los pacientes duden. «¿Cómo es posible que una cosa tan gorda se diagnostique así de fácil? ¿No puede haberse equivocado? ¿No será cualquier otra cosa?».

En realidad, es así de simple y de seguro diagnosticar la existencia de metástasis la mayoría de las veces. Pueden aparecer en cualquier lugar, pero más frecuentemente en los pulmones, el hígado, los huesos, los ganglios linfáticos o el cerebro. Las imágenes de las metástasis son muy parecidas a las de un cáncer primario, son tumores, masas irregulares de tejido que aparecen en las radiografías y los escáneres como manchas más claras o más oscuras que los tejidos de alrededor. No hay prácticamente nada que produzca esa clase de imágenes, ni las infecciones, ni las inflamaciones, ni los quistes, ni los abscesos ni nada de nada. Por otro lado, cada cáncer tiene una querencia especial para extenderse a lugares particulares. Por ejemplo, el cáncer de colon casi siempre llega al hígado antes que a cualquier otro lugar, o las metástasis en las cápsulas suprarrenales vienen casi siempre del cáncer de pulmón. Así pues, el oncólogo suele encontrar las metástasis donde ya sospechaba que pudiera haberlas. Además, está la evolución en el tiempo. Como lo normal es que el enfermo operado de cáncer siga revisiones cada cierto tiempo, el médico suele disponer de escáneres previos. Cuando esas imágenes aparecen de repente en una revisión, casi sólo pueden ser metástasis. Por último, las ramificaciones del cáncer son múltiples en la mayoría de las ocasiones. De hecho, no es nada raro que aparezcan en varios órganos a la vez. Una única imagen en el pulmón podría ser, por ejemplo, un tumor benigno o, por qué no, otro cáncer. Pero si lo que han aparecido son cinco nódulos pulmonares, no cabe en ninguna cabeza que, de repente, hayan aparecido a la vez cinco tumores benignos o cinco cánceres de pulmón; sólo pueden ser metástasis procedentes del tumor original. Cuando a una persona le aparece un tumor, es siempre necesario tomar una muestra de tejido (la biopsia) para analizarlo con el microscopio (→ 21). En primer lugar, para estar seguro de que se trata de un cáncer. Pero, sobre todo, para averiguar de qué clase se trata. Porque en un mismo órgano puede haber varios tipos de tumores malignos que se traten de maneras diferentes (→ 3). La biopsia no suele ser necesaria en las metástasis porque sus células son idénticas a las del tumor primario. El oncólogo sólo necesita una biopsia de las metástasis en contadas ocasiones. Podría ser que tuviera dudas. Una metástasis puede ser única y prestarse a confusión con un segundo cáncer de distinta especie. O podría aparecer en un órgano atípico, o tanto tiempo después de la primera operación que resulte extraño. A veces, desde que el enfermo tuvo el primer cáncer hasta que surgieron las metástasis han aparecido nuevos tratamientos que requieren analizar características del tumor que antes ni se sabía que existían, así que es menester disponer de una nueva muestra de tejido. Pero todo esto son excepciones. En casi todos los casos, las metástasis se diagnostican, simplemente, mirando las radiografías.

25. ¿Me puede explicar qué es eso del estadio? Hace casi cuatro semanas me extirparon el pecho izquierdo porque tenía cáncer. Estuve en el oncólogo y me dio muy buenas noticias, porque el cáncer no se ha extendido. El caso es que hoy me ha llegado el informe por correo. Dice que el tumor estaba en «estadio IIa (pT2 pN0 M0)». ¡No entiendo nada de ese galimatías!

No es tan difícil. Cada vez que un especialista en cáncer, ya sea cirujano u oncólogo, diagnostica a un paciente, no sólo tiene que saber dónde está el tumor y de qué clase es. Ha de averiguar hasta dónde se ha extendido. Para eso realiza lo que llamamos el *estudio de extensión*, que no es más que una serie de radiografías, escáneres y demás, en busca de ramificaciones (→ 23). Con los resultados del estudio de extensión y con el informe del patólogo (el especialista que miró el cáncer al microscopio), el médico confeccionará el estadio del paciente. Es muy importante, porque significa cuán avanzado está el cáncer y, por lo tanto, cuál es su pronóstico. Generalmente, se elabora un estadio aproximado antes de la cirugía, y otro después, que es el definitivo y el que más vale. El estadio viene siempre en los informes que se entregan a los pacientes pero, con ser tan importante, pocos son capaces de desentrañar su significado. Y no es de extrañar, porque se trata de siglas o palabras un tanto extrañas. El sistema de estadificación del cáncer más universal en el llamado TNM, desarrollado y mantenido por la Unión Internacional Contra el Cáncer (UICC) con sede en Ginebra desde 1933. Algunos tumores, como los melanomas, los cerebrales, los linfomas o las leucemias se clasifican según otros sistemas. Sin embargo, el grado de desarrollo de los cánceres más comunes (como los de mama, pulmón o intestino) sigue las directrices del TNM. Cada cuatro o cinco años, la UICC actualiza el TNM. Los oncólogos lo seguimos más fielmente que los sacerdotes la Biblia al leer en misa los Evangelios.

En el informe aparecerá la clasificación TNM como tres letras y tres números salteados, por ejemplo *T2N1M0*. A veces, aparece una *p* antes de la T y de la N; eso quiere decir que se trata de la estadificación definitiva tras la cirugía. La T depende del tamaño del tumor o de la profundidad de penetración. En general va del 1 al 4. La N expresa si los ganglios estaban o no afectados. N0 significa que ninguno contenía células malignas. Por último, la M señala la existencia de metástasis y sólo puede ser 0 (si no las hay) o 1 (en caso de que el estudio de extensión haya encontrado alguna). Con ejemplos se comprenderá mejor. Si en el informe de una mujer operada de cáncer de mama se dice que la estadificación es pT1 pN0 M0, quiere decir que el tumor es menor de 2 cm (T1) y que no ha alcanzado a los ganglios de la axila (N0). En cambio, si otra señora tiene un tumor pT3 pN2 M0, se sabrá que el cáncer de la mama mide más de 5 cm (T3) y que invade entre 4 y

9 ganglios axilares (N2). Ninguna de las dos tiene metástasis (M0), pero el TNM dice que el pronóstico de la segunda es mucho peor que el de la primera.

> El pronóstico del cáncer depende mucho de su estadio o grado de desarrollo.

Para hacerlo más sencillo, todas las posibles combinaciones de T, N y M se resumen en un estadio que se expresa con números romanos del I al IV. Depende de cada clase de cáncer, pero los estadios I y II suelen tener buenas expectativas de curación. El estadio III corresponde a una fase avanzada, pero todavía curable en un porcentaje mayor o menor de casos, según el cáncer de que se trate. En cambio el estadio IV significa que hay metástasis y casi siempre señala que la enfermedad es incurable. Para continuar con los dos ejemplos anteriores, la señora con el cáncer pT1 pN0 M0 estaba en un estadio I, mientras que la del tumor pT3 pN2 M0 ya estaba en estadio IIIa. Ya ve que dentro de los estadios hay subestadios expresados con letras (IIIa, IIIb), pero es mejor no complicar tanto el asunto.

Ya hemos comentado que, a veces, hay tumores malignos que no se clasifican según el sistema TNM. Así, el informe de un paciente operado de melanoma podría decir del estadio que es un *nivel III de Breslow* (→ cuadro 23), o en los papeles de un caso de cáncer ovárico leerse que el tumor era un *FIGO 2*. Todo esto suena a chino, pero siempre se puede explicar con sencillez. Como el estadio de la enfermedad es el principal dato que determina el pronóstico de los enfermos de cáncer, yo les recomiendo a todos que aprovechen cualquier visita a su oncólogo para pedirle la *traducción* de esas siglas extrañas.

26. Necesito saber qué son las metástasis y qué significa tenerlas. A mi hermano se las han diagnosticado en los pulmones. Lleva cinco años luchando con el cáncer, pero nunca antes nos habían mencionado esa palabra. No me suena nada bien y creo que es algo muy malo.

Las metástasis son la diseminación de las células cancerosas desde el tumor original hasta otros órganos (→ 1). La capacidad de dar lugar a metástasis es, justamente, lo que distingue al cáncer de cualquier otra enfermedad y, particularmente, de los tumores benignos (→ 2). Éstos pueden crecer hasta alcanzar un gran tamaño, pero sus células permanecen siempre unidas en una única masa. En cambio, sólo las células cancerosas son capaces de desprenderse y de llegar a otros lugares. Por ejemplo, un tumor maligno podría nacer en el estómago y, tiempo después, aparecer en el hígado. Al cáncer del estómago le llamamos tumor primario, y a la enfermedad del hígado, metástasis. Las células del tumor primario y de las metástasis son idénticas, independientemente de si estas últimas se encuentran en el hígado, los pulmones, el cerebro o cualquier otro lugar.

Las células malignas pueden viajar a través de distintas vías. Los carcinomas (→ 3), que son la variedad má frecuente de cáncer, suelen emplear el sistema linfático. Es por eso que los oncólogos concedemos una gran importancia a la afectación de los ganglios linfáticos. Por ejemplo, si en un cáncer de mama los ganglios de la axila no están afectados, las probabilidades de que aparezcan metástasis son pequeñas. En cambio, si al examinar los ganglios al microscopio se descubren células cancerosas, el peligro de metástasis crece, y tanto más cuanto mayor sea el número de ganglios afectados (→ 80, 82). En el caso de los carcinomas, la afectación de los ganglios es un paso intermedio entre el desarrollo del cáncer en su lugar de origen y la siembra de verdaderas metástasis. Los sarcomas no se diseminan a través de los vasos linfáticos, sino de las venas. Así pues, la afectación de los ganglios linfáticos no tiene ningún significado espccial en la mayoría de los sarcomas. Casi todas las venas del cuerpo atraviesan los pulmones antes de regresar al corazón. No es sorprendente que las metástasis más frecuentes de los sarcomas aparezcan en los pulmones (→ 72). Existen también otros caminos menos habituales para la diseminación de las metástasis. Por ejemplo, las células cancerosas del cerebro se distribuyen a través del *líquido cefaloraquídeo*, un fluido que circula tanto por el exterior como por el interior del cerebro y de la médula espinal (→ 73); los melanomas se ramifican a través de la propia piel, de modo que aparecen tumores satélites alejados del primario; el cáncer de ovario se extiende a través del líquido ascítico, que baña el interior de la cavidad abdominal...

El mecanismo de las metástasis es complicado y apenas estamos empezando a comprenderlo. Las células cancerosas, como las de cualquier tejido normal, están unidas entre sí por sustancias que actúan a modos de *pegamentos moleculares*. No sólo mantienen a las células unidas las unas a las otras, sino también sujetas a la matriz extracelular, una especie de argamasa en la que están embebidas las células de los tejidos. Lo primero que tiene que hacer la célula maligna es disolver este pegamento, y lo consigue merced a otras sustancias que ejercen un efecto de *disolvente molecular*. El disolvente más potente se llama *metaloproteinasa*, y se ha descubierto que las células cancerosas son capaces de producirlo en cantidades suficientes, no sólo para liberarse de las células de alrededor, sino para disolver materialmente la matriz. De este modo, como un gusano en una manzana, la célula tumoral se labra un túnel y es capaz de arrastrarse a través de él hasta alcanzar un vaso linfático o sanguíneo. En ese momento, ha de apañárselas para encontrar una oquedad o taladrarla e introducirse en el interior del sistema circulatorio, donde se deja arrastrar por la linfa o por la sangre.

Mientras se encuentra en la circulación, es menester que se esconda de los linfocitos y de las células plasmáticas, que son los policías de las defensas del organismo, patrullando incesantemente en el interior de nuestro torrente circulatorio. En algún momento, la célula metastásica desarrolla nuevas sustancias que la adhieren a la pared del vaso y le permiten escapar de él para introducirse en un tejido alejado del tumor principal. La célula maligna empieza a multiplicarse y la metástasis a crecer; con un millón de células ya tendrá un milímetro de diámetro. Pero el nuevo tumor secundario necesitará sangre que le suministre oxígeno y glucosa. Por increíble que parezca, la metástasis segrega sustancias que hacen brotar nuevos vasos sanguíneos para acabar formando un sistema circulatorio nuevo y completo, sólo para la metástasis. A este proceso se le llama *neoangiogénesis tumoral.* Llegar a comprender bien todos estos intrincados asuntos de la intimidad del cáncer es una tarea titánica para los investigadores, pero muy fructífera: cada paso que se llega a entender es una diana a la que podemos apuntar nuestros nuevos tratamientos contra el cáncer. Y no se trata de ciencia ficción. Ya estamos tratando rutinariamente a los enfermos de cáncer con *antiangiogénicos,* medicamentos que estorban la formación de esos nuevos vasos sanguíneos que las metástasis tanto necesitan para nutrirse (→ 100). Y también están en puertas los inhibidores de las metaloproteinasas, que privarían a las células malignas del disolvente esencial que precisan para desprenderse unas de otras antes de viajar en pos de nuevos tejidos donde anidar y crecer.

> Las metástasis significan que el cáncer
> se ha extendido por el cuerpo.

Es posible que surjan metástasis en cualquier momento. En muchas ocasiones, cuando diagnosticamos un cáncer, las ramificaciones ya están allí, por desgracia. Otras veces, aparecen tiempo después de que se extirpe y, aparentemente, se cure el cáncer. La causa de este fenómeno son las *micrometástasis*. Cuando se operó el tumor se creía que no había metástasis porque no se veían en los escáneres. Pero sí que estaban, sólo que eran microscópicas e imposibles de descubrir. Esas micrometástasis permanecen dormidas hasta que un día despiertan, crecen y se manifiestan. En algunos tipos de cáncer las metástasis suelen aparecer pronto. Eso ocurre, por ejemplo, en el cáncer de pulmón, de modo que si han pasado dos o tres años tras la cirugía y no hay metástasis, probablemente ya no las habrá y el paciente casi seguro que está curado (→ 50). En otros cánceres, como el de mama, sucede lo contrario; las metástasis son muy traidoras y pueden brotar incluso décadas después de la operación.

Las metástasis pueden aparecer en cualquier lugar, aunque cada tipo de cáncer tiene querencia por alguno en particular. Por ejemplo, los tumores de intestino suelen extenderse al hígado (→ 88), los de los testículos a los pulmones (→ 31) y los de las mamas a los huesos (→ 85). Hay tumores con una enorme tendencia a metastatizar, como el melanoma; mientras que otros, como el de hígado o el de cerebro, rara vez salen de donde nacieron. Cuanto más crece un cáncer, tanto mayores son las probabilidades de que origine metástasis, por eso es tan importante el diagnóstico precoz en oncología (→ 16). Aun así, algunos tumores minúsculos son capaces de dar lugar a fenomenales siembras de metástasis. Incluso, a veces, nos encontramos con las metástasis y no somos capaces de dar con el tumor original, ni siquiera en la autopsia. Son las *metástasis de origen desconocido*, que no son cosa rara en absoluto.

Como norma general, la aparición de metástasis es la frontera entre lo que se puede curar y lo que no. Pero esta regla tiene también sus excepciones. En algunos casos, las metástasis se pueden extirpar y curar exactamente del mismo modo que el tumor primario (→ 88). Esto no es lo más común, pero sí es posible en algunos casos de cánceres de colon o de sarcomas, entre otros. Hay enfermedades malignas que podemos curar con quimioterapia incluso cuando existen metástasis por todas partes, es el caso de los tumores germinales de los testículos, de muchos linfomas, de algunos sarcomas y, felizmente, de bastantes cánceres infantiles (→ 31). Por otro lado, la existencia de metástasis no es una sentencia de muerte a corto plazo. Es verdad que las metástasis en algunos lugares (como el cerebro) o de algunos tipos de cáncer (el de páncreas, por ejemplo), son fatales a corto plazo. En cambio, los pacientes de cáncer de colon o de mama con metástasis pueden seguir viviendo muchos años y con buena calidad de vida (→ 39, 85, 88).

Cuadro 6
DIEZ MITOS

1. El cáncer no se cura

Hace tan sólo unas décadas, apenas uno de cada diez niños con leucemia sobrevivía a su diagnóstico. Hoy en día, las tasas de curación de este cáncer de la sangre rondan el 80 por ciento. Aunque haya que reservar la palabra curación para unas pocas situaciones, en las que los tumores son diagnosticados muy precozmente o pueden extirparse completamente gracias a la cirugía, las estadísticas reflejan que menos de la mitad de los pacientes diagnosticados morirá por culpa del cáncer (→ 31, 50). En otros muchos, el tratamiento permite retrasar durante años el curso de la enfermedad con una más que aceptable calidad de vida.

2. No existe un tratamiento porque a la industria farmacéutica no le interesa (→ 32)

A esta teoría de la conspiración se le pueden oponer varias pegas de sentido común. La primera de ellas, como recuerda la Aso-

---

ciación Americana del Cáncer (ACS), es que los integrantes de las compañías farmacéuticas, igual que los propios oncólogos, investigadores, y también sus familias, se ven afectados por el cáncer tanto como el resto de la población. Ni siquiera aquellos que presuntamente esconderían ese remedio milagroso al resto del mundo están a salvo. A estas alturas parece bastante claro que no existe una única solución contra el cáncer; ni una vacuna, ni un jarabe, ni un fármaco por sí sólo son capaces de frenar una enfermedad tan compleja. Por otro lado, si la hubiese, es bastante probable que sus autores se apresurasen a hacer público su descubrimiento en alguna importante revista médica de prestigio internacional.

3. El cáncer no puede evitarse

Aun aceptando que no existen recetas mágicas ni salvoconductos antitumorales, los datos indican claramente que ciertos hábitos de vida nos otorgan un mayor número de papeletas para esta funesta lotería. El tabaco, el sol, el sobrepeso, una dieta con exceso de grasa o el sedentarismo han demostrado ampliamente su influencia en ciertos tipos de cáncer. (→ 15)

4. Un golpe puede causar cáncer

La creencia de que un traumatismo, un fuerte golpe o una herida pueden causar cáncer es falsa. Ya a principios del siglo XIX algunos investigadores sostenían esta idea, pero sus experimentos para tratar de provocar un tumor en modelos animales a través del trauma no cuajaron. Otra cosa es que algunas personas acudan al médico después de sufrir una contusión y la exploración revele la existencia de un cáncer que probablemente ya estaba allí antes del golpe. (→ 13)

5. La cirugía puede extender las células malignas

A pesar de que éste es un temor bastante extendido, la cirugía sigue siendo uno de los tratamientos fundamentales para enfrentarse a la enfermedad. Es posible que este mito surgiese hace siglos, cuando los pacientes eran operados cuando su enfermedad estaba ya muy extendida, y ni siquiera la mano del cirujano podía evitar el desenlace. Hoy en día, las técnicas están extraordinariamente avanzadas, y son muchas las precauciones que se toman para que ninguna célula cancerosa pueda escapar durante la operación, y tampoco durante las biopsias previas (→ 21).

6. Soy demasiado mayor para recibir tratamiento

Todos los pacientes tienen derecho a recibir la mejor terapia, independientemente de su edad. Aunque las personas mayores suelen tener otras enfermedades asociadas a sus años, esto no es impedimento para que puedan recibir, por ejemplo, sesiones de quimioterapia. La esperanza de vida es cada vez mayor en los países occidentales y muchas de estas personas tienen aún muchos años por delante en el momento del diagnóstico. Por eso es importante que ellos y sus familias aborden abiertamente con su oncólogo la opción más adecuada. (→ 40)

7. Los pacientes no deben tomar azúcar

Contrariamente a lo que algunos piensan, comer azúcar no acelera el crecimiento del tumor. Todas las células, también las cancerosas, dependen de la glucosa (el azúcar que hay en la sangre) para crecer; pero eso no significa que darles azúcar vaya a acelerar su desarrollo. Los tumores son metabólicamente más activos que el resto de tejidos sanos, pero esta idea es errónea.

8. El cáncer es contagioso

No existe ningún riesgo de contraer el cáncer por estar con un paciente. Ésta no es una enfermedad contagiosa, y por lo tanto se puede tocar, charlar, besar, abrazar… a una persona enferma de cáncer, incluso cuando esté recibiendo tratamiento con quimio o radioterapia. Otra cosa diferente es la relación de ciertos virus con el desarrollo de algunos tumores. Se sabe, por ejemplo, que la infección crónica por el papilomavirus humano (un virus que se transmite por vía sexual) está implicada en gran parte de tumores de cuello de útero; igual que se conoce el papel del virus de la hepatitis C con el cáncer de hígado. Tampoco en este caso todas las personas que se infectan acaban desarrollando un tumor. (→ 9)

9. Los desodorantes pueden causar cáncer de mama

Aunque existen correos electrónicos en cadena que alertan a sus receptores del riesgo de desodorantes y antitranspirantes, lo cierto es que no existe ninguna evidencia científica sólida para sostener esta teoría. Según estos augurios, estos productos contienen sustancias tóxicas capaces de llegar hasta la glándula mamaria al ser absorbidos por la piel. Sin embargo, los estudios que se han llevado a cabo no han demostrado mayor riesgo de tumores en mujeres que usaban desodorantes, pese a que se calcula que, sólo en Estados Unidos, el 90 por ciento de la población adulta los emplea. (→ 14)

10. El cáncer duele

No siempre es así. Aunque el dolor es síntoma frecuente, algunos tumores nunca llegan a provocar dolores. Por otro lado, los avances experimentados en la última década junto con el diseño de nuevos fármacos analgésicos y opiáceos facilitan el control del dolor y permiten que ningún paciente sufra inútilmente. (→ 60, 61)

27. ¿Qué es el PET?, ¿me conviene hacerme uno? Esta semana que viene me operan de un cáncer de intestino grueso. En los escáneres que me han realizado sale que no se ha esparcido. Pero me han hablado de esa prueba, parece ser que es mucho más precisa y que la Seguridad Social no la hace porque es muy cara.

La PET es una variedad de escáner cuyo nombre corresponde a las siglas en inglés de *Tomografía por Emisión de Positrones*. Emplea un contraste capaz de producir cierto tipo de radiación, llamada *gamma*. Ésta es, en realidad, una clase de luz invisible para el ojo, pero no para el aparato. Se usan sustancias que emiten la radiación gamma sólo durante los breves instantes que dura la exploración, de manera que no se trata de algo nocivo para la salud (→ 11).

Mientras que otros escáneres como la TAC o la resonancia ven *lo que hay* en el interior del cuerpo humano, lo que la PET aprecia es *cómo funcionan* los tejidos del cuerpo. Esto se consigue usando como contrastes sustancias que se incorporan al metabolismo. Como siempre, con un ejemplo se comprenderá fácilmente. Hay muchos contrastes adecuados para la PET, pero el que se usa casi siempre para el diagnóstico del cáncer es la 18-FDG, una variedad de glucosa que emite radiación gamma. La glucosa es un azúcar y el principal combustible de los tejidos, tanto de los benignos como del cáncer. Nuestro organismo no es capaz de distinguir la glucosa normal de la 18-FDG, de manera que las usa indistintamente. Lo que de veras muestra la imagen de la PET es un mapa del consumo de azúcar de nuestro cuerpo. Así, si nos hicieran una PET mientras mantenemos quieta la mano derecha y movemos los dedos de la izquierda, no veríamos nada en el lugar de la mano derecha (porque al estar en reposo no necesita azúcar), pero aparecería un manchurrón negro en la mano izquierda, lo que revela que los músculos de esa parte están consumiendo glucosa para contraerse.

La PET se hace siempre de todo el cuerpo a la vez, con la persona acostada y en reposo. Lo que se ve es una débil silueta gris claro y, dentro de ella, una serie de manchas más oscuras en los lugares donde se consume energía constantemente: el cerebro, el corazón, el hígado y los riñones. Ahora bien, el cáncer no es más que una masa de células en continua división. Para eso hace falta mucho combustible, mucha glucosa, así que los tumores malignos y sus metástasis se aprecian en la PET como sombras muy oscuras. Las imágenes de la PET son muy borrosas e imprecisas. Apenas sirven para saber dónde están las cosas y, desde luego, son inútiles para apreciar formas o tomar medidas. Una PET es muy difícil de interpretar sin una buena TAC al lado. La TAC o la resonancia sí que distinguen con mucha nitidez la anatomía de los tumores: su tamaño, su forma, su posición, si están cerca o lejos de estructuras importantes como los vasos sanguíneos, etc. Por eso, los aparatos de PET más modernos son, en realidad, una combinación de ambos. El ordenador de la máquina *pinta* las manchas oscuras de la PET encima de las detalladas imágenes de la TAC.

Dicho así, parecería que la PET es un portento y que ningún enfermo de cáncer debería pasar sin ella. La realidad no es ésta. En medicina, cada exploración vale para unas cuantas situaciones y resulta inútil en otras. La PET no es una excepción y tiene sus limitaciones. En primer lugar, hay cosas que no son cáncer y que también se aprecian como imágenes oscuras porque consumen azúcar. Es el caso, por ejemplo, de infecciones e inflamaciones. A esto se le llama *falsos positivos*, imágenes que la PET interpreta como cáncer, pero que no lo son en realidad. También hay *falsos negativos*; como cánceres de crecimiento tan lento que apenas requieren azúcar y resultan invisibles para la PET. Peor todavía, los tumores o metástasis muy pequeños, por debajo de cinco o diez milímetros, también engañan a esta prueba en muchas ocasiones.

La PET no es, ni mucho menos, la prueba más útil para muchos enfermos de cáncer. Cuando un paciente tiene un tumor maligno del colon, el médico no pretende averiguar si existen ramificaciones en cualquier parte de su organismo. Las cosas no suceden así. Las metástasis de colon empiezan por el hígado, y la TAC vulgar y corriente da mucha mejor información del hígado que la PET. Otro ejemplo; si una mujer con cáncer de mama se queja de dolor de huesos, su médico le pedirá una gammagrafía, mucho más sencilla que la PET, pero más precisa para descubrir pequeños focos de cáncer en el esqueleto.

La PET es cara, pero mucho más barata que mil cosas que hacemos cada día en cualquier hospital. Muchos centros sanitarios no tienen este equipo, ni falta que les hace. Tampoco hay en todos los hospitales aparatos de densitometría ósea (para diagnosticar la osteoporosis) o de litotricia (para romper las piedras del riñón mediante ondas sonoras). Muchas pruebas no son necesarias tan frecuentemente. Es más práctico tenerlas en pocos hospitales bien repartidos y que los pacientes que las necesiten vayan allí. La Seguridad Social tiene numerosos PET y se hacen cada mes cientos de estas exploraciones a cargo del presupuesto público. Ahora bien, se trata de no malgastar los recursos. Si nos ponemos a hacer PET a troche y moche, no sólo resultaría carísimo; además, los pacientes que la necesitan de verdad tendrían que aguardar meses porque la lista de espera estaría abarrotada de personas a las que no les va a valer de nada.

¿Para qué sirve la famosa PET? Pues es una prueba excelente para responder a una pregunta concreta que trate de discernir lo maligno de lo benigno. Por ejemplo: «Esta imagen dudosa que aparece en la TAC, ¿es un foco de tumor o una cicatriz residual de la cirugía?»; o bien: «Estos ganglios aumentados de tamaño en el centro del pecho, ¿están infiltrados por el cáncer de pulmón?» También es útil para tratar de buscar el foco oculto de un tumor cuando algunos análisis, como los marcadores tumorales, indican que algo anda mal. En otras ocasiones, se la usa para hacer de una sola vez el estudio de extensión de algunas variedades de cáncer que no se ramifican de manera predecible, como el melanoma, que puede dar lugar a metástasis en sitios insospechados. Fuera de estas situaciones concretas y orientadas de antemano, la PET no debería hacerse con el planteamiento de «a ver si veo algo». Es bastante alta la posibilidad de que aparezca un falso positivo, es decir, una imagen anormal en un lugar donde no hay absolutamente nada. Estos falsos positivos ocasionan mucha angustia y montones de pruebas inútiles para tratar de encontrar lo que nunca existió.

28. Mi hermano fue operado de cáncer pulmonar. En la gammagrafía han aparecido unas sombras en los huesos que los médicos no saben a qué atribuir. **¿Cómo se puede saber si las manchas de la gammagrafía ósea son o no metástasis?**

Los especialistas en cáncer dependemos de las pruebas de imagen para averiguar dónde se ocultan los focos de la enfermedad en nuestros pacientes y, una vez han sido identificados, juzgar hasta qué punto mejoran o empeoran con el tratamiento (→ 23, 43). La prueba más común es la TAC (Tomografía Axial Computarizada). De manera rápida, nos permite obtener imágenes del tórax, el abdomen y la pelvis. Con la TAC registramos los pulmones, el hígado, el bazo, los riñones, el páncreas, la vejiga, los ovarios y todos los ganglios linfáticos del interior del cuerpo. Sin embargo, esta exploración *no lo ve todo*, hay rincones y tejidos del organismo que requieren otras exploraciones. La TAC no es una buena prueba ni para diagnosticar ni para seguir la evolución de las metástasis en los huesos.

La prueba que más empleamos es la gammagrafía ósea, una especie de escáner que manejan los especialistas en medicina nuclear. Consiste en inyectar una sustancia radiactiva llamada *isótopo* en el interior de las venas. Los isótopos producen radiación de muy baja intensidad y escasa capacidad de penetración, que se eliminan rápidamente, por lo que en absoluto son perjudiciales para la salud. Una persona puede realizarse decenas de gammagrafías sin que deba temer ningún efecto adverso (→ 11). Sólo está contraindicada durante el embarazo. Los isótopos están pensados de manera que no se repartan por todo el cuerpo, sino que se concentren en el lugar que interesa estudiar. Un detector, conocido como *cámara gamma,* capta las radiaciones y las envía a un ordenador que las convierte en imágenes sobre una pantalla o en radiografías.

Para el estudio de las metástasis en los huesos se emplea el tecnecio-99 como isótopo. Normalmente, hay que llegar al departamento de medicina nuclear varias horas antes de la prueba. Se inyecta el tecnecio en una vena y se espera unas tres o cuatro horas. Durante ese tiempo, el isótopo se concentra en los huesos. Lo que sucede es que las células óseas *confunden* el tecnecio con el calcio, porque se parecen mucho, de manera que el isótopo acaba yendo allí donde exista mucho trasiego de calcio. Eso es, precisamente, lo que sucede en las metástasis óseas. Las células tumorales que forman la metástasis se *comen* el hueso. Para compensarlo, unas células constructoras de hueso no paran de rellenar el hueco con calcio (o tecnecio). Se puede hacer una gammagrafía de una zona concreta, como la mano o el cráneo, pero lo más normal es obtener una imagen del cuerpo completo, de la cabeza a los pies. Lo que se ve es una especie de fotografía en miniatura de nuestro esqueleto entero, finamente dibujado en gris por la radiactividad del tecnecio que se ha incorporado a los huesos. Si existen metástasis, aparecen como manchas negras encima de los huesos.

Como todas las pruebas médicas, la gammagrafía también tiene sus imprecisiones. Por ejemplo, si hay una fractura o una fisura en algún hueso, también allí se estará empleando el calcio para repararla y se verá una mancha idéntica a la de una metástasis. En realidad, si un paciente ha sufrido una fractura, es posible que la gammagrafía siga apreciando una imagen anormal en ese punto, aun años más tarde. La gammagrafía puede pecar de excesivamente sensible. Muchas veces, basta un golpe mediano, como una simple caída, para que las imágenes registren sombras anormales durante algún tiempo. La artrosis, la artritis o la osteoporosis también pueden inducir a confusión. Por último, en ocasiones aparecen captaciones en la gammagrafía que acaban por no ser metástasis y que jamás llegamos a atribuir a alguna causa concreta. Pueden desaparecer, o persistir mucho tiempo.

La mayor parte de las veces, la distinción es bien simple, aunque sólo sea porque casi todas las metástasis del esqueleto afectan a varios huesos a la vez. Por ejemplo, si una mujer padece cáncer de mama y en una revisión se han elevado los marcadores, la paciente se queja de que han aparecido dolores y la *gamma* identifica media docena de manchas en los puntos que le duelen, está claro que se trata de metástasis sin necesidad de confirmarlo con ninguna otra prueba. En cambio, si la misma mujer tiene unos marcadores normales, no se queja de dolor y la gammagrafía informa de una mancha en el tobillo, un mes después de que ella recuerde habérselo torcido mientras bajaba las escaleras, el oncólogo se quedará tranquilo, aunque vigile un poco más esa zona durante la siguiente revisión (→ 24).

Pero también hay casos muy dudosos. Suele tratarse de captaciones únicas, en las costillas, las vértebras, el cráneo o los huesos largos de brazos y piernas. El paciente no siente dolor y no recuerda haberse golpeado. Los análisis y el resto de las pruebas son normales. En un caso así, el médico se guardará mucho de diagnosticar una metástasis, pero no se quedará tranquilo. Si es importante saberlo, porque requeriría un tratamiento inmediato, pedirá unas radiografías o una resonancia de la zona, que despejan la duda muchas veces. En cambio, una sola metástasis ósea indolora no modifica el tratamiento en muchas ocasiones, por lo que el diagnóstico no es una cosa urgente. Si es así, muchos oncólogos repetirán la prueba en dos o tres meses para ver si la imagen desaparece, crece, o aparecen otras.

29. ¿En serio es mejor decirle al enfermo toda la verdad? A mi madre le han diagnosticado un cáncer incurable. El médico insiste en que le digamos algo, porque el cirujano le dijo que le había quitado un pólipo, aunque la abrieron y cerraron sin poderle quitar el tumor. Los hijos no queremos decirle nada. La conocemos y sabemos que se hunde si alguien le menciona la palabra cáncer.

La cuestión de la información a los enfermos con cáncer incurable es una de las más espinosas, uno de esos asuntos para los que no hay solución buena; se trata de acertar en la menos mala. Yo creo que a los enfermos incurables hay que decirles la verdad, pero no obligatoriamente *toda* la verdad.

Entiendo que eso puede parecer cínico, pero voy a hacer un esfuerzo por explicarme. Pienso que el primer mandamiento de la información a los pacientes con cáncer es *no mentir jamás*. Tomemos por ejemplo el caso de la pregunta, que es muy característico. Lo que le han dicho es que tenía un pólipo y que se lo han quitado. Eso, sin duda alguna, es una mentira completa y redonda. Y no se trata de que mentir a una persona enferma esté mal (que yo, además, creo que lo está), es que no es práctico, no ayuda a nadie. Claro que, de momento, ha permitido a los familiares y al cirujano salir del trance.

La paciente está satisfecha… por ahora. Sin duda alguna, ella empeorará tarde o temprano. ¿Qué decirle entonces? Desde luego que no le van a revelar lo que tiene, para eso ya lo habrían hecho antes. Éste es el primero de los dos venenos de la mentira a los enfermos: es una puerta que cierra para siempre y de una vez por todas el camino a la verdad. No tendrán más remedio que inventarse una milonga. Algo como que los intestinos están inflamados o que tiene una infección. De nuevo, eso servirá de momento… pero por poco tiempo. Quizá la familia espere que la enfermedad complete su curso y la paciente acabe por fallecer antes de que se pueda dar cuenta de la verdad. Eso no pasa nueve de cada diez veces. Lo que suele ocurrir es que, en lugar de estar mejor, irá a peor. La farsa que se ha urdido es pan para hoy y hambre para mañana. Cada vez será menester inventar una fantasía más gruesa para tapar la anterior. La enferma empezará a darse cuenta de que la engañan y a desconfiar de todos. Sucederá de ese modo, aunque sea una mujer muy mayor. Ser viejo no quiere decir ser bobo, y todos sabemos cuándo algo anda mal en nuestro cuerpo, por mucho que nos quieran convencer de lo contrario.

Si la señora del ejemplo llegara a preguntarles a sus hijos si lo que tiene es un cáncer incurable, quizá les hiciese un favor. Pero casi seguro que no será así. Ella misma, a la vez que desconfía, empezará a temer a la verdad. Y tanto más cuanto más misterio vea alrededor de todo el asunto. En un momento pensará que va a morir pronto, en otro que son ilusiones suyas y que se va a poner bien. Pero no podrá compartir sus miedos con nadie en absoluto; porque todo el mundo actúa *como si no pasara nada*, incluido el propio enfermo. Y ése es el segundo veneno de la mentira piadosa, y el más insidioso: la puerta que se ha cerrado en el camino a la verdad ha dejado a la paciente a un lado y a todos los demás al otro; la familia del lado de la verdad, y el enfermo del de la mentira, en una soledad espantosa. No puede confiar en nadie ni apoyarse en los que le quieren para confesar sus temores. Se ha creado esa situación horrenda en la que el enfermo lo sabe, la familia sabe que lo sabe, y el enfermo sabe que saben que lo sabe... ¡pero todos actúan como si nadie supiera nada! Eso recibe en la psicología del cáncer un nombre muy feo: *la conspiración del silencio.*

> No se debe mentir a los enfermos incurables.
> Pero hay que saber dosificar bien la verdad.

Hubiese sido mil veces mejor que, desde el principio, los hijos le hubiesen dicho a su madre un poco de verdad, en lugar de mucha mentira. Por ejemplo, que tenía algunas células tumorales, que se le había quitado lo que se pudo, pero que algo quedó y que hay que vigilarla por si aparece luego algún problema. Me dirán que esto es tan mentira como lo otro, pero yo creo que no es así. Con la falsedad grotesca de los pólipos, la paciente sólo podía entender que estaba sana. Con esta medioverdad-mediomentira habrá comprendido, por lo menos, que está enferma y que el futuro es incierto. Ahora ya está en el camino de la verdad, y puede preguntar si lo desea.

En este zarzal de la información a los enfermos con cáncer incurable creo que hay cuatro mandamientos como cuatro puntos cardinales. A los dos primeros ya me he referido. El primero es *no decir jamás una mentira tan tajante que cierre el paso a la verdad.* El segundo, *empezar con un poco de información verdadera;* la suficiente como para dar pie a la persona para preguntar más, si lo desea (→ 30). Es mejor quedarse corto que pasarse, a mi entender. Si uno dice más de lo que quiere, ya no puede retractarse. Pero si se queda algo en el bolsillo, siempre puede sacarlo a relucir más adelante. Y es que un malentendido común es suponer que la información es cosa de un día. El enfermo entra en la consulta del oncólogo, se sienta y se le dice lo que tiene de golpe. La vida real no es así. La enfermedad es larga, el paciente tendrá muchos encuentros con su especialista y se sentará muchas veces en la misma silla. La información es algo que *va sucediendo* a lo largo del tiempo. Siempre se puede ir completando y dibujando.

El tercer mandamiento atañe tanto al médico como a la familia, y es que han de *estar disponibles para que el enfermo pregunte*. Si cada vez que el paciente formula una pregunta el médico no levanta la cabeza del papel y murmura unas palabras apresuradas y poco comprensibles, o la familia le dice que *no se preocupe*, que *ya se verá*, no es de extrañar que las preguntas se agoten en poco tiempo, pues no valen para nada. Hace falta algo de tiempo y de interés, y conviene que el enfermo lo note. Lo que los familiares y el médico han de trasmitir a la persona enferma (y lo han de hacer más con su actitud que con sus palabras) es algo así como: «Pregunta lo que quieras, que te vamos a contestar. O sea que, ojo, pregunta sólo lo que desees saber».

Y esto me lleva al cuarto y último mandamiento: *la información ha de ser proporcionada a la pregunta que se formula*. Esto es un camino y son pocas las personas con los arrestos para recorrerlo hasta el final. ¡Qué pocos pacientes se atreven a preguntar abiertamente acerca de la muerte! Si la conspiración del silencio es perniciosa, peor es la otra cara de la moneda, pretender que el enfermo lo sepa *todo*, quiera o no quiera. A eso se le llama *terrorismo informativo*. Es innecesario y cruel. Una vez que al paciente no se le ha cerrado la primera puerta con una mentira completa, una vez que se le ha encaminado con una pequeña dosis de verdad, y una vez que se le ha demostrado con hechos que sus preguntas se van a responder, hay que ponerse detrás de él y seguir su ritmo. Contestar a lo que quiera saber y callar lo que no pregunte. Además, hay que saber responder en el mismo tono que usa esa persona. Una pregunta vaga requiere una respuesta vaga; una pregunta concreta, una respuesta concreta. No es lo mismo que el paciente diga: «A ver si esto no va a tener remedio…», que nos espete: «Mire, doctor, quiero que me diga si de lo que tengo me voy a morir».

Todo esto queda muy pulcro escrito sobre una página en blanco; más peliagudo es ponerlo en práctica en la consulta, y mucho más todavía entre las cuatro paredes de la casa. Siempre hay mil asuntos que vienen a complicar lo complicado: los problemas de la pareja, la existencia de niños, las desavenencias entre distintas partes de la familia, un médico antipático, un paciente grosero... Hace falta serenidad y sentido común a raudales. Los psicooncólogos o psicólogos especialistas en cáncer pueden ayudar mucho. Y en las encrucijadas, hay que pensar siempre: «Si yo fuera el enfermo, ¿cómo me gustaría que me trataran?».

30. Les escribo porque los hermanos estamos perplejos ante la actitud de mi padre. Él tiene 72 años. Siempre ha sido el pilar de la familia, un hombre fuerte como un roble que no se ha arredrado jamás ante nada, que siempre lo ha solucionado todo cogiendo al toro por los cuernos. El caso es que ahora padece un cáncer por lo mucho que fumó. La cosa va de mal en peor y no creo que dure más de unos meses. Lo que nos lleva a mal traer es que parece como si no se enterara de qué va el asunto. Su médico se lo explica todo con paciencia infinita y él como si la cosa no fuera con él. No pregunta nada, no nos cuenta nada. El colmo fue ayer, cuando se puso a hablar de comprarse un coche nuevo. **¿Acaso no quiere enterarse de lo que tiene y se lo vamos a tener que decir por las bravas?**

Yo no soy de la opinión de que los enfermos de cáncer incurable deban ser siempre informados de su diagnóstico y pronóstico en toda su crudeza. Estoy convencido, más bien, de que hay que darles la oportunidad de preguntar lo que deseen saber, que es muy diferente. Creo que a un enfermo de cáncer jamás se le debe mentir, diciéndole, por ejemplo, que tiene una enfermedad benigna, o que se va a curar a sabiendas de que no será así. Pienso que la mejor manera de proceder es la de dar al principio información veraz, pero muy general, sin entrar en detalles. Ha de hacerse con palabras muy claras, que cualquier persona pueda comprender. Y es muy importante que el médico y los familiares, no sólo con sus palabras, sino también con su talante, le hagan ver claramente al enfermo que puede formular cualquier pregunta en todo momento. (→ **29**)

A partir de ahí, cada persona estará en disposición de autoadministrarse su propia *dosis de verdad*. Algunas fusilarán a preguntas al oncólogo en la primera consulta. Otras necesitarán más tiempo para reunir ese valor e irán soltando preguntas a cuentagotas en cada visita. A preguntas vagas («¿Qué tal voy?»), respuestas vagas. A preguntas concretas («¿Cuánto tiempo puedo esperar vivir?»), repuestas concretas. Estoy firmemente convencido de que si un paciente está preparado para formular una pregunta, es que está igualmente capacitado para recibir la respuesta. Y al contrario, también. Que si no realiza una pregunta, es que no cuenta con la entereza para encajar la contestación o, sencillamente, que no desea oírla.

Lo que se ejemplifica en esta pregunta no extrañaría a nadie acostumbrado a tratar con enfermos de cáncer. Algunos pacientes no preguntan jamás, aunque se les brinde la oportunidad. Incluso llegan a actuar como si no pasase nada. A eso se le llama *negación*. Es un mecanismo psicológico para ajustarse a la adversidad. Todos lo llevamos impreso en nuestras mentes y lo ponemos en práctica desde niños para eludir las partes de la realidad que no nos gustan. La negación contradice algunos prejuicios que muchos tenemos, como el valor supremo de la verdad sobre la mentira. Es cierto que parece menos noble engañarse que afrontar los hechos de frente.

Pero lo cierto es que funciona. La mayoría de los enfermos negadores mantienen un buen ajuste psicológico a su enfermedad hasta el final. Desde mi punto de vista, el derecho a la ignorancia no es menos respetable que el derecho al conocimiento.

Uno esperaría de una personalidad fuerte que sucediera todo lo contrario, que fuera de esas personas que se sobreponen a la adversidad y que *cogen al toro por los cuernos*. La verdad es que la gente, cuando enfermamos, tendemos a acusar los rasgos de nuestro carácter. Las personas más decididas suelen tomar las riendas de su enfermedad, mientras que los negadores es más fácil encontrarlos entre quienes ya eran medrosos antes del cáncer. Pero no siempre es así. La mente es complicada y sus reacciones en situaciones extremas sorprenden hasta a los más próximos. Hay que tener también en cuenta que la actitud hacia la enfermedad puede ir cambiando con el tiempo. No son raros los enfermos que siempre exigen la verdad hasta que, llegado un momento, su resistencia se agota y empiezan a recurrir a la negación. Lo contrario es más raro, pero también hay pacientes negadores que un buen día, por así decirlo, *rompen el cascarón* y comienzan a plantear abiertamente preguntas comprometidas.

Los familiares y los médicos no deben sentirse irritados por la actitud de los pacientes negadores y, mucho menos, verlo como un signo de cobardía o inconsciencia. Mi consejo es asegurarse de que el paciente sepa que tiene una enfermedad grave, un tumor; que la situación es delicada y el tratamiento difícil; debe entender que puede preguntar todo lo que quiera, tanto al médico como a su familia. Y, luego, situarse un paso detrás del enfermo y contestar a sus preguntas, pero sólo si llegan.

31. Se habla mucho de lo adelantada que está la oncología, pero **¿qué tipos de cáncer se pueden curar hoy en día?**

Es una pregunta muy significativa, pero no tan fácil de contestar como parece a primera vista. Y es que por eso de *curar* se pueden entender cosas diferentes (→ 50). Para no complicar la cosa, digamos que curar a una persona de cáncer es evitar que se muera de la enfermedad. Bien, pues hay tres maneras por las que la medicina consigue eso.

La primera es bien sencilla, pues consiste en la cirugía de toda la vida. Casi cualquier cáncer se puede curar si se diagnostica a tiempo de extirparse. Hay muy pocos cánceres que no se deben o pueden operar jamás, sea cual sea la fase en la que se los diagnostique. Unos son, naturalmente, aquellos en los que no hay nada que extirpar, como las leucemias de la sangre. En otras ocasiones, la experiencia ha enseñado que ciertos tumores recaen siempre aunque se extirpen satisfactoriamente, así que es mejor tratarlos de otra manera. Es el caso, por ejemplo, de los linfomas, los carcinomas de pulmón de células pequeñas (→ 94) o los raros sarcomas de Ewing, que son propios de niños. Pero lo cierto es que si se descubre a tiempo, el cirujano puede curar casi cualquier cáncer. La clave está en cogerlo pronto, en eso sobre lo que insistimos tanto del diagnóstico precoz (→ 16). Pero el diagnóstico precoz no sirve para todos los cánceres, ni mucho menos. Hay algunos tumores para los que disponemos de pruebas diagnósticas capaces de encontrarlos en fase curable, pero muchos otros en los que todavía no hemos dado con el método idóneo para conseguirlo (→ 17). Éste es un asunto de salud pública y, afortunadamente, en el que se ha avanzado mucho en los últimos diez años. La principal razón por la que hoy día se curan muchos más cánceres que hace cincuenta años no es el avance de las técnicas quirúrgicas, ni la existencia de modernos fármacos contra el cáncer. El motivo es, sencilla y llanamente, que tanto el público como los médicos sabemos mejor lo que hay que hacer para diagnosticar pronto algunos tumores. Ya veremos más adelante que el tratamiento curativo, por desgracia, ha avanzado más en los cánceres raros que en los comunes. Con el diagnóstico precoz sucede lo contrario. Son precisamente los tumores malignos que matan a más personas los que podemos cazar a tiempo. Los tumores que hoy día se benefician de métodos de diagnóstico precoz son el de colon y recto (colonoscopia), próstata (análisis de PSA y exploración urológica) (→ 89, 90), cuello de útero (visita al ginecólogo y citología de Papanicolaou) (→ 19, 20), melanoma (vigilancia de las manchas oscuras de la piel) y mama (exploración y mamografías) (→ cuadro 23). La cirugía curativa del cáncer ha avanzado también mucho en el sentido de conseguir lo mismo con mucha menos agresividad. Por ejemplo, hoy día hemos aprendido a curar muchos cánceres de mama sin necesidad de extirpar el pecho (→ 79), y muchos sarcomas sin amputaciones de miembros. En algunos casos, las técnicas modernas de radioterapia han llegado a sustituir al bisturí del cirujano. En efecto, ya muchos enfermos de cáncer de vejiga o de cáncer de laringe se curan con radiación, conservando su modo natural de orinar en un caso, y la voz en el otro (→ 35).

Pondrá el lector cara de escepticismo y pensará que conoce casos de personas que se diagnosticaron *a tiempo*... pero que recayeron y murieron algún tiempo después de operarse. Y tiene razón, esto pasa, y por ahí aparece el segundo camino por el que la oncología ha progresado. Pongamos el ejemplo del cáncer de mama. Si cien casos se diagnostican cuando la mujer se nota el tumor, no podremos curar a más de veinte o treinta de ellas. En cambio, si diagnosticamos a esas mismas cien mujeres mediante mamografías rutinarias seremos capaces de curar a sesenta. Aun así, en cuarenta mujeres operadas acaban por aparecer metástasis y mueren de su enfermedad (→ 26). ¿Podemos hacer algo por evitarlo? Sí, administrarles quimioterapia, radioterapia u hormonas. A lo largo de los últimos veinte años, los oncólogos hemos aprendido mucho de la utilidad de aplicar nuestros tratamientos después de la cirugía a pacientes aparentemente curados (→ 41, 82, 87). Mucha gente imagina que la quimioterapia es algo que se da a enfermos de cáncer, generalmente con poca vida por delante. Sin embargo, dos de cada tres pacientes que reciben *la quimio* no tienen cáncer en su cuerpo, ya que vienen directos del cirujano. A eso es a lo que llamamos *tratamiento adyuvante*, y es un avance trascendental en la medicina del cáncer. Son millares cada año los pacientes que se salvan de la recaída y de la muerte gracias a la quimioterapia adyuvante. En el ejemplo de las cien mujeres con cáncer de mama, gracias a esta estrategia podríamos llegar a curar a ochenta. El tratamiento adyuvante puede consistir en quimioterapia, hormonas, anticuerpos, radioterapia o una combinación de ellos. No para todas las clases de cáncer sirve el tratamiento adyuvante, pero sí para muchos. Hoy día recomendamos tratamientos adyuvantes en pacientes con cáncer de garganta, pulmón, colon, recto, vejiga urinaria, próstata, testículos, útero, ovarios, mama, tiroides, hueso o melanoma.

Pero lo que refleja la pregunta es una cosa bien distinta. Yo creo que lo que imagina una persona al hablar de *curación* es a un paciente con un cáncer ramificado e inoperable, y se pregunta si podemos curar con medicamentos y radiaciones lo que el quirófano no puede. También es posible, pero me temo que hemos avanzado menos en este terreno. Estamos viviendo una verdadera avalancha de nuevos medicamentos contra el cáncer (→ 100). Nos afanamos en investigarlos tan rápido como podemos y todos ansiamos ver el día en el que algunos tipos comunes de cáncer se puedan curar (→ 101). De momento, sólo podemos hacerlo en los mismos diagnósticos que hace quince o veinte años, aunque es verdad que el número de enfermos que se curan de esas enfermedades es bastante mayor que antaño. Los cánceres que se pueden curar en fase diseminada con metástasis son muchos de los infantiles, los germinales de los testículos, los trofoblásticos de la placenta, el sarcoma de Ewing, los linfomas de alto grado, los linfomas de Hodgkin y las leucemias agudas. El día que se pueda decir lo mismo de alguna variedad frecuente de cáncer, como los de mama, próstata o intestino, habremos dado un gran salto adelante.

Cuadro 7
APRENDIENDO A SER UN SUPERVIVIENTE

Aunque en inglés existe la palabra *survivor*, literalmente superviviente, para definir a quienes han superado la enfermedad, el uso de este término en castellano no está tan extendido como en los países anglosajones.

En Estados Unidos, por ejemplo, es frecuente encontrar asociaciones de *cancer survivors* que utilizan internet para poner en común sus experiencias, compartir sus miedos, charlar sobre su enfermedad...

El fenómeno de los supervivientes en aquel país, punta de lanza en casi todo lo que tiene que ver con el cáncer, permite hacerse a la idea de lo mucho que marca este diagnóstico y demuestra que, una vez finalizados los tratamientos, empieza una nueva fase a la que también hay que aprender a adaptarse: la curación.

Aunque el fin de las terapias sea tal vez el momento más esperado de todo el proceso, ese punto y aparte da inicio también a una etapa que no siempre resulta fácil. Muchas personas sienten que abandonan el entorno protector del hospital y tienen miedo a perder el contacto con su especialista, que tantas veces ha resuelto sus dudas a lo largo de la enfermedad.

Esa inseguridad es uno de los sentimientos más frecuentes entre los supervivientes, que comparten también el miedo a las recaídas. El temor a que el cáncer vuelva a reproducirse suele acentuarse cuando se acerca el día de las revisiones, y a menudo provoca que cualquier dolor o síntoma inespecífico se interprete como una recidiva o reaparición de la enfermedad.

Irritación, soledad, tristeza, ansiedad, incomprensión… Cada persona reacciona de manera diferente, como diferentes son los mecanismos mentales que se emplean para recuperarse.

Hay quien siente que los suyos no comprenden todo por lo que ha pasado y les resulta más difícil que antes relacionarse con ellos. En otros casos, el paciente puede incluso caer en una depresión y es posible que algunas personas necesiten tratamiento farmacológico para superarla. Es posible que se sienta estresado o sobrepasado por todos los proyectos que pospuso durante la enfermedad; incluso hay quien desarrolla sentimientos de culpabilidad y se pregunta por qué sigue con vida si otros compañeros del hospital con el mismo diagnóstico han muerto en el camino; especialmente en los casos de síndromes hereditarios en los que el fallecido era un familiar.

No se angustie si alguno de estos pensamientos le asalta con frecuencia una vez finalizado el tratamiento. Es el momento de apoyarse en la familia y en los amigos para tratar de volver a su vida normal lo antes posible. Procure llevar una dieta sana y hacer algo de ejercicio (aunque sea un paseo diario a buen ritmo), procure dormir bien para descansar mejor, mime su cuerpo, no fume, acuda puntualmente a sus revisiones y no tenga miedo de hablar de sus sentimientos. Retomar las rutinas y volver a trabajar puede ayudarle a conseguirlo y a mantener la mente ocupada. Recuerde que todos estos miedos van disipándose por sí solos con el paso del tiempo.

Pero si siente que la carga es demasiado pesada no dude en consultar con algún especialista o recurrir a los grupos de autoayuda. Acercarse a una asociación o hablar con personas que han pasado por las mismas circunstancias puede servir de válvula de escape para muchos pacientes que no son capaces de expresar todo lo que sienten.

32. Estoy convencido de que los científicos hace tiempo que han descubierto la fórmula para curar el cáncer y que no se hace pública porque no le interesa a las compañías farmacéuticas. Me parece muy sospechoso que no exista una cura en pleno siglo XXI. Hace casi cuarenta años que llegamos a la Luna, uno puede llamar de Madrid a Australia con un teléfono sin cables, ya se han fabricado animales clónicos en el laboratorio... ¿y no podemos inventar un medicamento que cure el cáncer? Hoy en día esta enfermedad es un gran negocio, una industria tras la que se mueven poderosos intereses económicos. Las multinacionales, las aseguradoras, los hospitales, miles de oncólogos en todo el mundo viven del dinero del cáncer. ¿Iban a matar a la gallina de los huevos de oro?

Leyendas negras como ésta circulan desdichadamente de boca en boca, haciendo mucho daño a quienes padecen cáncer o lo han de sufrir en carne de sus seres queridos. Es espantosa la idea de que uno se vaya a morir de una enfermedad que tiene cura, una cura que se mantiene oculta para que unos pocos se llenen los bolsillos. Me doy cuenta de que no se trata de una idea fundamentada, sino de un prejuicio. Como tal, creo que tengo pocas probabilidades de convencer de lo contrario a quien ya la albergue. Aun así, voy a exponer una serie de razones que ponen de manifiesto cuán absurda es esta suposición.

En primer lugar, sería imposible desarrollar un medicamento que curara el cáncer sin que el mundo se enterara. La idea romántica de un científico, encerrado en su sótano, rodeado por pipetas y matraces burbujeantes, descubriendo él solo la cura del cáncer, es propia de novelas de medio pelo, pero imposible en la realidad. La investigación biomédica es un asunto tan complicado como llevar un cohete al espacio; necesita contar con tantos investigadores, viajando continuamente, cambiando de trabajo, transitando de laboratorio en laboratorio, consultándose unos a otros, cruzando faxes y correos electrónicos, que sería sencillamente imposible mantener secreto alguno. A pesar de ello, imaginemos que un laboratorio descubre un medicamento que parece muy eficaz contra el cáncer y que ha conseguido mantenerlo en secreto hasta entonces. Aun así, tendría que comprobar su efecto en humanos, sería necesario realizar ensayos clínicos para averiguar si, de verdad, *curaba* el cáncer (→ **cuadro 10**). Eso no es algo que se pueda hacer en una semana con media docena de enfermos. Sería menester experimentarlo durante mucho tiempo con cientos o miles de voluntarios; comprobar el efecto en decenas de tumores diferentes, cada uno en distintas fases. ¿Cómo mantener tal secreto?

La segunda incongruencia es proponer que un tratamiento semejante no sería rentable para las compañías farmacéuticas. ¿Cómo que no? ¡Se haría de oro la que poseyera esa patente! Para empezar, no existe *la* industria farmacéutica, existen decenas de compañías compitiendo entre sí a muerte por la misma tarta. Cada empresa tiene un solo objetivo: repartir la mayor cantidad de beneficios entre sus accionistas. En eso, la industria farmacéutica no es distinta de la del automóvil, la perfumería o los electrodomésticos. Si una compañía farmacéutica pudiese poner en el mercado un medicamento que curara el cáncer, no tendría el más mínimo inconveniente para obtener una patente de veinte años para Europa, Estados Unidos y Japón. La presión social sería tan inmensa que podrían cobrar por el tratamiento exactamente el precio que quisiesen ponerle. Las mayores fortunas mundiales de la actualidad se convertirían en calderilla comparadas con la riqueza que algo así generaría. Ésa sí que es una gallina de los huevos de oro que ninguna empresa en su sano juicio dejaría escapar.

Por último, y lo más importante, suponer que quienes trabajan para la industria del medicamento se prestarían a algo así es convertirlos en criminales equiparables a los peores genocidas de la historia de la humanidad. Quienes trabajan para las multinacionales farmacéuticas, desde los presidentes de las grandes compañías hasta el más modesto becario de investigación, son sencillamente personas, mejores o peores, y sometidas a las condiciones de sus superiores; pero no son asesinas, no se someterían a semejante complot de película en mayor grado que lo haría cualquier lector. Eso, por no mencionar que ellos mismos y sus familias pueden padecer cáncer como cualquiera (→ **cuadro 6**).

Sobran motivos para criticar a la industria farmacéutica, y a mí no me gustan más que a la mayoría. Es cierto que no invierten su dinero en ayudar a curar las enfermedades de los países pobres, y que ignoran todo aquello que no sea rentable de antemano, y que hacen lo posible para disfrazar los malos resultados de sus medicamentos, y que embellecen artificialmente las conclusiones positivas para hacer aparecer a sus productos como mejores de lo que son en realidad, y que cobran precios desorbitados cuando no tienen competencia, y que no conceden patentes de fabricación a países como la India o Brasil capaces de surtir de medicamentos baratos al tercer mundo… pero de ahí (¡que ya es bastante malo!)

a guardarse en el cajón secreto la cura del cáncer hay mucho trecho. No debe pasarse por alto que cualquier fármaco que empleamos hoy día para mejorar la salud de las personas ha llegado a las estanterías de las farmacias gracias al esfuerzo de miles de personas decentes que empeñan su inteligencia y su trabajo en las compañías farmacéuticas. Si algún día llega a existir esa píldora que cure el cáncer, tendrá que ser del mismo modo (→ 101).

---

33. ¿Merece la pena alargar un poco la vida a expensas de los efectos adversos de la quimioterapia?
Tengo cáncer con metástasis en el hígado. Ya me han dicho que es incurable y me dan un pronóstico de vida de uno a dos años. Me proponen quimioterapia, pero yo no estoy seguro.

La mayor parte de los enfermos con metástasis son incurables. Se puede decir a ciencia cierta que morirán a causa de su enfermedad. Los tratamientos que administramos sólo pueden curar unas pocas enfermedades malignas una vez que ya se han diseminado (→ 31), no importa que se trate de radioterapia, quimioterapia, hormonas o los modernos tratamientos de anticuerpos y similares (→ 100). Además, cuando uno se fija en los datos estadísticos, descubre que el promedio de vida de los enfermos que reciben tratamiento es apenas unos meses más que los que no reciben quimioterapia. Ante un panorama así, la pregunta es muy sensata. ¿De verdad merece la pena recibir tratamiento contra un cáncer incurable?

Para empezar, no todos los cánceres son iguales a este respecto. Hay tumores en los que el tratamiento puede conseguir que los pacientes vivan mucho tiempo más. Es verdad que, estadísticamente, cada tratamiento sólo consigue rascar a la enfermedad unos pocos meses de vida. Sucede que esa manera de interpretar los datos no es correcta, pero a ello me referiré un poco más adelante. Lo que quiero subrayar ahora es que el resultado final para el paciente depende de la suma de los efectos de varios tratamientos. Normalmente, un enfermo incurable de cáncer no se trata con una sola clase de quimioterapia. Lo que hace el especialista es empezar por el tratamiento que le parece mejor para ese caso concreto. Si, por ejemplo, la enfermedad es muy agresiva y el enfermo sufre muchos síntomas, elegirá una quimioterapia potente, que ejerza su efecto con rapidez, aun a sabiendas de que ocasionará bastantes efectos tóxicos. En cambio, si las metástasis están en un lugar poco peligroso, no están demasiado desarrolladas y se han descubierto en las radiografías antes de dar ningún síntoma, seguro que el médico escogerá un tratamiento más suave. Algunos medicamentos contra el cáncer, como las hormonas, se pueden mantener de continuo. Pero la quimioterapia se administra durante un periodo de tiempo, hasta que se consigue frenar el crecimiento de las metástasis o, incluso, reducirlas un poco. La duración típica de un tratamiento de quimioterapia para un cáncer diseminado está en torno a seis meses. A la fase de tratamiento, sigue otra de vigilancia. Pueden pasar meses o años antes de que el tumor vuelva a dar señales de actividad. Mientras la enfermedad está quieta, decimos que está *estabilizada* (si no varió de tamaño), o en *remisión parcial* (si se redujo). Cuando se aprecia en las radiografías que los focos del tumor están volviendo a crecer, o bien aparecen nuevas metástasis, se dice que la enfermedad está en *progresión* (→ 43). Lo habitual es que el oncólogo decida volver a dar otra tanda de quimioterapia. Salvo que haya transcurrido mucho tiempo, se suelen emplear medicamentos distintos; a esto es a lo que nos referimos al decir que *hemos cambiado de línea*.

Esta sucesión de acontecimientos describe la historia de muchos enfermos de cáncer incurable: periodos de tratamiento, estabilización o remisión, periodos de vigilancia, progresión… y otra línea de quimioterapia en busca de una nueva respuesta (en la jerga de los oncólogos, tanto la estabilización como la remisión son formas de *respuesta*). Hasta hace quince o veinte años, la mayoría de los tumores malignos sólo tenían un par de líneas de tratamiento eficaz. Actualmente, disponemos de muchos anticancerosos y de muchísimas posibilidades de combinarlos entre ellos. Felizmente, son los cánceres más frecuentes aquellos en los que disponemos de más líneas entre las que escoger. Con este juego de respuesta y progresión, se puede alargar en muchos años la vida de los enfermos con cáncer de mama (→ 85), intestino grueso (→ 88), próstata (→ 92), algunos sarcomas, leucemias crónicas o linfomas de bajo grado. No son nada raras las personas con estos diagnósticos que reciben media docena o más de líneas de tratamiento y que consiguen vivir cinco, seis… o más de diez años a pesar de sus metástasis (→ 39).

¿Y cómo se viven esos años? En el tratamiento del cáncer incurable, la calidad de vida debe ser el principal propósito del oncólogo. Cambiar los síntomas de la enfermedad por los de la quimioterapia sería cosa de tontos. Hoy día, la quimioterapia es mucho menos tóxica que antaño y, además, tenemos más medios para contrarrestar sus efectos adversos. Eso no quiere decir que no vaya a haber momentos malos (→ 37). Cuando un enfermo de cáncer lo está pasando mal por culpa del tratamiento, siempre es interesante que pregunte al médico qué se está consiguiendo con ello. Puede que merezca la pena soportar de momento esos efectos secundarios con tal de que mejore de un síntoma más penoso, como la dificultad para respirar o el dolor de huesos (→ 60, 68). Quizás el enfermo se sintiera mejor antes de empezar el tratamiento, pero es probable que el especialista haya visto en el escáner que un tumor estaba a punto de obstruir el intestino, o que un derrame le quitaba aire al pulmón (→ 72). A veces, es mejor poner el parche antes de que aparezca la herida. En todo caso, el paciente tolera siempre mejor los fármacos cuando sabe qué está *comprando* con el precio de esa *quimio* o esa radioterapia. Muchas veces, los síntomas indeseables de los tratamientos aparecen de inmediato, pero los resultados no se aprecian hasta uno o dos meses después.

Pero no debemos engañarnos; ni en todos los tumores ni en todos los casos es posible alargar tanto la vida con esta estrategia de líneas de tratamiento y periodos de vigilancia. Por poner algunos ejemplos comunes, los cánceres de garganta, estómago, páncreas, vejiga u ovario no tienen tantas posibilidades de tratamiento como los que he mencionado antes. La primera o la segunda líneas de tratamiento suelen tener sentido y el paciente saca un beneficio claro de ellas. A partir de la tercera línea, hay que pensarse las cosas con más cuidado si no queremos pasarnos de la raya con el tratamiento y acabar estropeando las cosas más que arreglarlas. No es raro escuchar que, en estos casos, el tratamiento *sólo alarga la vida unos pocos meses* y que, por lo tanto, *no merece la pena*. Estos comentarios surgen de una interpretación equivocada de las estadísticas. Es imposible conocer cuánta vida le da la quimioterapia a un paciente concreto. Lo único que podemos hacer es ver qué pasa en un grupo de enfermos que ha recibido ese tratamiento (pongamos mil, para redondear el ejemplo) y compararlo con otros mil que no han sido tratados (→ cuadro 10, 44, 45). Es verdad que en muchos artículos médicos se dice que la supervivencia del grupo tratado era, por ejemplo, dos meses más larga que los no tratados. Pero eso es un promedio, ni mucho menos quiere decir que *cada uno* de esos mil pacientes tratados viva dos meses más. Está claro que el tratamiento no merecería la pena en ese caso. Lo que sucede es que una parte de esos mil —digamos cien o doscientos— ha vivido uno o dos años más gracias a la quimioterapia, lo que se refleja en los dos meses del promedio. ¿Cómo saber si una persona concreta pertenece a ese 10 o 20 por ciento que verdaderamente saca algo en claro del tratamiento? Los médicos barajamos datos que nos permiten suponer a qué pacientes les irá bien y a qué otros mal con la *quimio*, pero la verdad es que no es posible saberlo de antemano. No hay más remedio que empezar el tratamiento y ver qué pasa. Con un par de meses de quimio ya suele ser posible juzgar hasta qué punto está funcionando, ya sea a tenor de la mejoría de los síntomas, ya con la ayuda de las máquinas de diagnóstico (→ 43). En este grupo de enfermedades en las que los tratamientos no siempre funcionan es muy importante estar al quite en este aspecto. Si después de un par de meses la enfermedad no ha mejorado, se puede pensar en cambiar de línea con rapidez. Pero si la segunda clase de *quimio* tampoco funciona, es mejor poner los pies en el suelo y no dejarse llevar por la tentación de administrar mes tras mes de tratamiento sólo para tener la sensación de que se está haciendo algo. Eso siempre acaba perjudicando al enfermo.

Por último está aquel grupo de tumores malignos en los que apenas hay fármacos que sean realmente eficaces. En cánceres como los sarcomas más resistentes, el melanoma, el hepatocarcinoma del hígado o algunos tumores del cerebro, sí que tiene realmente razón de ser esa pregunta de: «¿Merece de verdad la pena el tratamiento?». Incluyo también en este conjunto a los enfermos con cánceres de los dos grupos previos que ya hayan progresado a varias líneas de tratamiento. Lo que es absolutamente cierto es que la vida no se va a alargar en ningún caso. Por esa razón, el tratamiento ha de estar guiado por los síntomas, más que por análisis o radiografías. No es raro ver a oncólogos y a familiares muy ufanos porque el tumor está un poco más pequeño en el escáner, mientras que el pobre paciente está hecho un trapo. Diríase que están poniéndole el tratamiento a la radiografía y no a la persona. A estos extremos se llega casi siempre con la mejor de las intenciones, con ese «hacer lo que sea, luchar hasta el final» que tanto daño acaba haciendo. Hay que echar mano del sentido común para evitarlo. Es mejor no tratar con quimioterapia ni radioterapia a esta clase de enfermos mientras no tengan molestias o éstas se puedan manejar por medios más simples. Si se decide empezar un tratamiento oncológico, no hay que prolongarlo a menos que el paciente experimente una mejoría clara de sus síntomas.

> **34.** Mi mujer padece cáncer de páncreas desde hace dos años. No la pudieron operar porque estaba demasiado desarrollado. Ya le han dado quimioterapia en tres ocasiones. Ahora está mal, ha empeorado otra vez y **los médicos no quieren darle más quimioterapia, pero yo me niego rotundamente a tirar la toalla y dejarla morir sin hacer nada.** No quiero el cargo de conciencia de no haber hecho todo lo posible. El enfermo se va, pero el familiar se queda...

¿Cuándo parar? Ésta es la pregunta más difícil de responder en oncología. Hace años, con sólo una o dos posibilidades de quimioterapia, no era tan complicado. Hoy día, muchos enfermos de cáncer han recibido tres o cuatro tratamientos diferentes y, cuando recaen, aún existe otro fármaco distinto que ofrecerle (→ 33).

Muchos pacientes y familiares, en ese trance de decidir no dar ya más quimioterapia, sospechan que el médico se esforzaría un poco más, intentaría alguna otra cosa, si el enfermo fuese un familiar suyo. Sinceramente, no sé lo que haría el médico si la paciente de la pregunta fuese su propia esposa. He visto a especialistas muy sensatos y bien formados perder por completo los papeles cuando se trataba de un ser querido suyo. El enfermo ha acabado sus últimos días martirizado por tratamientos, a todas luces inútiles para el buen juicio de cualquiera, menos para el de su familiar-médico, empecinado en *hacer todo lo posible*.

No hay que suponer que las decisiones tomadas con la cabeza caliente, porque el enfermo es un allegado, son más acertadas que aquellas otras más frías, que interesan a alguien por completo ajeno a nosotros. No es así. Tanto, que cuando un médico tiene enfermo a un familiar cercano es bastante frecuente que le pase el caso a un compañero, alejándose por completo de la toma de decisiones, y rogándole al colega que haga exactamente lo que haría en cualquier otro caso similar. Se trata así de conjurar el temido *síndrome del recomendado,* en virtud del cual la madre del doctor o el esposo de la doctora acaban peor que nadie, precisamente porque todos han intentado hacer *algo más.*

> Hay que evitar a toda costa prolongar los tratamientos cuando ya no son útiles para el paciente.

Desde luego, hay que buscar el mejor tratamiento posible para los enfermos incurables. Es lo que hacemos los oncólogos gran parte de nuestro tiempo. Intentar todo lo que sea razonable para controlar la enfermedad, mejorar los síntomas y alargar la vida. Pero hay una raya invisible que se cruza apenas sin sentirlo, a partir de la cual empezamos a ocasionar más daño que beneficio con nuestros tratamientos. Existe la expresión terrorífica de *encarnizamiento terapéutico* para definir esto. El punto exacto donde se localiza ese límite es distinto en cada enfermo, y desde luego que no viene en los libros ni en las revistas especializadas. Tampoco se aprende a reconocerlo en los congresos médicos. Son menester la experiencia, el sentido común y mucha comunicación con el enfermo y con quienes le quieren. Aquí cada caso es distinto y no valen recetas. Un quinto tratamiento de quimioterapia puede ser lo más razonable del mundo en un paciente, y una insensatez en otro.

Se comprende muy bien la aprensión de pensar que no se ha hecho todo lo posible para ayudar a un familiar gravemente enfermo. ¡Qué cierto es eso de que el familiar se queda cuando el enfermo se marcha! A veces, no sabe uno decir qué es peor. Muchos familiares de enfermos terminales se encuentran atrapados entre la espada y la pared cuando el médico les plantea que es mejor no dar ya más quimioterapia. Por un lado, temen sentirse luego culpables por haberse dado por vencidos antes de tiempo; por otro, se horrorizan ante la posibilidad de alargar inútilmente el sufrimiento de su ser querido (→ 98, 99). En esta tesitura, yo recomiendo pedir un informe completo, copias de los últimos análisis y radiografías y solicitar una segunda opinión a otro especialista. La mayoría de las veces, confirmará la opinión del primer médico y ayudará a la familia a darse cuenta de que llega un momento en que lo más útil es hacer menos.

35. ¿Podría explicarme qué es la radioterapia y cómo se aplica? Me han operado de un tumor en la pierna. Todo ha ido bien, pero me quieren dar radioterapia para evitar que el cáncer recaiga. No me preocupa el tratamiento, pero me gusta comprender todos los aspectos de mi enfermedad y eso de las radiaciones es un poco misterioso.

La radioterapia consiste en el uso médico de las radiaciones y se emplea sobre todo para el cáncer. Algunos tumores malignos, como los de la laringe, la próstata (→ 91) o la vejiga urinaria se pueden eliminar sólo con radioterapia, sin necesidad de cirugía. En este caso se habla de *radioterapia curativa o radical.* Otras veces, un tumor es demasiado grande como para extirparlo y se le aplica radioterapia para operarlo mejor después. A ésta se la llama *radioterapia neoadyuvante o preoperatoria*; se emplea mucho para tratar los cánceres de recto, por ejemplo (→ 87). La *radioterapia adyuvante* se administra tras la extirpación del tumor, en el lugar que éste ocupaba, para impedir que vuelva a crecer. La radioterapia adyuvante se aplica tras la cirugía de muchos cánceres como los de mama (→ 82), músculos, huesos, cerebro (→ 95) o útero. Por último, la radioterapia también es útil para aliviar los síntomas de un cáncer incurable. Es la *radioterapia paliativa* y se recurre a ella, por poner un par de casos, para mejorar el dolor de las metástasis en los huesos (→ 68) o para frenar el crecimiento de las cerebrales.

El médico especialista que se encarga del tratamiento con radiaciones es el oncólogo radioterapeuta, distinto del oncólogo médico, que es quien usa la quimioterapia y otros tratamientos con medicinas. La radioterapia se puede aplicar desde fuera o desde dentro del organismo. Para la *radioterapia externa* se requieren unos aparatos llamados aceleradores de electrones. También están las bombas de cobalto, más anticuadas pero perfectamente válidas para algunos tratamientos. Tanto los aceleradores como las bombas son grandes equipos que necesitan edificios propios dentro de los hospitales. La *radioterapia interna,* también llamada *intersticial, braquiterapia* o *curieterapia* (en honor a Marie Curie, la investigadora francesa pionera en el uso médico de la radioactividad), se aplica mediante agujas o elementos de material radiactivo que se ponen en contacto directo con el tumor. Por ejemplo, los cánceres de piel se pueden tratar con agujas insertadas en su interior, los de próstata con minúsculas bolitas radiactivas (llamadas *semillas*) (→ 91) que se introducen en la glándula, o los de útero con unas piezas metálicas implantadas en la vagina. Esos tratamientos duran algunas horas o pocos días, durante los que el paciente ha de permanecer ingresado en una unidad especial.

Aún hay otras modalidades de radioterapia menos frecuentes. Por ejemplo, en la *irradiación corporal total* la radioterapia no se aplica en una zona concreta, sino sobre todo el organismo. Es útil en la preparación de los trasplantes de médula ósea con los que se tratan leucemias y linfomas. La *radioterapia intraoperatoria* se administra en quirófano, directamente sobre el tumor, mientras la cavidad torácica o la abdominal permanecen abiertas. La *radiocirugía* es un término confuso, porque no es en absoluto una clase de cirugía, sino una variedad de radioterapia. Consiste en aplicar una gran cantidad de energía en un punto muy concreto, con una precisión de unas décimas de milímetro. Se usa sobre todo para el tratamiento curativo de ciertos tumores y metástasis en el cerebro. El *gamma knife* («bisturí gamma», en castellano) es una modalidad de radiocirugía.

Las radiaciones son haces de energía que actúan sobre los tejidos. Su principal efecto consiste en dañar el material genético de las células. Si el daño genético sobrepasa un cierto punto, la célula muere. Esto sucede tanto con las células sanas como con las enfermas, pero los oncólogos radioterapeutas se valen de una serie de técnicas para que el efecto de la radioterapia sobre el tumor sea máximo, pero mínimo sobre los tejidos normales de alrededor (→ 36). La primera es el cálculo exacto de la dosis. Sucede que las células malignas son más sensibles a la radioterapia que las sanas. El especialista calcula una dosis que sea tolerable para los tejidos sanos, pero letal para los cancerosos. Otro aspecto importante es el llamado *fraccionamiento*. La dosis total de radioterapia no se aplica de una sola vez salvo en raras excepciones. Normalmente se reparte en varias dosis, de modo que los tejidos tienen la oportunidad de recuperarse entre una y otra fracción. Lo más común es que se aplique una dosis de radioterapia cada día de lunes a viernes, durante un periodo de varias semanas. Por otro lado, el oncólogo de radioterapia no proyecta un solo rayo de radiación sobre el cáncer. Lo que hace es usar varios haces de energía que se cruzan precisamente sobre el tumor. De este modo, cada chorro de radiación lleva poca energía y daña escasamente a los tejidos sanos; en cambio, la radiactividad de todos los haces se suma en el punto de confluencia y ejerce todo su efecto en el foco de la enfermedad. Por último, se emplean pantallas de un material especial que absorbe las radiaciones, moldeadas a medida de la anatomía de cada paciente, para impedir que la radiación incida sobre tejidos especialmente sensibles, como la médula espinal, la retina o la glándula tiroides.

Todos estos aspectos son complicados de planificar. Antes de empezar la radioterapia propiamente dicha, el oncólogo ordena una serie de escáneres especiales y una sesión con el aparato de radioterapia apagado. A esto se le llama *simulación*, y sólo se omite en las escasas situaciones en las que la radiación es una urgencia médica. En todos los equipos de oncología radioterápica participan unos profesionales con los que el paciente jamás tiene contacto. No son médicos, sino físicos. Se los conoce como *radiofísicos*. Junto con el oncólogo radioterápico, analizan todos los datos de la simulación y establecen un plan de tratamiento que es distinto para cada enfermo. En él se especifica qué aparato se usará, con qué energía de radiación, a través de cuántos haces de energía y con qué ángulos precisos cada uno, cuántas sesiones, durante cuánto tiempo y usando qué escudos para proteger qué órganos. Todos esos datos se introducen en un ordenador que controla el aparato de radioterapia.

Cuadro 8

DEL GAS MOSTAZA A LOS RAYOS X

En 1945, en plena Segunda Guerra Mundial, varios militares estadounidenses fueron expuestos accidentalmente a la acción de una sus-

---

⟶

tancia tóxica llamada gas mostaza, que ya se había utilizado con fines bélicos en el primer conflicto mundial. Sus niveles de glóbulos blancos tras la exposición eran sorprendentemente bajos, lo que llevó a los científicos a pensar en la capacidad de este producto para matar células.

Había nacido el primer compuesto citotóxico (venenoso para ciertos tipos de células), antecedente inmediato de la quimioterapia tal y como la conocemos hoy en día.

Los primeros ensayos con gas mostaza se llevaron a cabo con linfomas, un tipo de cáncer relacionado precisamente con los glóbulos blancos. Corría la década de los cuarenta y el gas mostaza se administró por primera vez por vía intravenosa en lugar de por inhalación, como ocurrió durante la guerra.

De esta manera, un instrumento bélico se convirtió en el modelo de toda una serie de agentes quimioterápicos capaces de acabar con las células que proliferan anómalamente. Pronto vendría el descubrimiento del metotrexato (frecuentemente empleado hoy en día), y su primera curación de un raro tipo de cáncer con metástasis (coriocarcinoma) en 1956. Había nacido la quimioterapia.

En cuanto a la radioterapia, fue un físico alemán, Wilhelm Conrad Roentgen, el primero en describir en 1896 la existencia de «un nuevo tipo de rayo». Lo bautizó con la letra X correspondiente al símbolo que representa en álgebra una cantidad desconocida.

Pronto comenzaron a desarrollarse máquinas para utilizar estos rayos X, primero para el diagnóstico y, apenas tres años más tarde, para el tratamiento del cáncer. Fue en Francia donde descubrieron que pequeñas dosis diarias de estas radiaciones mejoraban el pronóstico de los pacientes oncológicos.

Cuentan los libros de historia que los primeros radiólogos empleaban su propia piel para calcular la dosis óptima de radiación que debían aplicar al paciente. Consideraban que una vez habían logrado provocar una reacción rosada, similar a una quemadura solar, en la zona radiada, la máquina estaba lista para aplicar al paciente su dosis diaria de rayos X. No tardó mucho en descubrirse que la radioterapia también era capaz de ocasionar tumores y muchos de estos especialistas desarrollaron leucemias a consecuencia de estas prácticas primitivas.

Los avances en esta tecnología han permitido superar aquellos primeros escollos y las máquinas de radioterapia tienen hoy en día una acción mucho más localizada y precisa, actuando únicamente sobre las lesiones malignas y limitando al mínimo los daños en el resto de tejidos sanos circundantes.

36. ¿Cuáles son los efectos adversos de la radioterapia? Después de mi operación y de seis largos meses de quimioterapia, tengo que empezar con «la radio». Hasta ahora lo he llevado todo con entereza, pero eso de que me den radiación en el cuerpo me aterra.

Es verdad que la radioterapia asusta a muchas personas. Yo creo que es porque la idea de la radiactividad está mezclada con imágenes de centrales nucleares, bombas atómicas y cosas por el estilo. ¿Quién no ha visto una película o un documental acerca de víctimas de la radiactividad?

La realidad está muy lejos de estas fantasías. La radioterapia no es más que otro entre muchos tratamientos médicos. Quienes la reciben suelen tolerarla muy bien, sin efectos adversos o con pequeñas consecuencias que se resuelven pronto y apenas interfieren en la vida normal. La radioterapia se lleva mejor que la quimioterapia en la mayor parte de las ocasiones.

Para empezar, es un tratamiento local. Se aplica sólo en una parte del cuerpo, mientras que el resto del organismo queda a resguardo de las radiaciones y es por eso que los efectos adversos de este tratamiento son casi siempre locales. No afectan nada más que al lugar donde se aplican.

Los efectos contraproducentes más comunes de la radioterapia son agudos, es decir, que aparecen durante el mismo tratamiento o poco después, y no tardan en desaparecer. Por ejemplo, la radioterapia aplicada en la cabeza produce caída del cabello. Esta alopecia puede ser recuperable o para siempre, dependiendo de las dosis que se aplique. La radioterapia administrada sobre la boca puede irritarla y hacer que salgan llagas que llamamos *aftas* (→ 71). Si son severas, puede que sea necesario recurrir a una alimentación en forma líquida o de puré mientras se curan (→ 53, cuadro 13). La boca con úlceras se debe desinfectar con enjuagues apropiados porque tienden a infectarse con hongos. El oncólogo o la enfermera aconsejarán tratamientos para que las aftas se curen rápido y molesten poco. La radiación en el cuello o en el pecho puede dar lugar a una inflamación transitoria de los órganos que pasan por allí, que son el esófago, la tráquea y los bronquios. La inflamación del esófago o esofagitis se percibe como dolor al tragar (disfagia), mientras que el síntoma principal de las traqueitis y bronquitis es la tos, que suele ser seca e irritativa. Naturalmente, no es necesario que estas molestias aparezcan en todos los pacientes tratados con radioterapia; al contrario, son una minoría los que las padecen; además, tienen tratamiento y son reversibles en poco tiempo.

Las radiaciones aplicadas sobre el abdomen propician síntomas digestivos. Si lo que se irradia es la parte alta del abdomen, pueden aparecer dolor de estómago, náuseas y algún vómito aislado. La radioterapia de la mitad inferior de la tripa y de la pelvis ocasiona diarrea en algunos enfermos (→ cuadro 18). Si los ovarios o los testículos entran dentro del campo de radiación y no es posible cubrirlos con pantallas protectoras (lo que es muy raro), podría provocar infertilidad. Dependiendo de la dosis, la fertilidad se podría recuperar, pero esto no siempre sucede. Quizá el órgano que más frecuentemente sufre con la radioterapia es la piel. En la zona a la que apunta el aparato, la piel se enrojece. En los casos más severos, escuece y se descama en láminas, exactamente del mismo modo que nos sucede en los hombros y en la espalda cuando hemos tomado el sol más de lo aconsejable.

Son mucho más raros los efectos a medio y largo plazo, y más aún los permanentes. Aunque ya hemos dicho que las consecuencias de la radioterapia son locales, algunas personas se quejan de cansancio general, que mejora poco a poco y desaparece en uno o dos meses (cuadro 17). Cuando la radioterapia se administra sobre zonas amplias de la columna vertebral o de la pelvis, pueden disminuir transitoriamente las células de la sangre como los glóbulos blancos (*leucopenia* o *neutropenia*) (→ 64, 65), los rojos (*anemia*) (→ 66) o las plaquetas (*plaquetopenia* o *trombopenia*). Sucede de esta manera porque estas células se producen en la médula ósea (el tuétano) de los huesos. Insisto en que estos inconvenientes sólo afectan a una pequeña proporción de las personas tratadas con radioterapia.

Algunos efectos de la radiación son permanentes. Eso sucede, sobre todo, cuando la intención de la radioterapia es curativa y se usan dosis altas. Las consecuencias permanentes más comunes son la caída del pelo, la disminución de la producción de saliva y la infertilidad. Recuérdese que esto sólo atañe a la zona donde se administró la radiación. Por ejemplo, si es en el pecho, no habrá pérdida de pelo ni de saliva. Cuando la toxicidad aguda sobre la piel ha sido intensa, es decir, cuando se ha quemado mucho, esa zona de la piel puede quedar un poco más morena que la de alrededor y, en los peores casos, endurecida y poco elástica. A lo primero le llamamos *tatuaje*, y a lo segundo *fibrosis*.

El efecto tardío más temido de la radioterapia es el cáncer. Por paradójico que parezca, las radiaciones pueden curar los tumores, pero también favorecer su aparición. Por ejemplo, una mujer operada de cáncer de mama que ha recibido radioterapia podría desarrollar un cáncer pulmonar bajo la cicatriz, justo en la zona del pulmón que recibió la radiación. La aparición del cáncer que llamamos *radioinducido* suele retrasarse diez años al menos; y no es raro que se diagnostique a los veinte o veinticinco años del tratamiento. Esto sucedía, sobre todo, en las personas tratadas hace muchos años, cuando los equipos de radioterapia estaban poco perfeccionados y la dosis que llegaba a los tejidos sanos era alta (→ cuadro 8). Aun así, el porcentaje de personas curadas de cáncer con radioterapia que desarrollaron tumores malignos radioinducidos al cabo del tiempo siempre fue menor del 1 o 2 por ciento. Con los equipos modernos, el riesgo se ha reducido mucho. Cualquier persona que haya sido tratada con radioterapia y use el coche a diario tiene más probabilidades de morir a causa de un accidente de tráfico que por un cáncer radioinducido.

Dicho así, todo de carrerilla, parece que la radioterapia sea algo terrible, enormemente tóxico. Pero no es así. Esto no es más que la lista de todo lo que *podría* pasar. La realidad es que casi todas las personas que se tratan en un servicio de oncología radioterápica prosiguen sus vidas durante ese periodo con sólo una u otra pequeña molestia que se soluciona fácilmente.

37. ¿Es verdad que la quimioterapia te deja hecho polvo? ¿Qué efectos adversos tiene? El mes pasado escupí sangre y me temí lo peor, porque he sido muy fumador. En efecto, tengo un cáncer de pulmón. Al principio parecía que me iban a operar, pero han encontrado unos ganglios que lo impiden, al menos de momento. La semana que viene empiezo los goteros de quimioterapia. Habrá que hacer lo que sea necesario, digo yo, pero la fama del tratamiento es terrible.

Es cierto que la quimioterapia arrastra muy mala fama desde sus primeros pasos, allá en los años cuarenta del siglo pasado (→ cuadro 8). Esa leyenda negra es cierta sólo en parte. No se debe negar que se trata de medicamentos tóxicos. No tiene nada que ver tratarse con quimioterapia que tomar, por ejemplo, fármacos para la hipertensión o para la diabetes. Pero, por otro lado, este campo de la medicina ha avanzado mucho a lo largo de sus casi setenta años de historia. Los fármacos que usamos hoy día son mucho menos perjudiciales que los del pasado. Además, hace años la quimioterapia se ponía *a pelo*; pero ahora disponemos de medios muy eficaces para evitar y combatir gran parte de todos esos efectos adversos (→ 63, cuadro 16, 64, 65, 66).

La quimioterapia es una familia que engloba decenas de medicamentos muy diferentes. Lo que casi todos tienen en común es que resultan dañinos para las células que se dividen con rapidez, ya que ésta es la característica fundamental de las células cancerosas (→ 1). Ahora bien, también hay tejidos normales que están compuestos por células en constante división. Buena parte de la toxicidad por quimioterapia se debe a su efecto sobre esos tejidos.

La pérdida del pelo (o alopecia) suele ser la primera imagen que se le viene a las mientes a la gente cuando piensa en la quimioterapia. Es evidente que los cabellos crecen, lo que se debe a que la raíz del pelo contiene células en continua división. La detención del crecimiento en la raíz es el motivo de que la quimioterapia haga caer el cabello (→ 59, cuadro 15). En esto debemos admitir que hemos avanzado bien poco. Los pacientes de quimioterapia siguen sufriendo alopecia como antaño, sin que tengamos un modo práctico de impedirlo. La caída del cabello suele suceder entre dos y cuatro semanas después de la primera dosis de quimioterapia. Sucede rápidamente: parece que el pelo no se va a caer, pero cuando empieza se pierde todo en dos o tres días. Es un momento delicado para el estado de ánimo (→ 58). Conviene estar preparado, tomar la iniciativa y afeitarse la cabeza en cuanto uno toma un mechón entre los dedos y se desprende fácilmente. La alopecia producida por quimioterapia es reversible y el pelo volverá a crecer. Uno o dos meses después de la última administración, la cabeza ya estará completamente cubierta de pelo ralo. Puede que al principio el pelo sea algo distinto, más rizado o más canoso, por ejemplo. Pero tarde o temprano volverá a ser como antes. En cuanto a la alopecia, los distintos quimioterápicos varían muchísimo. Los hay que harán caer el pelo de todo el cuerpo, incluyendo cejas, pestañas y genitales. Otros, los más, sólo afectan al pelo de la cabeza, y también hay un buen número de quimioterapias que no hacen caer el pelo en absoluto.

Después de la caída del pelo, las náuseas y los vómitos son el efecto indeseable más característico de la *quimio* (→ 63, cuadro 16). Pero en esto sí que hemos mejorado mucho. La imagen del enfermo de cáncer, sujeto a sus goteros y vomitando durante varios días es cosa del pasado, aunque a alguna persona concreta le pueda seguir sucediendo algo así de uvas a peras. Para empezar, sucede como con la alopecia; algunos quimioterápicos sí que pueden hacer vomitar mucho (¡pero sólo si no se pone remedio!), otros en ocasiones, y no pocos carecen por completo de ese problema. Los vómitos de la quimioterapia se pueden deber al efecto sobre la mucosa del estómago, que también está compuesta por células que se dividen. Sin embargo, la causa principal es la estimulación directa de un par de zonas del cerebro que sirven, precisamente, para coordinar el vómito. Quizá sorprenda que el cerebro cuente con circuitos para vomitar, pero no olvidemos que se trata de un mecanismo normal que tenemos todos los mamíferos para protegernos de los envenenamientos accidentales. Desde los años ochenta, disponemos de una clase de medicamentos que actúan directamente sobre esos centros nerviosos del vómito. Han cambiado por completo el estado de las cosas y, gracias a ellos, una gran parte de las personas que se tratan con quimioterapia ya no vomitan en absoluto o sólo lo hacen a veces. Los hay tanto de administración intravenosa como oral. Los primeros se suelen administrar antes de la quimio, y las pastillas se toman en casa los días posteriores.

> La mayor parte de los pacientes toleran la quimioterapia con pocos efectos adversos.

Las células de la sangre son los glóbulos rojos (eritrocitos o hematíes), los glóbulos blancos (leucocitos) y las plaquetas. Los glóbulos rojos sirven para transportar oxígeno desde los pulmones hasta los tejidos. Los glóbulos blancos nos defienden de las infecciones y las plaquetas tienen que ver con la coagulación de la sangre y el control de las hemorragias. Todas esas células se desgastan y mueren en el empeño de sus funciones, de modo que es necesario reponerlas continuamente. Por ejemplo, un glóbulo rojo dura unos cuatro meses, y uno blanco no más de dos semanas. El tuétano, que es a lo que los médicos llamamos *médula ósea*, es el lugar donde se fabrican todas esas células. Es un tejido muy sensible a la quimioterapia, así que la sangre puede empobrecerse de cualquiera de sus células a causa del tratamiento (→ 64, 65, 66). Las personas que hayan recibido *quimio* sabrán de sobra que hay que hacer un análisis antes de cada administración. Lo que el oncólogo pretende es asegurarse de que las células de la sangre están en su sitio. Si alguna está demasiado baja, esperará una o dos semanas a que se recupere, o prescribirá un tratamiento inyectable por vía subcutánea. Éste es otro ámbito en el que la quimioterapia ha cambiado como de la noche al día. Contamos con fármacos capaces de recuperar rápidamente las células de la sangre, o de impedir que disminuyan demasiado.

La mucosa húmeda que recubre el tubo digestivo también ha de renovarse sin cesar y ha de disponer de células capaces de dividirse. Eso la hace vulnerable a la quimioterapia. Los efectos adversos más comunes en el tubo digestivo son las llagas en la boca (o *aftas*), y las diarreas (→ 71). Estos efectos adversos son poco comunes y la mayoría de los pacientes no los llega a padecer jamás. Hay buenos medicamentos para cortar rápido la diarrea, y las llagas en la boca (un problema que llamamos *mucositis*) se solventan bajando un poco la dosis o espaciando sus administraciones, aunque en ocasiones pueden llegar a ser molestas mientras se cierran. Algunas veces, se irritan otras mucosas distintas de la digestiva y los pacientes padecen algo de conjuntivitis y sienten como si le hubiese entrado un poco de tierra en los ojos. A otros les pueden escocer los genitales o inflamárseles las hemorroides. Todo ello es poco común, generalmente leve y sencillo de mejorar.

Los nervios más finos son también sensibles a la quimioterapia y su afectación se llama *neuropatía*. La forma más común de percibirlo es como acorchamiento en las yemas de los dedos o en las plantas de los pies (→ 67). También se puede sentir cierto ardor o calambres, que tienden a empeorar con el frío. Otras formas menos comunes de neuropatía son algo de pérdida de audición de los tonos agudos o bien estreñimiento (→ cuadro 18), por afectación de los nervios intestinales. El tejido nervioso se regenera más lentamente que cualquier otro. Por eso, la neuropatía es la toxicidad de la quimioterapia que más tiempo tarda en recuperarse. El acorchamiento en los dedos puede durar meses tras finalizar el tratamiento, pero son pocos los quimioterápicos que lo producen.

La lista de efectos adversos de la quimioterapia es mucho más larga. Puede dañar, por ejemplo, el funcionamiento de los riñones o del corazón, o bien provocar reacciones alérgicas. Todo es extraordinariamente infrecuente, previsible (menos las alergias) y reversible. Cualquier persona que recibe quimioterapia visita al oncólogo frecuentemente, se hace análisis periódicos, de modo que los problemas se ven venir y es posible solucionarlos con medidas simples. Siempre habrá casos extraordinarios que sufran complicaciones muy graves por la quimioterapia, pero eso también se puede decir de los antibióticos, la anestesia o la aspirina. Si una persona está gravemente enferma por un cáncer muy avanzado, probablemente tolere peor la quimioterapia debido a lo agotado de su organismo. Sin embargo, el paciente medio de hoy día sobrelleva el tratamiento sin apenas repercusiones sobre su vida cotidiana. Es posible que tenga unas pocas náuseas los dos o tres días siguientes, que le cambie algo el sentido del gusto y el olfato, o que se sienta un poco más cansado (→ cuadro 17). Quizá, a lo largo de seis o siete meses de tratamiento, tenga alguna diarrea o haya de retrasar el ciclo una semana porque los análisis no estaban en su punto. Todo lo que vaya más allá de este cuadro general, se sale de lo ordinario.

38. ¿Cuánto tiempo tardan en desaparecer los efectos adversos de la quimioterapia? A mi marido le quitaron un cáncer digestivo hace un par de años. Gracias a Dios se lo pillaron a tiempo y se ha podido curar. Lo que me preocupa es que hace más de un año que terminó la quimioterapia y todavía no se recupera. No ha vuelto a ser el mismo. Se cansa mucho, le falta su buen apetito, no ha recuperado el peso de antes, dice que no nota los sabores y siempre se queja de que tiene la boca seca.

La mayor parte de los efectos adversos de la quimioterapia son agudos, es decir que aparecen rápido y desaparecen también pronto. Los más característicos son la falta de apetito (→ 53, cuadro 13), los cambios en los olores y los sabores de los alimentos, las llagas en la boca, las diarreas (→ 71), las náuseas y los vómitos (→ 63, cuadro 16). Lo habitual es que aparezcan casi inmediatamente después del tratamiento (→ 37). Normalmente ya están recuperados cuando el paciente acude a la consulta del oncólogo para una nueva administración, dos o tres semanas después. Nada de esto debería persistir, como mucho, más allá de un mes después de terminar el tratamiento.

Otras consecuencias indeseables de la *quimio* son más duraderas. La más conocida es la alopecia o pérdida del cabello (→ 59, cuadro 15). Hay otras, como la anemia (→ 66), la bajada de defensas (→ 64, 65), y ese acorchamiento característico en los dedos de las manos o en las plantas de los pies que llamamos *neuropatía* (→ 67). Esos efectos adversos dependen de cada quimioterapia en concreto; por ejemplo, un medicamento contra el cáncer podría dar bastante neuropatía pero nada de anemia, y otro, justo al contrario. Todos estos problemas suelen persistir una vez que han aparecido. Es más, tienden a empeorar un poco con cada nuevo ciclo. A veces, es necesario algún tratamiento específico, como ciertas inyecciones para mejorar la anemia y las defensas. El cansancio es uno de esos síntomas, más o menos duraderos, que se asocian a la quimioterapia. Muchas veces se debe a la anemia, o bien a una ligera inflamación del hígado a causa de los medicamentos. Pero otras veces no es así; los análisis son impecables, pero el paciente está cansado. En realidad, el cansancio es un efecto adverso propio de muchas medicinas contra el cáncer (→ 17). Sin embargo, también estos inconvenientes son recuperables, aunque podrían durar un poco más. La anemia, las defensas y el cansancio deberían haber desaparecido a los tres meses de suspender el tratamiento. La neuropatía dura más debido a la parsimonia con la que se regeneran los nervios. En muchas ocasiones, el acorchamiento tarda más de seis meses en desaparecer.

Por último, la quimioterapia puede dejar secuelas para toda la vida en muy pocos casos. Algunos quimioterápicos, como el cisplatino, pueden dañar el oído, de manera que se pierde la capacidad para escuchar los sonidos agudos. Eso se nota, sobre todo, en la dificultad para seguir una conversación en ambientes ruidosos, como una cafetería llena de gente. La pérdida de agudos se recupera, aunque hay ocasiones en las que sólo en parte. Otras familias de medicamentos, como las antraciclinas o los taxanos, pueden perjudicar al corazón. Los oncólogos las manejamos con tiento. No las empleamos en enfermos cardiacos, jamás superamos las dosis aconsejables y vigilamos la función del corazón periódicamente mediante pruebas como la ecografía. No obstante, sigue siendo posible que en algún caso excepcional quede una debilidad del latido de por vida. El cisplatino también podría dañar el riñón de forma permanente. Por eso es otro medicamento que usamos con precaución. Lo evitamos en enfermos renales, lo diluimos en montones de líquido y nunca lo administramos sin ver antes un análisis que nos asegure que el riñón depura bien.

En resumen, la quimioterapia produce efectos adversos en casi todo el mundo mientras reciben el tratamiento y durante algunas semanas después. Algunas pocas personas podrían experimentar algún inconveniente durante meses. Por último, rarísimos casos sufren secuelas permanentes, y siempre tratándose de algún problema concreto, que no deja lugar a dudas del medicamento que lo ha producido.

Pero ésa es la teoría; y los médicos sabemos mucho del enorme trecho que separa la teoría de la práctica. Todos los oncólogos nos encontramos con personas como las de la pregunta, que nos aseguran que *ya no son las mismas*, aunque hayan pasado uno o dos años desde el tratamiento. Desde luego, lo primero que hacemos es asegurarnos de que la enfermedad no ha vuelto. Con unos análisis y un par de pruebas sencillas comprobamos que no hay anemia, que las defensas son correctas, que sus riñones no han sufrido, que la función del hígado es normal y que no hay nada malo con el latido del corazón. «Está usted como una rosa, señor», dirá el oncólogo. «Pues yo no puedo con mi alma», replicará el buen paciente. El cansancio es la más frecuente de esas quejas misteriosas que duran tanto tiempo (→ **cuadro** 17). Luego, viene una retahíla de pequeñas molestias más o menos propias de cada individuo: la pérdida de apetito, las dificultades con el sueño, la disminución del deseo sexual (→ 56, cuadro 14), los mareos, la vista borrosa, los pitidos en los oídos, el estreñimiento o la diarrea, la sequedad en la boca o en los ojos, el cabello débil… y cualquier pequeño síntoma que queramos añadir a la lista.

La verdad es que no sabemos a qué atribuirlo. Puede que sea cierto que la quimioterapia deje algún pequeño cambio permanente en el metabolismo que no sabemos detectar, o que se trate de efectos del paso del cáncer por el organismo. También es cierto que quien ha padecido una enfermedad grave y un tratamiento largo se vuelve más aprensivo y presta más atención a todos sus síntomas (→ cuadro 7). Muchos pacientes afirman que encuentran alivio con medidas complementarias como complejos vitamínicos, infusiones de herboristería, jalea real o preparados de *ginseng*. Merece la pena probarlo (→ 49, cuadro 12). En todo caso, lo que es seguro es que no se trata de nada peligroso ni preocupante y que casi siempre, un buen día, el propio paciente se da cuenta de que hace tiempo que ya no siente esas molestias.

---

39. Mi abuela tiene cáncer de útero. Al principio, los médicos pensaban que la cosa estaba limitada, pero han encontrado metástasis en varios lugares de su cuerpo. Nos han dicho que ya no la van a operar y la mandan al oncólogo, a ver si le dan algún tratamiento. A mí me da miedo que le estropeen la poca vida que le queda y **pienso que si tiene metástasis, ya no merece la pena el tratamiento.** ¿Me podrían orientar?

Esta conclusión puede ser sensata en muchos casos, pero no es acertada como reflexión general. La quimioterapia sigue arrastrando las pesadas cadenas de la mala fama ganada durante los primeros años de su existencia. Hoy día, muchos enfermos de cáncer, incurables por tener metástasis (→ 26), pueden vivir más tiempo y con menos síntomas si se tratan con quimioterapia. Disponemos de *quimios* de todas clases, desde las más agresivas, que reservamos para cuando nos jugamos la curación de un paciente, hasta otras más suaves, apropiadas para tratamientos paliativos o para pacientes ancianos (→ 37, 40).

En cualquier caso, la visita con el oncólogo siempre es buena. Durante ella se puede discutir una serie de preguntas clave sobre cuyas respuestas descansa la difícil decisión de tratar o no tratar a un enfermo incurable. Esas preguntas se deben abordar con sinceridad, serenidad, y algo de tiempo por delante. A veces, estas condiciones no se cumplen. Es posible que la familia quiera ocultar completamente el diagnóstico al enfermo (→ 29). Éste, en ocasiones, acude a la consulta amargado e iracundo por el diagnóstico que acaba de conocer; culpa de ello al sistema sanitario que no le ha sabido diagnosticar a tiempo y se encara con el médico no como un aliado, sino como un oponente. No pocas veces, el especialista no es capaz de conceder a esta clase de entrevistas iniciales el tiempo y la paciencia que requieren o se toma cualquier discrepancia como un desafío a su autoridad profesional. Cualquiera de estos errores acaba siempre por perjudicar al paciente. ¿Cuáles son las cuestiones que importan para acertar en tratar o no tratar a un enfermo con cáncer incurable? (→ 33)

La primera es la siguiente: *¿puede el tratamiento con quimioterapia prolongar la vida, y cuánto?* Cualquier oncólogo competente debería ser capaz de contestar a esa pregunta de manera clara y concisa en base a los resultados de ensayos clínicos y estadísticas. No se trata, desde luego, de decir si ese paciente concreto vivirá más gracias al tratamiento, pues tal cosa es imposible. Se trata, sencillamente, de saber si la evidencia científica dice o no que, *en general*, esa clase de pacientes viven más tiempo al ser tratados y, aproximadamente, cuánto. Por ejemplo, los tratamientos contra el cáncer de mama metastásico son muchos y muy eficaces. La ganancia de años para una mujer que decide tratarse puede ser enorme (→ 85). Una mujer con metástasis de cáncer de mama que elija no tratarse podría fallecer en menos de un año, mientras que si se trata, es posible que viva más de diez años. Los tratamientos para cánceres como los de colon (→ 88), pulmón (→ 93, 94) o páncreas (→ 96) también alargan la vida, pero menos. Así, un paciente con metástasis en el hígado de un cáncer de colon podría vivir tres o cuatro años más gracias a las distintas quimioterapias, otro con cáncer de pulmón podría esperar ver alargada su vida en un par de años, mientras que el aumento de supervivencia que el tratamiento ofrece a un enfermo de cáncer de páncreas suele ser inferior al año. En cambio, si hablamos de un melanoma o de un glioblastoma de cerebro (→ 95), lo cierto es que los ensayos clínicos no han demostrado que los enfermos tratados con quimioterapia vivan más tiempo que los no tratados. Insisto en que estos datos no son más que generalizaciones. No hay nada que impida que el tratamiento aumente la duración de la vida de un paciente de melanoma en tres años, y ni un pelo a una señora con cáncer de mama. Pero esto son circunstancias individuales que ningún médico puede adivinar. Las generalizaciones son muy importantes porque constituyen el único argumento sólido al que el enfermo, la familia y el médico se pueden aferrar para tomar decisiones sensatas.

La segunda pregunta de oro es: *¿va la quimioterapia a mejorar mi calidad de vida?* En realidad, si se trata de esos cánceres en los que el tiempo de vida no aumenta mucho a causa de la quimioterapia, yo colocaría esta cuestión en primer lugar. La respuesta depende más del tipo de metástasis y de síntomas que de la clase de cáncer en sí. Imaginemos a dos pacientes casi iguales. Digamos que los dos tienen un cáncer de vejiga urinario y 70 años de edad. A ambos les ha informado su oncólogo de que, en general, el tiempo de vida no varía enormemente entre los enfermos tratados con quimioterapia y los no tratados. Ahora bien, el primero tiene metástasis en los huesos y padece dolor leve o moderado, mientras que el segundo tiene la enfermedad extendida a los pulmones y sufre asfixia continua. La diferencia es enorme. El primero puede optar por la quimioterapia, pero también por los analgésicos. Al fin y al cabo, si no se trata de vivir más, sino mejor, disponemos de muchos medicamentos más sencillos que la quimio para paliar el dolor (→ 60, 61, 68). En cambio, casi no tenemos fármacos para mejorar la asfixia. En el caso del segundo paciente, o enfriamos la actividad de las metástasis pulmonares con quimioterapia, o no vamos a poder devolverle una mínima calidad de vida que merezca ese nombre. Está claro que la opción de recibir tratamiento quimioterápico sería más razonable en el segundo paciente de nuestro ejemplo que en el primero.

Y, *¿cómo soportaré yo el tratamiento?* Ésta es la tercera pregunta importante. Al fin y al cabo, el tratamiento con quimioterapia de los enfermos con cáncer incurable se resume en un ejercicio de equilibrio: la tarea del médico es la de quitar más sufrimiento del cáncer que efectos adversos añade con su tratamiento (→ 37). Muchas veces no es fácil, les doy mi palabra de honor. El modo más simple mediante el que los oncólogos evaluamos la situación de salud general de los enfermos es mediante una escala de cuatro categorías que llamamos *PS*. Un PS de 0 es el de un paciente que no tiene síntomas en absoluto. PS de 1 significa que existen síntomas menores, pero que no impiden llevar una vida casi normal. Con el PS de 2 los síntomas ya son importantes y requieren reposo en la cama o en el sillón, pero menos de la mitad del día. Si los síntomas son tan importantes que el paciente se pasa más de la mitad del tiempo en la cama o limitado al sillón, tendremos un PS de 3. Por último, una persona tan enferma que está encamada todo el tiempo tiene un PS de 4. Si no somos prudentes, nuestros tratamientos ocasionarán más daño que beneficio a la mayoría de los pacientes incurables con PS de 3 o de 4. Sólo es buena idea aplicarlos cuando la persona es joven, tiene un cáncer de los que responden muy bien a la quimioterapia, o disponemos de alternativas eficaces pero poco tóxicas. En el resto de los casos, quizá sea mejor idea conformarse con calmar los síntomas en la medida de lo posible (→ 98). A la hora de tomar la decisión de si el paciente está en condiciones de aguantar el tratamiento, también hay que prever la toxicidad de éste. Por ejemplo, muchos casos de cáncer de mama se pueden controlar con comprimidos de hormonas, sin recurrir a la *quimio*. Aunque una paciente con PS de 3 no se considerara apropiada para una quimioterapia intravenosa convencional, sí podría ser adecuado tratarla con hormonas.

¿Qué queremos conseguir, y cuándo y cómo vamos a saber si lo hemos logrado? Esta pregunta es de importancia capital. Con demasiada frecuencia, nos encontramos con pacientes que reciben ciclo tras ciclo de quimioterapia, sin que nadie sepa responder exactamente qué se consigue ni cuando parar. Eso se evita acordando el objetivo del tratamiento antes de comenzarlo. Por ejemplo, si un paciente con cáncer de próstata y metástasis en los huesos apenas tiene dolor, un objetivo razonable sería: «Lo que queremos conseguir es que la enfermedad, por lo menos, se frene. Esto lo vamos a saber mediante un análisis de la PSA y una gammagrafía de los huesos que realizaremos un par de meses después de iniciar el tratamiento». En cambio, si planteamos el caso de una mujer con cáncer de mama y metástasis en los pulmones que le ocasionan una continua y angustiosa sensación de asfixia, simplemente estabilizar la enfermedad no sería una meta que ayudara a la paciente. En un caso así, el oncólogo podría plantear la intención del tratamiento en los siguientes términos: «Lo que pretendemos con la quimio es que las metástasis de los pulmones se reduzcan al punto de que usted pueda realizar una vida normal dentro de casa sin sensación de ahogo. Lo percibirá usted misma y lo miraremos también con un escáner dentro de tres meses». En la mayoría de los casos, dos o tres meses es un periodo más que razonable para aquilatar la eficacia del tratamiento (→ 43). Lo que no se consiga en ese periodo es difícil que ya se alcance, por más y más quimioterapia de la misma clase que se administre. Sólo si el propósito del tratamiento se ha expresado de antemano de manera razonable y clara, se podrán evitar tratamientos innecesariamente prolongados.

Por último, pero no lo menos importante, *¿qué quiere el propio paciente?* Hay enfermos incurables conocedores al detalle de su pronóstico que expresan claramente sus preferencias (→ 29). Otros, en cambio, sólo saben a medias lo que está pasando, unas veces porque la familia se lo oculta, otras porque es el propio paciente el que se pone una venda sobre los ojos (→ 30). Aun así, casi todos ellos se las apañan para expresar lo que desean, si es que el médico y los familiares le dejan expresarse y se interesan en comprenderlo. Hay personas que anhelan cualquier tratamiento y a toda costa, por tóxico que sea y aunque sólo ofrezcan un delgado rayo de esperanza. En cambio, otros prefieren mantenerse más alejados de los médicos, el hospital y los tratamientos. Les asusta alargar el sufrimiento innecesariamente y se muestran más conformes con que las cosas vayan sucediendo a su ritmo natural. Es una obligación del médico y de la familia saber interpretar el modo de ver las cosas del paciente y ajustarse a él, dentro de los límites de lo razonable.

Ésta resulta una de las dos o tres preguntas más difíciles de contestar en este libro. ¿Tratar o no tratar con quimioterapia a un enfermo que no tiene cura? Cualquier respuesta tajante será errónea. Hay que saber analizar y armonizar todos estos factores de los que he hablado. Es un laberinto difícil de atravesar, y las mejores brújulas no son aquí los conocimientos puros y duros de medicina, sino el sentido común y saber ponerse en la piel del enfermo.

Cuadro 9
TUMORES HISTÓRICOS

Desde Jacqueline Kennedy a Richard Nixon, de Sigmud Freud a Bob Marley, Cantinflas o John Wayne. La lista de personajes famosos que han padecido algún tipo de cáncer a lo largo de la historia es larga. Y es que los tumores no han respetado ni a reyes ni a príncipes, ni a grandes estrellas del cine, ni a escritores famosos. Algunos de ellos suman a la tragedia de su diagnóstico anécdotas y peripecias que no siempre recogen los libros de historia.

⟶

Es el caso de la hija mayor de Enrique VIII, María Tudor. La soberana inglesa llegó a creer que estaba embarazada cuando, en realidad, el abultamiento de su vientre se debía a un enorme tumor en el ovario (algunas fuentes lo ubican en el estómago). Dicen que la reina había encargado ya que comenzasen a tejer ropas para su heredero cuando conoció su diagnóstico.

Más controvertido es el caso de Napoleón Bonaparte. Mientras hay teorías que siguen defendiendo la idea del envenenamiento, análisis más recientes aseguran que el estratega francés estaba ya gravemente enfermo de cáncer cuando viajó exiliado a la isla de Santa Elena.

En la misma Francia, aunque muchos años más tarde, también habrían de morir a causa de un tumor dos grandes políticos como George Pompidou (por un tumor localizado en su médula ósea) y Françoise Mitterrand (de próstata en este caso).

En el terreno de la política, esta enfermedad ha dejado su huella a ambos lados del Atlántico. La argentina Eva Perón murió de un cáncer de cuello del útero cuando apenas había cumplido los 30 años y sin llegar a conocer nunca su propio mal, que inicialmente se confundió con un ataque de apendicitis. El secretismo que rodeó a su enfermedad llegó hasta el punto de que la paciente ni siquiera se enteró de quién era el cirujano que la operaba, que entró en el quirófano cuando ella ya estaba sedada, y al que su marido, Juan Perón, había hecho venir desde el prestigioso Memorial Sloan Kettering Cancer Center de Nueva York (Estados Unidos).

Otra gran dama de la política, la estadounidense Jacqueline Kennedy, falleció en 1994 a consecuencia de un linfoma de Hodking.

Dicen que la investigadora Marie Curie, primera mujer en ser galardonada con el Premio Nobel, solía llevar en los bolsillos los isótopos radiactivos que utilizaba en sus investigaciones. Aunque hoy en día los riesgos que conlleva una elevada exposición a las radiaciones son bien conocidos, sus trabajos pioneros le costaron a la científica polaca un diagnóstico de leucemia, una enfermedad que también afectó a su hija Irene.

La lista de pacientes históricos se completa con nombres como los de los literatos Hans Christian Andersen (que murió a los 70 años a causa de un tumor en el hígado) o la creadora de Frankenstein, Mary Shelley, afectada por un tumor cerebral.

Entre la lista de grandes fumadores que acabaron sucumbiendo al cáncer de pulmón figuran Nat King Cole, el *beatle* George Harrison o el actor Yul Brynner. La afición al tabaco del padre del psicoanálisis, Sigmund Freud, fue también la causa del cáncer de mandíbula y paladar que le obligó a someterse a más de treinta operaciones en dieciséis años. A pesar de las sucesivas recaídas de su enfermedad, que finalmente acabó costándole la vida, el psicólogo austriaco nunca dejó de fumar.

El jamaicano Bob Marley murió en Miami a los 36 años a consecuencia de múltiples metástasis en pulmón, estómago y cerebro. Alegando razones religiosas, el cantante se había negado inicialmente a que le extirpasen un melanoma que tenía en el dedo gordo del pie y que le fue detectado a consecuencia de una lesión que se produjo jugando al fútbol. Cuando finalmente aceptó pasar por el quirófano, la enfermedad estaba ya demasiado extendida.

La francesa Edith Piaf y, más recientemente, la cubana Celia Cruz, son algunas de las grandes damas de la canción afectadas por esta enfermedad, considerada hasta hace pocos años todo un tabú social.

De la gran pantalla destaca el actor John Wayne (que incluso da nombre a un instituto oncológico en EEUU) o el cómico mexicano Mario Moreno *Cantinflas*, la actriz Bette Davis o el duro Humphrey Bogart, que murió en 1957 víctima de un tumor en el esófago.

40. Mi abuelo, de 80 años, tiene cáncer de próstata con metástasis en los huesos. Está claro que se va a morir de eso y yo creo que es mejor dejarlo tranquilo, pero mi hermano insiste y no paramos de discutir al respecto **¿No le parece que es una barbaridad darle quimioterapia siendo tan mayor?** ¿Acaso no es cierto que el cáncer avanza más despacio en los viejos?

Circulan por ahí un buen puñado de ideas falsas respecto al cáncer en los ancianos. La primera es que los tumores malignos progresan más despacio en ellos. Se supone que como el cáncer ha nacido de tejidos viejos, también sería una especie de *cáncer viejo*, de manera que tendría menos vitalidad. La verdad es bien distinta. Hay cánceres muy agresivos y otros que siguen un curso muy solapado, pero eso depende del propio tumor, y no del enfermo. Una persona muy mayor puede tener un cáncer agresivo exactamente igual que una joven. Estadísticamente, los cánceres de los cuarentones y de los setentones dan lugar a los mismos síntomas, complicaciones y supervivencia. Así pues, es posible que haya buenas razones para no tratar a una persona muy mayor con cáncer, pero nunca debe negarse un tratamiento a nadie bajo la idea falsa de que «como es tan mayor, el cáncer irá despacito».

Otra idea poco acertada es la de que los enfermos ancianos soportan mal los tratamientos contra el cáncer, sólo por el hecho de su edad. Hay un par de docenas de buenos estudios específicamente diseñados para responder a esta pregunta. Los resultados son muy esclarecedores; la toxicidad de la quimioterapia es prácticamente la misma en todos los grupos de edad (→ 37). Los ancianos no padecen más vómitos, diarreas, bajadas de defensas o infecciones por culpa de la quimioterapia que las personas jóvenes. Y exactamente lo mismo sucede con la radioterapia (→ 36). De nuevo, si se decide no darle tratamiento a una persona mayor, que no sea por suponer que «está tan viejo que no lo aguantará», porque eso no es cierto casi nunca.

> Los ancianos pueden recibir tratamiento con quimioterapia o radioterapia igual que los jóvenes.

Lo único que se debe tener en cuenta a la hora de decidir tratar o no tratar a una persona por encima de los 70 u 80 años es su situación de salud general y la intención del tratamiento. Desde luego, es más probable que a una mujer de 80 años le funcionen mal los riñones o el hígado que a otra de 40. Si el estado de vejez de esa mujer la tenía ya prácticamente encamada todo el tiempo, será seguramente insensato ponerle una quimioterapia (→ 39). Pero si sus análisis muestran que sus órganos principales están en orden, si antes de enfermar se valía por sí misma, y si son precisamente los síntomas del cáncer los que han dado con ella en la cama, no hay razón para no darle el tratamiento igual que si tuviera cuarenta años menos.

Una cosa importante con los ancianos es preguntarse el *porqué* del tratamiento. En muchas ocasiones, los oncólogos administramos la quimioterapia después de que los enfermos hayan sido operados, porque con ello se reducen las probabilidades de una recaída y el número de personas que están vivas y sin cáncer a los cinco o diez años de la operación es mayor. A esto es a lo que llamamos *tratamiento adyuvante* y es una de las funciones fundamentales de la *quimio* (→ 41). Pero lo que tiene mucha razón de ser a los 60 años, ya no lo tiene tanto, digamos, por encima de los 85. Las expectativas de vida en el segundo caso apenas dan ya tiempo para la recaída. Lo mismo cabe decir cuando la intención primordial del tratamiento es alargar la vida. No quiero decir que para una persona de más de 85 años un año o dos más de vida no tengan el mismo valor que para otra de 50. Pero también es verdad que ya ha cumplido una esperanza de vida más que razonable, y algo en lo que no se piensa es que morir de vejez y de cáncer no es menos natural que morir de vejez y de una embolia, por ejemplo. El asunto cambia cuando la quimioterapia o la radioterapia se indican pensando en el control de los síntomas, es decir, para mejorar la calidad de vida. A veces, el cáncer produce sólo una o dos molestias que son fáciles de paliar con medidas simples, como analgésicos. Pero lo más normal es que los síntomas de cáncer sean múltiples, cambiantes y no tan fáciles de mejorar. Muchas veces, el mejor tratamiento paliativo es frenar al tumor de raíz con una buena quimioterapia o radioterapia, aunque sólo se consiga parcialmente y durante algún tiempo. En estas circunstancias, la edad no debe ser un obstáculo.

Por otro lado, los especialistas en cáncer ajustamos los tratamientos a las características de nuestros pacientes. No damos las mismas dosis, por ejemplo, a un hombre de casi dos metros que a una mujer de 1,60. En el caso de las personas de mucha edad, siempre buscamos alternativas simples, como hormonas, anticuerpos o quimioterapias orales. Es posible que usemos un solo fármaco donde combinaríamos dos o tres en una persona joven, o que empecemos por una dosis más baja de la usual, para ir aumentándola poco a poco según veamos cómo el paciente la tolera. No hay que olvidar que el cáncer es una enfermedad propia de ancianos todavía hoy (→ 4). La mayor parte de nuestros pacientes tienen mucha edad y estamos acostumbrados a tratarlos teniendo en cuenta el desgaste de su organismo. La edad del enfermo de cáncer ha de ser tenida en cuenta a la hora de diseñar su plan de tratamiento, pero no debe ser un impedimento para acceder a él.

41. Han operado a mi madre de un cáncer de ovarios. El cirujano se lo ha extirpado todo. Pero parece ser que es conveniente que le demos unos ciclos de quimioterapia. En el hospital de día me he llevado la sorpresa de que muchas personas están en la misma situación, se ponen quimioterapia a pesar de estar ya curadas. Yo creía que la quimioterapia sólo se daba a los enfermos con cáncer muy avanzado. No acabo de entenderlo realmente. **¿Por qué le tienen que dar quimioterapia si ya le han quitado el tumor?**

Los especialistas en oncología empleamos la quimioterapia por varios motivos y con intenciones diversas. Es verdad que la usamos en enfermos con cáncer muy avanzado, que ya se ha diseminado a otros órganos. En algunas ocasiones, nuestro propósito es curativo, pues es cierto que hay tumores malignos que se pueden curar, aunque ya estén muy ramificados (→ 31). Pero la mayoría de las veces, la quimioterapia que se da a esa clase de pacientes es paliativa, es decir, que no es capaz de curar la enfermedad, pero sí de mejorar los síntomas y alargar la vida (→ 39).

Pero los tratamientos contra el cáncer no sólo son aconsejables cuando la enfermedad está presente, a veces también conviene usarlos después de la cirugía, aun cuando no quede tumor apreciable. Esto es lo que los oncólogos llamamos *quimioterapia adyuvante*. Sirve para evitar que aparezcan metástasis en el futuro, lo que equivale a aumentar las posibilidades de curación. Es cosa conocida que el cáncer es una enfermedad con tendencia a reproducirse. Lo malo es que la mayor parte de esas recaídas no aparecen en el mismo lugar donde antes estaba el tumor; en cambio, tienden a aparecer en otros órganos, y en varios focos a la vez. En muchos casos, la aparición de metástasis indica que la enfermedad es incurable, por eso es tan importante evitarlo (→ 26).

Las metástasis aparecen porque las células cancerosas ya se habían diseminado a través del sistema circulatorio en el momento de la cirugía, si bien en forma de minúsculos focos microscópicos que no consigue descubrir ni el más potente de los escáneres actuales. En algunas ocasiones, esas células malignas no dejan de crecer desde el primer momento, y las metástasis aparecen poco tiempo después de la operación. Otras veces, se quedan como *dormidas*, merced a un proceso biológico un tanto misterioso que se llama *latencia* (→ 50). El caso es que las células ocultas pueden despertar incluso muchos años después, multiplicándose de nuevo formando racimos que ya resultan detectables y que llamamos metástasis. Por ejemplo, no es raro que una mujer se opere de un cáncer de mama y quede curada, aparentemente… hasta que aparecen varios puntos de metástasis en su esqueleto, digamos ocho años después. Puede parecer sorprendente, pero esas células cancerosas ya habían viajado desde la mama hasta los huesos ocho años atrás, y allí permanecicron ocultas todo ese tiempo.

La estrategia de la quimioterapia adyuvante es destruir esos focos microscópicos sin darles la oportunidad de prosperar. Naturalmente, como no sabemos qué personas operadas de cáncer albergan depósitos microscópicos de células malignas, y cuáles no, no tenemos más remedio que recomendar el tratamiento a todo el mundo o, al menos, a aquellos pacientes que juzgamos con mayor probabilidad de recaer. Dicho de la manera más simple, el tratamiento adyuvante es una especie de vacuna.

> Se administra quimioterapia después de extirpar el cáncer para prevenir las recaídas.

Esta estratagema no resulta útil en todas las clases de cáncer. Es necesario, en primer lugar, disponer de medicamentos eficaces y de toxicidad aceptable. Pero lo más importante es que la utilidad del tratamiento se haya demostrado con ensayos clínicos (→ cuadro 10, 44, 45). En necesario comprobar, más allá de todo género de duda, que las personas que reciben el tratamiento adyuvante recaen menos que las que no. Esta clase de ensayos son muy difíciles y muy caros de llevar a buen puerto, requieren el esfuerzo coordinado de muchos hospitales y especialistas en distintos países. Por un lado, el porcentaje de recaídas tras la cirugía de algunos cánceres no es, afortunadamente, tan elevado. Por eso hace falta incluir en los ensayos a miles de pacientes voluntarios. Por otro lado, las recidivas pueden suceder años después de la cirugía, de manera que es imprescindible seguir durante mucho tiempo la evolución de todos esos voluntarios. En la mayoría de las ocasiones, se necesitan cinco o seis años para aclarar si un fármaco contra el cáncer es o no útil como tratamiento adyuvante.

Hoy día empleamos rutinariamente tratamientos adyuvantes en los tumores de garganta, intestino grueso (→ 87), próstata (→ 91), testículos, ovarios, útero, mama (→ 82), tiroides, piel, cerebro (→ 95) y huesos; en menos ocasiones en los de pulmón (→ 93), estómago, páncreas (→ 96) y vejiga urinaria. Los tratamientos adyuvantes pueden ser quimioterapia, radioterapia (→ 35), hormonas o alguna combinación de ellos. En los últimos años, estamos incorporando también nuevas clases de fármacos contra el cáncer, como los anticuerpos monoclonales (→ 100). Los tratamientos adyuvantes no se recomiendan a todos los casos, sino sólo a aquellas personas cuyas características nos hacen temer por una futura recaída (→ 25). Ninguna de estas terapias supone una garantía absoluta de que el cáncer no vaya a volver. En realidad, muchos enfermos operados de cáncer acaban desarrollando metástasis a pesar de un tratamiento adyuvante impecable. Pero las personas que recibieron el tratamiento adyuvante se curan en mayor proporción que quienes sólo se operaron.

42. A través de mi largo proceso de quimioterapias se me han ido arruinando las venas. Sufro lo indecible cada vez que me han de sacar sangre para un análisis o poner un ciclo. **Me han dicho de ponerme un catéter para quimioterapia, pero no entiendo qué es eso y me preocupan las complicaciones.**

La gran mayoría de los medicamentos contra el cáncer se han de administrar a través de las venas, en forma de goteros. Muchos de ellos las irritan, ya sea por su propia composición química, ya por el elevado volumen de líquido que los vasos sanguíneos tienen que aceptar. Generalmente, se empieza por colocar la aguja del gotero (eso a lo que todo el mundo suele llamar *la vía*) en una vena del dorso de la mano o del antebrazo.

Lo primero que le sucede a una vena cuando empieza a estar sobrecargada por la quimioterapia es una *flebitis*. La vena duele al tocarla y al doblar la muñeca o el codo. Es muy posible que se vea el trayecto de la vena como una línea rojiza e, incluso, que se palpe como un cordón bajo la piel. La flebitis puede aparecer después del primer ciclo, aunque lo más normal es que no sea un problema hasta pasados varios meses de quimioterapia. La flebitis puede llegar a ser muy molesta, pero mejora bastante rápido con un tratamiento de antiinflamatorios, ya sea en forma de cremas o de comprimidos. Muchas veces, la flebitis desaparece por completo y la vena está recuperada y lista para su uso antes del siguiente ciclo. En otras ocasiones, la vena puede quedar oscurecida, y se aprecia como una línea oscura bajo la piel, que recorre el brazo a lo largo y a la que llamamos *tatuaje*. Esos tatuajes son permanentes a veces. Por último, el vaso sanguíneo puede quedar encallecido y completamente inútil para administrar ningún medicamento por él. Esto sucede casi siempre en personas con una larga historia de cáncer, que han recibido muchos ciclos de quimioterapia en varias ocasiones diferentes de su vida. La pérdida de una vena no supone ningún problema para la salud. Si la sangre no encuentra su camino a través de una vena superficial, sencillamente se desvía por una profunda. Sin embargo, el encallecimiento de las venas es un engorro práctico, porque dificulta las extracciones de sangre para los análisis y la administración de los ciclos de quimioterapia. La solución es sencilla y consiste en instalar un catéter de quimioterapia.

Antiguamente, esos catéteres eran tubos plásticos que se insertaban en una vena y sobresalían a través de la piel. Favorecían las infecciones y requerían bastantes cuidados. Hoy día, de esta clase ya sólo sobrevive el *catéter de Hickman* y otros similares. Se emplean durante periodos breves para indicaciones muy concretas, como el trasplante de médula ósea. Los catéteres de quimioterapia modernos se implantan por completo bajo la piel y funcionan, en realidad, como una vena artificial. Son necesarios cuando se emplean protocolos especiales de quimioterapia en los que el paciente se marcha a casa con un aparato (*bomba de infusión continua*) que administra la medicación gota a gota durante varios días. También cuando las venas están encallecidas o cuando se rompen al pretender instalar una vía. También son recomendables cuando la quimioterapia requiere poner goteros con mucha frecuencia, cuando se prevé un tratamiento de quimioterapia de muchos meses o cuando se trata de personas que lo pasan muy mal cuando hay que pincharles las venas. No obstante, la mayor parte de los pacientes que reciben quimioterapias ordinarias suelen arreglárselas perfectamente sin uno de estos catéteres.

El catéter se pone sin necesidad de ingresar, con anestesia local y mediante un procedimiento bastante sencillo que no suele durar más de una hora. Consiste en un fino tubo flexible que queda colocado permanentemente en una vena gruesa en la zona de la base del cuello o de la clavícula. Este tubo está unido a una especie de cápsula hueca, del tamaño de una canica, que se coloca debajo de la piel, en la cara anterior del pecho, generalmente un poco por debajo de la clavícula. La cápsula es de metal o de plástico quirúrgico, pero tiene una zona de goma que se puede pinchar fácilmente. Externamente sólo se percibe un pequeño bulto bajo la piel y, junto a él, una cicatriz de un par de centímetros. Las ventajas del catéter son que no volverá a ser necesario pinchar en la venas de los brazos ni para sacar sangre ni para poner medicinas. El catéter es mejor que las venas porque siempre se encuentra a la primera, no deja moraduras y no se rompe, ni se hace callo, ni se estropea por muchas veces que se use. El pinchazo del catéter duele menos que el de la vena del brazo. Cuando ya no haga falta, se puede quitar de forma muy sencilla.

Con el catéter puesto no hay que tener ninguna precaución especial. Se puede practicar cualquier deporte o actividad con el brazo de ese lado, por violenta que sea. Es imposible hacer nada que pueda romper o desplazar el catéter. Como está completamente cubierto por piel, uno puede ducharse o bañarse sin inconveniente. Es necesario limpiarlo por dentro una vez al mes con una inyección de heparina, para evitar que la sangre se coagule dentro y lo obstruya. Mientras se está en tratamiento de quimioterapia, se aprovechan los ciclos para limpiar el catéter. Si ya se está de revisiones y se ha decidido mantener el catéter por cualquier motivo, basta con una rápida visita mensual al hospital de día. Hay que avisar siempre que se vaya a hacer una resonancia, sobre todo si el catéter es un modelo de metal. También hay que advertirlo a dentistas, callistas, cirujanos y, en general, siempre que se vaya a pasar por cualquier procedimiento que haga sangre, aunque sólo sea un poco, porque puede ser conveniente dar una dosis de antibióticos.

Como cualquier procedimiento médico, también los catéteres se pueden complicar, pero eso sucede sólo en uno de cada varios cientos de implantes funcionando a pedir de boca. Los dos problemas más frecuentes son que se obstruyan o que se infecten. La obstrucción se manifiesta porque no entran los líquidos por el catéter. A veces, un catéter no permite sacar sangre, pero eso no quiere decir que esté obstruido si sigue siendo posible introducir líquido sin esfuerzo. Hay que estar atentos a la infección, pues, como el catéter está metido directamente en una vena gruesa, cualquier microbio llega fácilmente a la sangre. Si un paciente con un catéter de quimioterapia tiene fiebre alta de modo brusco, debe consultar enseguida, sobre todo si la zona del catéter está enrojecida y duele.

43. ¿Cómo se sabe si el cáncer mejora con el tratamiento? Me están tratando con quimioterapia y radioterapia porque tengo cáncer con metástasis. El oncólogo me ha dicho que debo estar contento porque la enfermedad está en «remisión parcial». ¿Qué significa eso?

La mayor parte de los cánceres son incurables cuando existen metástasis (→ 26). No obstante, muchos de ellos pueden mejorar con tratamientos como la quimioterapia (→ 37), hormonas o radioterapia (→ 35). Las razones para dar los tratamientos a una persona con una enfermedad incurable son que mejoran los síntomas que ya existen, evitan o retrasan la aparición de los que no están presentes y alargan la vida (→ 39).

Naturalmente, a un oncólogo le interesa saber si el tratamiento que ha indicado está funcionando o no. En nuestra jerga llamamos *respuesta* al grado de mejoría del tumor. Así, decimos que «este cáncer está respondiendo muy bien» o que «aquel otro no ha respondido». Designamos como *evaluación* o *reevaluación* a los procedimientos necesarios para conocer la respuesta del tumor. Cada cierto tiempo, el especialista reevalúa a su paciente. Si queda satisfecho con los resultados, seguirá con el mismo tratamiento; si la evaluación es insatisfactoria, detendrá el tratamiento y, quizá, planteará al paciente iniciar uno diferente. Las reevaluaciones se realizan a intervalos regulares, normalmente cada dos a cuatro meses. Cuando el médico sospecha que las cosas no van por buen camino, realiza pronto la reevaluación. Si está claro que el paciente está mejorando, se pueden retrasar las pruebas.

Un modo común de evaluar la respuesta es mediante la determinación de los *marcadores tumorales* (→ 17). Los marcadores son análisis de sangre que se relacionan con el estado del cáncer. Suelen estar elevados cuando existen tumores malignos. Un marcador que desciende suele indicar que el cáncer está respondiendo al tratamiento. Y, al contrario, si no hay respuesta, lo normal es que el marcador se eleve todavía más. Por desgracia, los marcadores tienen sus limitaciones. Para empezar, no todos los cánceres cuentan con marcadores útiles. Los tumores malignos más adecuados para ser evaluados mediante marcadores son los de mama (los marcadores se llaman CEA y Ca 15.3), colon (CEA), próstata (PSA), ovario (Ca 125), páncreas (Ca 19.9), hígado (alfaFP) o testículos (alfaFP y betaHCG). En cambio, carecemos de indicadores útiles para el seguimiento de tumores tan comunes como los de pulmón, cerebro, vejiga, útero o piel. Otra pega de los marcadores es que pueden equivocarse. Por un lado, hay casos en los que el marcador se muestra completamente normal en presencia de cáncer (*falsos negativos*), y otros en los que un marcador elevado no se corresponde con la existencia del mismo (*falsos positivos*). Los marcadores deben ser tomados nada más como lo que son, indicadores útiles para sospechar por dónde van las cosas.

Los marcadores son sencillos y baratos, así que el oncólogo los usará con frecuencia. Pero, tarde o temprano, tendrá que confirmar esos indicios con pruebas más exactas. Se recurre entonces a las exploraciones de imagen, como TAC, resonancia o ecografía. Estas pruebas pueden identificar al tumor y a sus metástasis, describir exactamente su situación y medirlos con precisión. Según sea el análisis de esas imágenes, el oncólogo realizará una evaluación de respuesta formal y asignará al paciente en uno de cuatro posibles grupos. La mejor de las posibilidades es la de la *remisión completa*. Quiere decir que no hay ni rastro de enfermedad en ninguna de las radiografías. Todo lo que antes se hubiera visto tiene que haber desaparecido. En los cánceres curables, como los linfomas de alto grado o los germinales de los testículos, este hecho tiene muchísima importancia, pues sólo se curan los pacientes que alcanzan una remisión completa (→ 31). En el caso más habitual de los tumores malignos incurables, la remisión completa es menos importante. Es una excelente noticia, desde luego; pero no quiere decir que el cáncer haya desaparecido, sólo que se ha hecho tan pequeño por efecto del tratamiento que el escáner ya no lo puede ver. Si las metástasis son visibles pero se han reducido de tamaño, decimos que el cáncer está en *respuesta parcial*. Esto es lo que sucede la mayor parte de las veces en los cánceres diseminados. La *estabilización* significa que la enfermedad ha detenido su crecimiento natural, pero no se ha encogido. A veces, los tumores se estabilizan primero, para alcanzar luego la remisión. En otras ocasiones, permanecen estabilizados por más *quimio* que se administre. La estabilización es un buen resultado sólo si el estado del paciente es aceptable. Si sufre muchos síntomas, no es suficiente con detener el crecimiento de la enfermedad y hay que buscar la remisión parcial. En muchas más ocasiones de las que quisiéramos, las pruebas de imagen nos informan de que el cáncer ha crecido a pesar del tratamiento, o bien de que se ha ramificado a nuevos lugares. Decimos, entonces, que hay una *progresión*.

La evaluación de la respuesta se realiza conforme a unos criterios muy rígidos que todos los oncólogos conocen y comparten. Hasta el año 2000 empleábamos los criterios de la OMS (Organización Mundial de la Salud). Desde entonces, se usan los *criterios RECIST*, consensuados por la EORTC (Organización Europea para la Investigación y el Tratamiento del Cáncer) y el NCI (Instituto Nacional del Cáncer, de los Estados Unidos). Seguir de manera férrea esos criterios es muy importante cuando se trata de ensayos clínicos (→ **cuadro 10**, 44, 45). Estas investigaciones se realizan cooperativamente en muchos centros del mundo al mismo tiempo. Es esencial que si un oncólogo francés dice que «el tratamiento ha conseguido un 60 por ciento de respuestas parciales», se está refiriendo exactamente a lo mismo que un colega de Sevilla, Boston o Sidney. Fuera del ámbito de la investigación, los criterios de respuesta no deben ser contemplados de manera tan estricta. A veces, un enfermo puede no tener síntoma alguno a pesar de padecer un cáncer muy ramificado, pero eso no es lo más habitual. Cuando el cáncer está ocasionando problemas, su alivio es la mejor guía para establecer la eficacia del tratamiento. Preguntarse si el enfermo recupera el peso, necesita menos analgésicos, puede volver a salir a la calle o respira mejor, es mucho más importante que establecer si el tumor se ha reducido un 20 o un 35 por ciento. De lo contrario, corremos el riesgo de incurrir en ese pecado, no tan raro en oncología, de estar tratando a una radiografía en lugar de a una persona.

Cuadro 10
¿QUÉ ES UN ENSAYO CLÍNICO?

Se calcula que pueden transcurrir cerca de diez años desde que una sustancia empieza a ser investigada hasta que se convierte en un fármaco aprobado por las autoridades sanitarias. Sólo cinco de cada cinco mil compuestos evaluados en las fases preclínicas llega a probarse en humanos; y de ellos, sólo uno logra finalmente ser comercializado.

Este cribado refleja bien los estrictos trámites que debe cumplir un medicamento para llegar a serlo. Un proceso en el que participan investigadores y oncólogos, pacientes, la industria farmacéutica, hospitales y universidades, agencias reguladoras… Un proceso, en definitiva, en el que los ensayos clínicos son la piedra angular.

El primer peldaño de esta escalera es la investigación básica. Mediante ensayos con muestras de tejido, cultivos celulares y animales (roedores principalmente) se intenta demostrar que el com-

$\longrightarrow$

puesto tiene algún tipo de actividad antitumoral, cómo se comporta ante las células malignas, cuál es su mecanismo de acción o cuáles sus posibles efectos secundarios. Las pruebas con animales ayudan además a hacerse una idea de cuál será la dosis ideal en humanos y a demostrar que la sustancia no es tóxica ni provoca malformaciones.

Si en estas primeras investigaciones no se detecta ningún problema de seguridad ni de toxicidad grave, la compañía está en condiciones de pedir permiso a las autoridades sanitarias para iniciar los ensayos con humanos. Para subir este segundo peldaño, el promotor del ensayo (que también puede ser una universidad, un hospital o un grupo de ellos) debe aportar toda la información recogida en la fase preclínica, así como todos los datos sobre la investigación que pretende llevar a cabo.

El objetivo de estos estudios es demostrar que un nuevo fármaco es seguro y eficaz, o bien que es mejor que el tratamiento considerado estándar hasta el momento. En otros casos se exploran cuestiones relacionadas con la calidad de vida, con la mejor técnica quirúrgica, la dosis óptima de radiación, la detección precoz del cáncer, etc.

Esta fase tiene tres etapas.

La fase I de un ensayo clínico tiene como finalidad comprobar la seguridad del fármaco, por lo que se lleva a cabo con muy pocas personas, sólo algunas decenas, escrupulosamente vigiladas. En otras enfermedades, los productos se administran a voluntarios sanos, pero en el caso de la oncología están restringidos a pacientes con enfermedad avanzada que puedan beneficiarse de ella y que hayan dado su consentimiento para probar la nueva alternativa.

Una vez que se ha comprobado que el medicamento no produce reacciones graves, la fase II determinará la dosis óptima que debe administrarse, mientras se sigue estudiando la eficacia y seguridad del compuesto. Para ello se amplía el número de participantes.

El último peldaño antes de poder solicitar su comercialización es la llamada fase III. No sólo se amplía el número de participantes hasta varios miles, sino que en el diseño se incluye ya un grupo control. Es decir, se compara el nuevo tratamiento con la terapia estándar más aceptada hasta el momento; o bien con un placebo, es decir, una sustancia inactiva que representa el no tratamiento. Para ello se recurre a un concepto fundamental en investigación: la aleatorización (también llamada randomización por influencia del inglés, *random*).

El único modo de saber si el nuevo fármaco es mejor que el viejo es tratar a dos grandes grupos de pacientes en paralelo y evaluar cuántos mejoran en cada grupo. Pero para que este enfoque funcione es necesario que ambos colectivos sean idénticos en todo excepto en el tratamiento que reciben. Es decir, han de tener la misma distribución por sexos, edades, grado de desarrollo del cáncer, antecedentes familiares, tabaquismo…

Y, hasta ahora, el mejor modo para que esta distribución sea uniforme es el puro azar. Un programa de ordenador asigna a cada participante, bien al grupo que será tratado con el tratamiento estándar o bien al que tomará el nuevo medicamento, del que aún no se sabe si realmente aporta alguna mejoría. Dicho con otras palabras, le toque lo que le toque, cualquier participante en un ensayo clínico tiene las mismas probabilidades de que su tratamiento sea finalmente el mejor.

La participación en un ensayo clínico es totalmente voluntaria. A un enfermo le basta decir que no para seguir recibiendo la terapia estándar. Incluso aunque ya haya iniciado su participación en el ensayo, la ley garantiza su derecho de abandonar para recibir el tratamiento antiguo.

Si el nuevo producto cumple todos los objetivos, la compañía está ya en condiciones de solicitar su aprobación. En otros casos, los resultados obtenidos sirven para buscar una nueva indicación (una utilidad diferente) para un medicamento que ya está en el mercado.

Los organismos responsables de dar este visto bueno son las agencias reguladoras del mercado de fármacos y productos sanitarios: la Food and Drug Administration (FDA) en Estados Unidos, y la Agencia Europea del Medicamento (EMEA) en el caso de los países comunitarios. Ambas tienen criterios y ritmos diferentes, por lo que no es extraño que un fármaco ya aprobado al otro lado del Atlántico tarde más tiempo en ser comercializado en los países europeos, o viceversa.

Las solicitudes de comercialización, que pueden llegar a tener centenares de miles de folios de documentación, incluyen la información de todo el proceso y pueden tardar meses en ser revisadas por los organismos competentes.

En algunos casos, estas agencias aceleran el proceso si sospechan que el fármaco puede suponer un gran beneficio con respecto a los tratamientos ya existentes. Esta vía rápida obliga a los fabricantes a seguir estudiando su seguridad incluso después de su entrada en el mercado, un requisito que trata de detectar a tiempo reacciones inesperadas. Estos ensayos clínicos en fase IV pretenden averiguar también su utilidad en nuevos grupos de pacientes (niños, ancianos…) o su administración por otras vías (pastillas, soluciones intravenosas…). Se trata, en definitiva, de demostrar la acción del medicamento cuando se administra a gran número de pacientes durante largos períodos de tiempo.

Una vez tiene el visto bueno, el fármaco está listo para ser prescrito por los especialistas. En el caso europeo, tras la autorización de la EMEA, la decisión pasa a manos de los gobiernos nacionales, que están obligados a hacer lo propio; aunque pueden negociar el sistema de precios y gestionar las indicaciones concretas o la llamada ficha técnica del producto.

44. ¿Cómo podemos encontrar un ensayo clínico? Mi hijo tiene un tumor avanzado. Ya le han puesto quimioterapia, pero no ha funcionado. Estamos dispuestos a intentar lo que sea y tanto mi mujer como yo creemos firmemente en que la mejor vía no es la de los tratamientos alternativos ni la de los productos milagro, sino la de la ciencia.

Cuando un enfermo de cáncer se enfrenta a una situación para la que no existe un tratamiento claramente eficaz, participar en un ensayo clínico es una decisión muy inteligente. Los ensayos clínicos son enormemente caros y complicados de llevar a cabo, de manera que sólo se realizan cuando existen buenas razones para pensar que el tratamiento que se pretende experimentar es realmente ventajoso (→ **cuadro 10**). Con muchísima frecuencia, son los enfermos que participan voluntariamente en los ensayos clínicos los primeros en beneficiarse de los adelantos de la ciencia médica.

No es fácil participar en un ensayo clínico. Para empezar, no existen ensayos apropiados para todas las situaciones imaginables. Generalmente, estas investigaciones van a la estela de la aparición de nuevos medicamentos. Puede que un año no haya ensayos para una enfermedad y que al siguiente aparezcan varios al socaire de la aparición de nuevas drogas fruto de la investigación de laboratorio. Por otro lado, hay que cumplir una serie de condiciones muy estrictas que se llaman *criterios de inclusión* y *criterios de exclusión*. Los ensayos clínicos tienen la obligación, yo diría casi sagrada, de responder a una pregunta de manera tan clara que quede zanjada para siempre. Si el diseño del ensayo es pobre y sus resultados son turbios, no habrá valido casi de nada el esfuerzo de los centenares o millares de personas que se han afanado durante años para llevarlo a buen puerto. Uno de los pilares de los ensayos clínicos es la selección de los enfermos que se van a tratar. Los criterios de inclusión son las condiciones que han de cumplir necesariamente para entrar en ellos. Se refieren, por ejemplo, al tipo concreto del tumor, a su extensión (→ 25) o a los tratamientos que se han recibido con anterioridad. Un ensayo clínico vulgar y corriente tiene una lista de, al menos, media docena de estos criterios y es menester cumplirlos todos. Los criterios de exclusión son aquellos que invalidan a una persona como candidata. Tienen que ver con un montón de cosas como edad excesiva, un grado de desarrollo demasiado avanzado del cáncer, dificultades para medir el tamaño exacto del tumor (→ 43), medicaciones que es imposible abandonar o anomalías en los análisis de sangre. Puede haber una docena o más de criterios de exclusión, y basta uno de ellos para impedirle la participación a un enfermo.

Otra dificultad es encontrar el lugar donde se lleva a cabo la investigación o, dicho de otro modo, poner en contacto al enfermo que desea participar en una investigación de este tipo, con el médico que la coordina y anda buscando voluntarios. Yo siempre he pensado que los ensayos clínicos merecerían una clase de organización semejante a la de los trasplantes. Hay personas que necesitan un órgano y otras dispuestas a donar los de sus seres queridos que han fallecido. Cualquiera comprendería la necesidad de una potente organización para evitar que se pierda un solo órgano. Bien, pues hay muchos puestos libres en los ensayos clínicos, y también muchos pacientes interesados en aprovechar esa oportunidad. Sin embargo, no es raro que los huecos queden vacíos más tiempo del deseable, y no pocos pacientes pierden la oportunidad de recibir un tratamiento novedoso porque nadie ha puesto en contacto a unos con otros. Quizá el protocolo apropiado esté accesible en un hospital a poca distancia. Hoy día, los ensayos clínicos se realizan mediante el esfuerzo conjunto de centenares de hospitales, casi siempre de varios países. Pero cada hospital se nutre casi únicamente de sus propios pacientes. Sin embargo, un oncólogo que ejerza de investigador atenderá casi siempre con mucho gusto a cualquier voluntario, aunque venga de otro hospital de la misma ciudad o de otra cercana.

¿Cómo buscar ese ensayo que nos podría ofrecer un tratamiento interesante? Desde luego, yo empezaría por preguntar al oncólogo que trate a cada paciente. Lo más probable es que si tuviese uno apropiado ya lo hubiese explicado él mismo. Pero, si se le pregunta, puede que recuerde si otro servicio de oncología próximo tiene algo que ofrecer. Otra posibilidad son los grupos cooperativos. Se trata de asociaciones de oncólogos interesados en alguna enfermedad en particular, que se asocian para llevar a cabo proyectos de investigación. En España hay buenos grupos cooperativos para tumores como los de mama, pulmón, sarcomas, ginecológicos o germinales (→ **cuadro** 21). La mayoría de los oncólogos los conocen y todos tienen páginas de internet o teléfonos a los que consultar. Otras fuentes donde recabar información sobre grupos cooperativos o ensayos clínicos son la Sociedad Española de Oncología Médica (SEOM) o la Asociación Española Contra el Cáncer (AECC). Por último, cada vez hay más asociaciones de pacientes de tipo general (como el Foro Español de Pacientes) o referidos a enfermedades concretas (el Grupo Ágata de cáncer de mama, la Asociación Española de Afectados por Linfoma —AEAL—, etc.). Se puede llegar a casi todas tecleando en algún buscador de internet las palabras «asociación», «cáncer» y el órgano del que se trate. Son muchos hilos sueltos, pero tirando de unos o de otros se llega casi siempre, si existe, a ese ensayo clínico que puede ayudar a un enfermo concreto.

45. Hace dos años empecé a sentir dolores en la cadera al caminar. Al principio no le di importancia, pero como el dolor no dejaba de aumentar acudí a mi médico de cabecera. Lo que parecía un dolor vulgar y corriente acabó siendo un cáncer de los huesos. Me operaron y consiguieron extirparme el tumor completo. Pero hace un año recaí. La quimioterapia no ha funcionado como el oncólogo esperaba. Ahora **me han propuesto un ensayo clínico con un medicamento que ni siquiera está aprobado. A mí me da miedo y pienso que se quieren aprovechar de mí como cobaya humano.**

Hay mucho desconocimiento sobre lo que en realidad es un ensayo clínico. Algunas personas tienen la aprensión de ser empleadas como *un animal de laboratorio*, quizá por médicos sin escrúpulos. Existen muchas diferencias entre los roedores que se emplean en los laboratorios de investigación y los sujetos humanos que deciden participar en un ensayo clínico. La más notable es, desde luego, que los animales no tienen la oportunidad de decidir libremente si participar o no en la investigación, después de haber sido informados de palabra y por escrito, protegidos por un seguro obligatorio y por todos los extremos de la Ley del Medicamento. Cuando un cáncer no tiene fácil tratamiento, una muy buena opción suele ser participar en un ensayo clínico. Éstos dan a muchos enfermos la oportunidad de acceder a los más recientes fármacos antes de que sean comercializados. Se ahorran así un tiempo de espera del que, muchas veces, no disponen (→ cuadro 10).

Los ensayos clínicos están regulados de manera muy estrecha. De ninguna forma es posible que un médico o un hospital se lance alegremente a probar en humanos una sustancia de su invención. Eso se queda para algunas novelas de misterio de baja estofa. La experimentación en seres humanos está sujeta a normas éticas desde la Declaración de Helsinki en 1964. Las leyes y las agencias sanitarias se encargan de que esas normas se cumplan a rajatabla. En Europa, es la EMEA (Agencia Europea para la Evaluación de Productos Medicinales), con sede en Londres, el organismo encargado de aprobar los ensayos clínicos y de vigilar su desarrollo. Además, en España, cualquier ensayo clínico ha de ser aprobado por la Agencia Española del Medicamento y por el Comité Ético de Investigación Clínica (CEIC) de cada hospital. En los CEIC no sólo participan los médicos y farmacéuticos de los hospitales; la ley requiere que incluyan a representantes sociales, que suelen ser abogados de asociaciones de pacientes. Nadie puede hacer un ensayo clínico por su cuenta y riesgo, todos ellos están registrados por las autoridades. Tanto el hospital como el médico han de ser autorizados para ello. Cualquiera de los oncólogos que actuamos como investigadores en los ensayos estamos más que acostumbrados a las decenas de auditorías que hemos de superar con mucha frecuencia.

> **Los ensayos clínicos son la mejor opción de tratamiento para muchos pacientes.**

La participación en los ensayos clínicos es completamente voluntaria. La ley (Ley 25/1990, de 20 de diciembre, del Medicamento [BOE del 22]) prohíbe expresamente que se le pague dinero a nadie a cambio de aceptar ser incluido en un ensayo clínico, o que se le retribuya o premie en modo alguno. Hay que dar información completa del ensayo tanto de palabra como por escrito, y ante testigos, que suelen ser los familiares del paciente. La información por escrito es el consentimiento informado, que deben de firmar tanto el paciente como el médico. Una copia del consentimiento es para el paciente, y en ella están todos los detalles del tratamiento que se va a recibir. El paciente no sólo es libre de aceptar o rechazar la participación en el ensayo, sino que la ley establece clarísimamente (y así consta en cualquier documento de consentimiento informado) que los participantes pueden abandonarlos en cualquier momento, por su propia voluntad, sin previo aviso, sin necesidad de dar explicaciones, y con la garantía de que, a partir de ese momento, se les aplicará exactamente el mismo tratamiento que hubieran recibido de haber rechazado el ensayo.

Es obligatorio que todo ensayo esté cubierto por un seguro de responsabilidad civil. Por supuesto, todos los tratamientos, pruebas diagnósticas, operaciones quirúrgicas, ingresos hospitalarios y tratamiento de complicaciones que surjan en el curso de un ensayo clínico son gratuitos, no importa si la investigación tiene lugar en un hospital público o privado. Los efectos adversos relacionados con un producto en ensayo clínico se examinan no ya con lupa, sino con microscopio. Todos los médicos que participamos en ensayos clínicos recibimos a diario informes de efectos adversos. Si yo estoy tratando a enfermos en Madrid con un producto de investigación, y un paciente tratado con ese mismo medicamento ingresa por alguna complicación en Lisboa, Helsinki, o Ciudad del Cabo, me enteraré de los detalles y del desenlace dentro de los primeros dos o tres días de que ese problema haya surgido en Portugal, Finlandia o Sudáfrica. Cualquier complicación seria relacionada con un producto de investigación clínica ha de ser obligatoriamente comunicada a las autoridades sanitarias y no hacerlo es un delito castigado.

Ya ve que todo esto está muy lejos del modo de tratar a un ratón en el laboratorio. La mera idea de la *cobaya humana* es injusta y ofensiva tanto para el paciente que voluntariamente participa en un ensayo, como para los médicos, enfermeras, investigadores, estadísticos o farmacólogos que trabajan muy duramente para llevar esas investigaciones a buen fin. Sin los ensayos clínicos, el tratamiento del cáncer estaría condenado a permanecer estancado por siempre jamás.

---

46. Me gustaría saber cuál es la diferencia de tratarse un cáncer en España o en Estados Unidos y si vale la pena ir allí. Dicen que en ese país están los mejores centros del mundo y supongo que habrá tratamientos más avanzados y una mayor esperanza de éxito. No se puede negar que quien tiene dinero va a tratarse a Estados Unidos. Hay muchos casos de famosos que así lo han hecho.

Ésta es una cuestión que está en la mente de muchos, y merece la pena plantearla. Hoy día, hospitales como el M.D. Anderson Cancer Center de Houston (Tejas) o el Memorial Sloan-Kettering de Nueva York se han hecho célebres a raíz de los casos de personas famosas que han acudido a tratarse en ellos. Si personajes con dinero y muchos contactos lo hacen así, es difícil no pensar que alguna ventaja tendrá, y que quien no tiene más remedio que conformarse con los hospitales españoles se pierde esas ventajas y, acaso, la posibilidad de curarse.

Sin embargo, los tratamientos para el cáncer son los mismos en cualquier parte del mundo desarrollado, ya se trate de Estados Unidos, España, Israel o Alemania. Hoy día, la información transita casi instantáneamente de una parte a otra del globo y los nuevos medicamentos están accesibles al mismo tiempo para todo el mundo (→ cuadro 11) (ya se encargan las multinacionales farmacéuticas de que sea así, por la cuenta que les trae). No existen tratamientos secretos. El trasiego de oncólogos es continuo a través del Atlántico. Casi cualquier especialista español viaja con frecuencia a los Estados Unidos con motivo de reuniones o congresos, y el contacto entre especialistas europeos y americanos es personal y estrecho.

Por otro lado, la cobertura de la Seguridad Social en España es completa en cuanto al tratamiento del cáncer. Cualquier fármaco que haya demostrado su eficacia se puede emplear, incluso antes de que se completen los trámites burocráticos para su aprobación oficial. Un estudio reciente realizado por el Instituto Karolinska de Suecia (el que concede los premios Nobel) reconocía que los tres países europeos más ágiles en hacer llegar a los enfermos los nuevos tratamientos contra el cáncer son Austria, España y Suiza.

Es rigurosamente cierto que en Estados Unidos están bastantes de los mejores centros oncológicos del mundo (→ cuadro 11). Pero *mejores* no quiere decir que curen cánceres que resulten incurables en España o en cualquier otra parte del mundo. Por desgracia, porque si fuera de ese modo, no tendríamos más que copiar punto por punto lo que allí hicieran para curar también el cáncer. Son mejores porque están en la cresta de la ola de la investigación. En estos centros hay muchos más investigadores de laboratorio que médicos, y ratones que personas enfermas. Los investigadores *de probeta* cuentan con todos los medios, incluyendo el primero de ellos: dinero a espuertas. Además, están en estrecha relación con los médicos, de modo que, cuando algo parece prometedor, pasa con rapidez del laboratorio al ensayo clínico con pacientes (→ **cuadro 10**, 44, 45).

La incurabilidad del cáncer no es asunto de habilidad o conocimiento de los médicos, sino de la falta de medicamentos eficaces. Cuando un cáncer es incurable, lo es en cualquier parte. Cuando hay medicamentos o estrategias útiles (¡no digamos si son curativas!), llegan a cualquier país desarrollado. Los tumores malignos que se pueden curar, se curan igual en Sevilla, La Haya, Houston (si el seguro médico cubre el tratamiento) o Moscú (si se tiene dinero para pagarlo).

Creo sinceramente que la mayoría de los pacientes con cáncer no ganan un ápice por cruzar el charco. Aun así, puede haber excepciones. Por un lado, podría ser conveniente recurrir a un centro de estas características en el caso de padecer alguna clase de tumor infrecuente para el que sólo un hospital monográfico, que recibe miles de pacientes de todo el mundo cada año, consigue ganar una experiencia significativa. Esto es particularmente cierto si el tratamiento es quirúrgico. Pienso que no hay diferencia en cuanto a la competencia profesional si un centro trata mil o diez mil pacientes al año de un determinado diagnóstico. Pero no diría lo mismo si la diferencia es entre tres y trescientos. Otra cosa es que, probablemente, sea siempre posible encontrar un hospital suficientemente experimentado hasta en los tumores más raros dentro de Europa. Por algún motivo, cuando a alguien se le ocurre viajar en pos de un tratamiento contra el cáncer, siempre piensa en Estados Unidos, rara vez en Milán o Ámsterdam, por ejemplo. Probablemente el marketing de los centros americanos y la imagen proyectada a través del cine o los medios de comunicación tienen mucho que ver en esto.

> **Los tratamientos contra el cáncer son los mismos en Estados Unidos y en Europa.**

También sería razonable viajar a América si allí existiese un ensayo clínico ideal para un caso incurable, que no existiese en España ni en ningún país cercano (→ **cuadro 10**, 44). Naturalmente, el sujeto debería saber que, al menos hoy día, lo que los nuevos medicamentos en fase de ensayo suelen ofrecer no es, ni mucho menos, la curación para diagnósticos incurables, sino pequeñas mejoras en el pronóstico, que suelen ser de carácter modesto.

Para lo que pueden ser convenientes esos centros es para recabar una segunda opinión (→ 47). En muchos casos ni siquiera es menester viajar hasta allí; puede bastar con enviar una información completa junto con imágenes de TAC y muestras de biopsia. En la inmensa mayoría de los casos, la opinión del prestigiosísimo hospital será exactamente la misma que la del modesto oncólogo del terruño, que ganará muchos enteros de credibilidad a los ojos de su paciente. Además, pese a ser caras, estas consultas de segunda opinión son asequibles para muchos bolsillos. En cambio, el coste de los tratamientos contra el cáncer en Estados Unidos no es caro, ni siquiera carísimo; es astronómico. Cualquier oncólogo ha sido testigo del tristísimo suceso de aquellas familias arruinadas y empeñadas que, al regresar con sus ahorros y su crédito ya exhaustos, resignados *a ver qué le ponen en la Seguridad Social*, comprueban demasiado tarde que el tratamiento gratuito es el mismo que han estado pagando a precio de oro.

Soy consciente de que todos estos argumentos poco pueden ante la evidencia de personajes famosos y adinerados que viajan a Houston. Casos con frecuencia aireados en la prensa, sobre todo en revistas *del corazón*, con el consentimiento de los interesados. No son pocas las veces en las que es justamente el dinero cobrado por esas exclusivas el que paga las abultadas facturas del hospital americano. «Por algo será, ¿no?», parece uno estar oyendo decir a muchos lectores. Sólo puedo argumentar dos cosas al respecto. En primer lugar, son muchas más las personas famosas o pudientes que recurren discretamente a los hospitales españoles (privados o públicos) cuando ellos mismos o sus familiares padecen cáncer. En segundo lugar, no me resisto a confesar que lo único que jamás he visto viajar a Estados Unidos para tratarse de cáncer es... a un oncólogo.

Cuadro 11
LOS MEJORES CENTROS DEL MUNDO

Cada año desde 1990, la revista *US News & Worl Report* (http://www.usnews.com) publica su esperado informe sobre los 50 mejores hospitales estadounidenses. En el apartado dedicado a los centros punteros en la atención al cáncer, dos hospitales copan siempre los primeros puestos. Se trata del Memorial Sloan-Kettering Cancer Center de Nueva York y el MD Anderson Cancer Center, en Houston (Texas).

Ambos representan, probablemente mejor que ningún otro lugar en el mundo, lo que debe ser un centro del cáncer, una institución dedicada monográficamente al tratamiento, diagnóstico, prevención e investigación de esta enfermedad. Un modelo que, de momento, aún no existe como tal en España.

La clasificación norteamericana está basada en encuestas realizadas a miles de especialistas de aquel país y valora factores tan diversos como el número de enfermeras por paciente, las tecnologías y servicios disponibles, su reputación, la atención a los cuida-

$\longrightarrow$

dos paliativos y si está o no designado como *cancer center* por el Instituto Nacional del Cáncer (NCI).

Precisamente el Anderson de Houston es uno de los tres hospitales que obtuvieron por primera vez esta designación de centro del cáncer en el año 1971. Hoy son ya 39 en todo el país, y en todos ellos se reconoce a grandes instituciones académicas, que disponen de programas multidisciplinares de cáncer, que integran bajo el mismo techo investigación puntera, ensayos clínicos y una atención excelente al paciente. Incluyendo los servicios de radioterapia, radiodiagnóstico, rehabilitación o atención psicológica, así como a ginecólogos, urólogos, patólogos, radiólogos y otros especialistas que también colaboran en la atención de un tumor.

Como añade la propia institución encargada de estas designaciones, el NCI: «Están caracterizadas por la excelencia científica e integran actividades investigadoras en tres áreas principales, laboratorio, clínica y estudios epidemiológicos».

Esta concentración de recursos les permite al mismo tiempo aglutinar la experiencia. De esta manera pueden tratar, por ejemplo, un gran número de tumores poco frecuentes que en cualquier otro hospital del mundo sólo aparecerían de cuando en cuando. O bien, reunir un subgrupo amplio de pacientes con un tumor mucho más habitual (como el de mama, próstata o pulmón) pero con ciertas características poco frecuentes (edad temprana, ciertas marcas genéticas…).

Además, esa unión de recursos facilita la llamada investigación translacional, que permite trasladar rápidamente los estudios en laboratorio con ratones a los ensayos clínicos con pacientes. Para ello cuentan con potentes patronatos, generalmente en manos privadas, que aportan la financiación y los recursos necesarios.

Si hubiese que seguir enumerando los mejores centros al otro lado del Atlántico, y mirando aún de reojo la lista de *US News*, no podrían faltar tampoco el Johns Hopkins de Baltimore, la Clínica Mayo en Rochester o el Instituto Dana-Farber de Boston.

Y completando este elitista *top ten* estarían también el Centro Médico de la Universidad de Washington, el Fred Hutchinson de Seattle, los hospitales de la Universidad de Chicago, la Universidad de California Los Angeles (UCLA) y el Centro Médico San Francisco, ligado a la Universidad de California.

Fuera de EEUU lo más parecido a estos gigantes estadounidenses, con décadas de vida a sus espaldas, serían el Royal Marsden de Londres (Reino Unido), el centro Paul Brousse de París (Francia) o el Instituto Europeo de Oncología de Milán (en Italia). Todos ellos de carácter público.

Mirando dentro de nuestras fronteras, los centros más parecidos a esta definición integral son el Instituto Valenciano de Oncología (IVO), el Centro del Cáncer de Salamanca (CIC) o el Instituto Catalán de Oncología (ICO), pero ninguno de ellos cuenta con el volumen, los medios o el prestigio de sus homólogos extranjeros.

47. Mi mujer tiene un cáncer de mama. La operaron hace una semana y la que viene tenemos que ver al oncólogo, pero se trata de un hospital pequeño y dudamos de si tendrán los medios para tratarla bien. **Queremos una segunda opinión y no sabemos cómo proceder,** buscar un experto, lo que sea... si hace falta, nos la llevamos al final del mundo.

Obtener una segunda opinión cuando se tiene cáncer siempre es una buena idea. Sin embargo, es un arma de doble filo. Si no se tiene claro qué se busca con esa segunda opinión, si no se acierta con el profesional o si se hace a destiempo, puede acabar por confundir en lugar de aclarar las cosas.

El primer paso que debe dar una persona que busca una segunda opinión es preguntarse: «¿Qué es lo que quiero, en realidad?». En primer lugar, hay enfermos o familias que no están contentas con el trato recibido. En segundo lugar, puede darse el caso de que se esté satisfecho con los médicos, pero exista la impresión de que debe haber profesionales más expertos en algún lugar. Tercero, también es posible que la satisfacción con el equipo médico sea total, pero que, sencillamente, se busque la tranquilidad de que un segundo doctor coincida con el diagnóstico y las indicaciones de tratamiento del primero. Por último, están los que buscan desesperadamente esa solución que nadie proporciona, *aunque sea yéndose al final del mundo.* Vamos a ver, uno tras otro, cada uno de estos casos.

Con frecuencia, las personas que no están contentas con la forma de ser atendidas no buscan una segunda opinión, sino cambiar de médicos (→ 48). Estos casos de desencuentro irreconciliable entre médicos y pacientes son raros. Más común resulta que se sospeche que los especialistas, aun siendo buenos, no son los mejores. Resulta muy comprensible que se busque *lo mejor* en caso de tener un cáncer. En realidad, esta búsqueda no es necesaria en muchos casos. La mayor parte de los cánceres son muy frecuentes, como los de pulmón, mama, intestino, próstata o tantos otros. El cáncer es una enfermedad tan frecuente que cualquier hospital atiende a decenas y decenas de casos al año. Por ejemplo, un gran hospital de España atiende, típicamente, a unos trescientos casos de cáncer de mama al año. Uno pequeño podría sumar cien o ciento cincuenta. Es fácil ver que, en lo que a experiencia se refiere, tanto da lo uno como lo otro. Si una persona padece uno de estos tumores tan comunes y se encuentra bien atendido, no creo que vaya a adelantar nada con una segunda opinión, aunque tampoco pasa nada por buscarla con tal de quedarse tranquilo. Más adelante me detendré un poco en esas segundas opiniones *tranquilizadoras*.

Otra cosa muy distinta es cuando el diagnóstico es de un cáncer raro, o de una situación muy complicada dentro de los tumores malignos comunes. Aquí sí que puede ser fundamental la experiencia. No hay diferencia entre que el médico que se ocupa de un caso atienda a cien o a trescientos enfermos similares cada año. Pero si la diferencia es entre uno o dos casos al año, frente a diez o quince, sí que puede importar. Así pues, una buena pregunta para hacer al médico es: «¿Cuántos casos como el mío se ven cada año en este hospital?». Ningún médico debiera ofenderse por esta pregunta, y si la respuesta es «dos o tres», no le resultará extraño que el paciente prefiera ver a otro capaz de contestar «veinticinco o treinta». Pero ¿dónde encontrar a ese médico experto? No siempre es fácil. Internet resultará de gran ayuda (→ **cuadro** 4). Si no se maneja bien el ordenador, la sede más cercana de la Asociación Española contra el Cáncer es un lugar excelente para iniciar la búsqueda. El primer paso consiste en averiguar si existe alguna asociación de médicos que se dediquen a investigar ese tumor concreto (como, por ejemplo, el Grupo Español de Investigación en Sarcomas: GEIS) (→ 44, **cuadro** 21), o bien alguna asociación de pacientes (como la Asociación Española de Afectados por Linfoma: AEAL). Cualquier hospital que pertenezca a un grupo cooperativo de investigación es una buena garantía para empezar. La mayoría de estas asociaciones profesionales disponen de páginas de internet con listados de sus asociados, teléfonos de contacto y enlaces para plantearles cuestiones concretas. La Sociedad Española de Oncología Médica (SEOM) también es un buen lugar para enterarse de los grupos cooperativos que hay. Las asociaciones de pacientes en torno a un tipo concreto de cáncer, así como el Foro Español de Pacientes, también son fuentes de información solventes respecto a qué hospitales tienen más experiencia en uno u otro tumor concreto. En cualquier caso, yo recomiendo poner siempre por delante a los hospitales públicos de gran tamaño vinculados a una universidad. Si se prefiere un centro privado, que sea un hospital en el que convivan todas las especialidades de la medicina y varios médicos dentro de cada una de ellas. Las pequeñas consultas de un solo médico, por muy renombrado que sea, suelen tener poco que ofrecer al enfermo que padece un tipo poco común de cáncer.

Tan importante como acertar en el *quién*, es hacerlo en el *cuándo*. Una visita de segunda opinión es de poca utilidad antes de que el diagnóstico esté completo. El mejor momento es cuando se dispone del informe completo de anatomía patológica, es decir, del examen del cáncer al microscopio (→ 21). Si un paciente está decidido a buscar un equipo más experto, es muy importante que lo haga *antes* de empezar cualquier tratamiento: si se ha de operar, que no lo haga todavía; si necesita tratamiento de quimioterapia, que lo retrase un poco. Naturalmente, estoy suponiendo que la segunda consulta se pueda conseguir en pocos días o, a lo sumo, alguna semana.

Pero una paciente como la de la pregunta no está en esta situación. Su enfermedad es muy común y los oncólogos que la verán la próxima semana asisten a montones de mujeres similares. Aun así, es comprensible que se desee contrastar su opinión con la de otros médicos. En un caso así, lo mejor es esperar a tener no sólo el diagnóstico, sino un plan de tratamiento. Hay que pedir un informe, aunque sea provisional, en el que consten los nombres de las medicinas que va a recibir el paciente, así como un bosquejo general del tratamiento; cuánto durará la quimioterapia, si luego habrá radioterapia o tratamientos orales de mantenimiento y cosas por el estilo. Hará falta también una copia del informe de anatomía patológica. Si hubiera metástasis en los órganos internos, también conviene disponer de las radiografías más recientes. Con todo ello, ya cuenta con lo necesario para buscar la segunda opinión. Aquí no hace falta ser tan escrupuloso. Si es alguien que pertenece a un grupo cooperativo de ensayos clínicos, mejor. Si se trata de un gran hospital público y universitario, miel sobre hojuelas. Pero no es imprescindible. Se trata de una de esas segundas opiniones tranquilizadoras a las que me refería antes. Cualquier especialista en oncología, privado o de la Seguridad Social, es perfecto. Casi seguro que confirmará que el tratamiento es correcto y eso ahuyentará todas las dudas. Para una de estas consultas de confirmación relativas a un cáncer común, yo no retrasaría el tratamiento; se puede empezar y buscar tranquilamente después al especialista para la segunda consulta.

Por último, está eso del *final del mundo* y no quiero dejar de referirme a ello, porque es importante. Se trata de esas personas a las que se ha dicho que su enfermedad es incurable. Buscan a un segundo especialista, que confirma el diagnóstico. Un tercero... igual... y un cuarto. Y así hasta llegar *al final del mundo.* Cuando dos o tres médicos independientes coinciden en una misma opinión, lo normal es que acierten. Lo malo de esto es que lo que se busca con ahínco se acaba por encontrar antes de llegar al final del mundo; tarde o temprano aparece alguien que dice lo que se quiere escuchar... aunque sea un error. Una segunda opinión es una buena idea, una tercera ya no tanto, y la cuarta es casi siempre un error. Si un par de especialistas coinciden en la interpretación de un caso, por desfavorable que ésta sea, no suele resultar una buena idea seguir rebuscando mucho más.

---

48. Tenemos a nuestra madre ingresada en el hospital por un cáncer en la tripa. No nos dicen nada ni nos dan ningún informe. Parece que están buscando el origen y no dan con él. Yo veo a los médicos de aquí muy despistados y creo que van dando palos de ciego. Cada vez que tratamos de comentarles nuestra desazón, parece que se lo toman a mal. **La verdad, hemos perdido la confianza en estos médicos y queremos cambiar, pero no sabemos cómo hacerlo.**

No es raro que los enfermos o sus familiares no estén conformes con el equipo que los atiende y duden si sería mejor cambiar. Éste es un deseo muy lícito y respetable, desde luego. Pero sucede que, muchas veces, con lo que no están contentos los pacientes no es con la competencia de los médicos, sino con otros aspectos como que les dedican poco tiempo, les recibe cada vez una persona diferente, no les informan bien (→ 29, 30), sufren retrasos (→ 22) o la atención es desorganizada y mal coordinada. Yo recomiendo que, antes de pensar en irse a otro lado, intenten solucionar el problema. El primer paso es quejarse y, además, hacerlo bien. Lo ideal es empezar hablando a solas con el médico responsable o, si no parece serlo ninguno en concreto, con el jefe del servicio. Las voces, las amenazas, las acusaciones directas, los malos modos y el tono violento sólo sirven para empeorar las cosas. Tampoco ayuda nada quejarse a unos médicos de la actuación de otros o ponerlos en evidencia delante de las enfermeras o de otros enfermos. Lo más práctico es acudir al médico con una lista cerrada de unas pocas quejas, concretas y bien fundadas, y presentárselas con serenidad y educación pero con firmeza. En muchas ocasiones, esto basta para reconducir la situación o, al menos, para comprender por qué las cosas suceden de un modo que no parece el mejor. Si las quejas tienen que ver con asuntos que no dependen en nada del doctor, como retrasos en las citas de las radiografías o falta de camas en el hospital, es mejor acudir al Servicio de Atención al Paciente del hospital o de la compañía aseguradora.

Entiendo que muchas personas sean muy escépticas frente a lo que digo. Me rebatirán que intentar razonar con el médico es como darse contra una pared, que es distante y orgulloso, que no se para a hablar ni un minuto, no atiende a razones y está claro que no va a cambiar en nada las cosas. Es verdad, hay médicos así. Pero se me admitirá, al menos, que yendo por las buenas no se habrá perdido nada y que si no se arregla el asunto de este modo, menos aún si se va por las malas. Incluso si las cosas se ponen así, no hay que tirar la toalla todavía; se debe uno enterar antes de si el especialista que les ha atendido de manera insatisfactoria es el que se va a ocupar definitivamente del caso. En muchas ocasiones, quien diagnostica y orienta al principio al enfermo de cáncer no es el oncólogo, sino un cirujano o internista. Si se descubre que más adelante se visitará al oncólogo, merece la pena esperar un poco y tratar de adelantar esa cita en la medida de lo posible. Muchas veces, la primera información unificada de lo que está sucediendo, el diseño de un plan claro de tratamiento y la relación estable con un solo médico no llegan hasta que el paciente de cáncer llega a la consulta de oncología.

Si nada de lo anterior vale, si la atención es mala y no hay modo de arreglarlo, lo mejor es cambiar de especialistas cuanto antes. Quienes se tratan con médicos privados lo tienen más fácil. Los usuarios de los sistemas públicos lo pueden tener complicado. En España, por ejemplo, depende de la comunidad autónoma. En algunas, el enfermo tiene absoluta libertad para elegir el hospital y el especialista. En otras, está estipulado que el paciente tiene derecho a una segunda opinión, pero no está bien establecida la manera de hacerlo con agilidad. En muchos servicios de oncología médica nos las vemos y nos las deseamos para atender a nuestros propios pacientes en plazos razonables. Es comprensible que cuando recibimos una solicitud de segunda opinión la pongamos por detrás de quienes necesitan empezar un tratamiento. De nuevo, el Servicio de Atención al Paciente del hospital o de la Consejería de Sanidad de la comunidad en cuestión son la vía más recta para averiguar cuáles son los pasos concretos que hay que dar.

49. ¿Qué opinión le merecen los tratamientos naturales y alternativos contra el cáncer? Yo creo que los médicos se fían demasiado de la química y desprecian los remedios que la naturaleza nos brinda. No comprendo por qué se niegan a otorgarles ni siguiera el beneficio de la duda. Al fin y al cabo, los tratamientos oficiales y los alternativos podrían compatibilizarse. Supongo que cada uno tiene sus ventajas.

Mi primera objeción es respecto a la denominación de *natural* como contraria a la medicina científica. Precisamente en el campo de la oncología, la mayor parte de los medicamentos que empleamos han sido obtenidos de la naturaleza; de bacterias, hongos, plantas, minerales o, incluso, animales. La propia radiación fue descubierta observando las propiedades naturales de minerales como el uranio o el curio (→ cuadro 8). Todavía hoy, decenas de equipos de *cazadores de medicamentos* peinan el mundo, desde la selva forestal hasta el desierto, desde el fondo del mar hasta los microbios del suelo, buscando sustancias naturales que puedan emplearse como medicinas. Luego, el procesamiento industrial farmacéutico se ocupa de aislar el principio activo, purificarlo y concentrarlo de modo que se pueda alcanzar una dosis eficaz; garantizar que el preparado está libre de contaminantes y productos nocivos; prepararlo de la mejor manera posible para que el organismo lo absorba; y distribuirlo para que llegue a la mayor cantidad de enfermos. A cambio de un buen precio, claro, que la industria farmacéutica no son *hermanitas de la caridad*.

También es cierto que muchos medicamentos son sintéticos, es decir, fabricados en el laboratorio en lugar de extraídos de la naturaleza. Algunos de ellos han nacido en una probeta desde el principio. Otros, en cambio, son los productos naturales de toda la vida pero elaborados industrialmente porque resulta más rápido o barato, para evitar esquilmar las plantas de las que antaño se extraían (hacía falta talar unos cien tejos para obtener un solo frasco de paclitaxel, un quimioterápico que hoy se sintetiza en el laboratorio) o, simplemente, porque sólo mediante procedimientos industriales es posible producir la cantidad de fármaco necesaria para abastecer al mercado; los lectores más mayores recordarán las terribles historias de los extremos a los que había que llegar para obtener penicilina del mercado negro en los primeros tiempos de los antibióticos, cuando aún no se sabía sintetizar y se obtenía directamente de los hongos *penicillium*. Pero no hay que suponer que una sustancia es necesariamente mejor por ser natural que por ser artificial o sintética. Al fin y al cabo, la cicuta, el cianuro, las toxinas de setas venenosas y el veneno de escorpión son tan naturales como la miel de abeja.

Dentro de las medicinas alternativas hay de todo; desde productos realmente eficaces hasta auténticos fraudes (→ **cuadro 19**) llevados a cabo por desalmados que se aprovechan de la desesperación y buena fe de las personas enfermas. Desde mi punto de vista, el peor aspecto de las medicinas alternativas es que su ausencia de experimentación científica impide conocer su verdadera eficacia; nos tenemos que fiar de lo que dicen quienes los aplican o quienes los reciben. Pondré un ejemplo: siempre se ha supuesto que las migrañas son una de las clases de dolor más sensibles al efecto de la acupuntura. Hay miles de acupuntores honestamente dispuestos a jurarlo. Y, lo que es más importante, miles de personas genuinamente convencidas de que sus migrañas han mejorado gracias a la acupuntura. Pues bien, recientemente se llevó a cabo un experimento para explorar la cuestión. Se reclutaron voluntarios entre las personas que acudían a una clínica especializada en migrañas. La mitad de ellos se trató con acupuntura de verdad, aplicada por un experto acupuntor, pinchando las agujas en los puntos precisos. La otra mitad, sin saberlo, fue tratada por falsos acupuntores que ponían las agujas donde se les ocurría, a la buena de Dios. La mitad de los individuos tratados por el acupuntor genuino mejoraron. ¡Exactamente el mismo porcentaje que entre los sujetos falsamente tratados por acupuntores de pega!

En ciencia no sucede que los conocimientos sean ciertos hasta que se pruebe lo contrario (eso sería *el beneficio de la duda* que plantea el enunciado de la pregunta), sino justamente lo opuesto: todo es falso hasta que se demuestra su veracidad. Este simple principio se conoce como *la duda metódica*. Lo enunció René Descartes en la primera mitad del siglo XVII y con ello cambió el curso del pensamiento humano más que cualquier otra persona. La duda metódica es el suelo que la ciencia pisa. La medicina basada en la ciencia no le concede el beneficio de la duda a nada, ni a sus propios tratamientos ni a los alternativos, todo debe ser demostrado.

Aun así, comprendo perfectamente que quien está enfermo y no encuentra solución en la medicina se afane en buscar otras soluciones. Pienso que la esperanza es, sencillamente, un derecho humano, y que ningún médico debería robárselo a nadie. Muchos de los tratamientos alternativos son, en el peor de los casos, inocuos. Y no hay ninguna razón para descartar que puedan ser de ayuda. Tratamientos como complejos vitamínicos, nutrientes, acupuntura, homeopatía, masajes, infusiones, etcétera, se pueden compatibilizar perfectamente con cualquier tratamiento contra el cáncer y no se pierde absolutamente nada por probarlos. Muchos enfermos encontrarán que aumenta su bienestar, que ayudan a combatir los efectos adversos de los tratamientos o que alivian síntomas como el dolor, el cansancio o la falta de apetito. Que carezcan de una base sólidamente científica no quiere decir que no funcionen en algunos casos. Puede que se trate de un simple efecto placebo, pero eso importa poco al enfermo que se siente aliviado. Siempre conviene decirle al médico lo que se está haciendo. Por ejemplo, algunas vitaminas antioxidantes merman la eficacia de la quimioterapia, o determinados ejercicios físicos podrían ser perjudiciales en enfermos con metástasis en los huesos.

> Hay diez señales para sospechar que un tratamiento alternativo contra el cáncer es una estafa.

Pero hay que estar alerta para no caer en las manos de desaprensivos que no dudan en enriquecerse a costa de la gente enferma (→ cuadro 12). Hay diez señales de alarma que sirven para desenmascarar los fraudes. Desconfíe de cualquier tratamiento alternativo que: (1) prometa curar el cáncer, (2) se presente como una sustitución de la quimioterapia, la radioterapia o la cirugía, (3) se base en testimonios de supuestos enfermos que relatan cuánto mejoraron, (4) se venda exclusivamente a través de internet o correo, sin contacto personal con nadie, (5) se obtenga de alguna fuente *exótica*, como un escorpión cubano, una planta de la selva del Amazonas, un raro mineral del desierto, o cosas por el estilo, (6) sea caro, (7) sirva no sólo para el cáncer, sino también para otras enfermedades graves como el sida, (8) se presente a través de un descubridor-benefactor que lleva años luchando contra la incomprensión o la malicia del sistema sanitario, (9) prometa aumentar las defensas del organismo de modo que sea el propio cuerpo el que se desembarace del cáncer, o (10) sólo se pueda obtener en algún lugar remoto, como China, un país de África o una isla del Caribe.

Cuadro 12
DEL LAETRIL AL ESCOZUL. LA ESTAFA DE LOS PRODUCTOS MILAGRO

En 1980, el actor estadounidense Steve McQueen viajó a una clínica mexicana en busca de un remedio presuntamente milagroso para luchar contra el cáncer de pulmón que le habían diagnosticado apenas un año antes (→ cuadro 9). El compuesto, que se había popularizado durante la década de los setenta, estaba prohibido en EEUU por la toxicidad de uno de sus componentes, la amigdalina.

Se trataba del Laetril, un producto a base de semillas de albaricoque por el que se dice que el actor pagó unos 5.500 euros al cambio actual. Pese a que la sustancia no fue capaz de evitar su muerte, la popularidad de Laetril y la presión social que desencadenó el caso obligaron a los Institutos del Cáncer de EEUU (NCI) a iniciar un ensayo en 1982 para investigar su supuesta eficacia.

No sólo no se logró la curación de ninguno de los 178 pacientes tratados, sino que se registraron varias intoxicaciones por cianuro. A pesar de todo, aún es posible hoy en día adquirir este

---

producto milagro en algunas clínicas mexicanas o a través de internet. Eso sí, previo pago de una buena suma de dinero.

Laetril es sólo un ejemplo de los numerosos remedios fraudulentos contra el cáncer que se publicitan a través de la Red y que tratan de aprovecharse de la desesperación y la buena fe de miles de pacientes en todo el mundo. Ésa es una de las pistas que puede ayudarle a reconocerlos, pero no la única.

En primer lugar, no suele existir ni una sola referencia a ellos en las bases de datos médicas más prestigiosas, aquellas que recogen los descubrimientos y publicaciones de científicos de todo el mundo. Todo lo más que podrá encontrar serán testimonios personales (siempre presuntamente veraces) o recortes de prensa de pretendidas curaciones. Desconfíe.

Es frecuente además que el producto se anuncie como gratuito, aunque después del primer contacto se le solicite al cliente una cierta cantidad de dinero por conceptos como costes de producción o gastos de envío.

La etiqueta natural tampoco significa necesariamente seguro, como lleva tiempo alertando la propia Organización Mundial de la Salud (OMS). Si las agencias sanitarias internacionales exigen tantos datos y requisitos antes de la comercialización de un fármaco, es para tratar de evitar sorpresas desagradables, efectos secundarios inesperados o reacciones tóxicas graves. Los falsos remedios contra el cáncer no han pasado por ninguno de estos filtros, lo que da sobrados motivos para el escepticismo. Además, en algunos casos está demostrado que pueden llegar a interferir con la acción de ciertos quimioterápicos, por lo que es importante que consulte con su especialista si piensa tomar cualquier sustancia mientras dura su tratamiento. Incluso las hierbas o infusiones aparentemente más inocuas pueden estar desaconsejadas.

El veneno de escorpión azul del Caribe (Escozul) o el cartílago de tiburón son dos de los productos estrella en esta lista de productos falsamente curativos. El primero empezó a desarrollarse en la década de los ochenta en la provincia cubana de Guantánamo y sigue siendo bastante popular en aquel país, así como en México. Pese a la creencia de que ciertos ingredientes del veneno del escorpión pueden tener efecto sobre las células cancerosas, no existe una sola palabra al respecto en ninguna publicación medianamente seria.

Tampoco el cartílago de tiburón responde a las pretendidas virtudes antitumorales que se le atribuyen. Una creencia que comenzó a extenderse hace algunas décadas, basada en la afirmación errónea de que estos animales no desarrollan cáncer y que, como alertaba en 2004 la revista *Cancer Research*, sólo ha logrado provocar un descenso significativo del número de estos animales en todo el mundo.

La lista podría completarse con compuestos tan dispares como el zumo de noni, los enemas de café, los comprimidos a base del alga espirulina, los preparados con timo o los productos de tal o cual doctor. No se engañe: si existiese una cura contra el cáncer tan eficaz como proclaman, algunas de estas sustancias ya estarían disponibles en hospitales de todo el mundo; no a través de clínicas de dudoso prestigio que tratan de hacer negocio con la desesperación de la gente.

Otra cuestión bien diferente es la de las terapias complementarias que, cada vez más, emplean los pacientes con cáncer para mejorar su calidad de vida y paliar los efectos secundarios de la quimioterapia y la radioterapia. A ellas dedicaremos otro apartado en este libro (→ cuadro 19).

50. ¿Cómo puede saber una persona operada de cáncer que ya está curada? Lo digo porque a mí me operaron del pecho hace tres años. Todas las revisiones salen siempre estupendas, pero el cirujano siempre se escabulle de esta pregunta. Ni me dice que estoy curada, ni cuánto tiempo tendrá que pasar para que me lo pueda decir.

Es una muy buena pregunta. Tan buena que me temo que será mucho mejor que la respuesta. Sencillamente, es imposible decir cuándo llega el momento en el que se le puede decir a un enfermo de cáncer: «Usted se ha curado, el cáncer ya no volverá jamás». Aun así, hay un par de cosas razonables que decir al respecto para iluminar un poco este rincón tan oscuro de la oncología.

Solemos decir que una persona está *curada* de su cáncer cuando el cirujano ha extirpado el tumor y en todas las pruebas que hacemos no descubrimos metástasis. En realidad, esto es falso. Dentro de este grupo de pacientes los habrá curados de verdad, y otros con focos microscópicos de cáncer que somos incapaces de detectar con los medios de hoy día. Muchas personas operadas de cáncer de mama, ovario, colon, pulmón, próstata o vejiga, por poner algunos ejemplos, y *aparentemente curadas*, se tratan con quimioterapia, radioterapia u hormonas, precisamente en un intento de destruir esas metástasis microscópicas (→ 41). Y sin duda lo conseguimos, pues está estadísticamente demostrado que los pacientes que reciben esos tratamientos, con los años, recaen menos que los que no se trataron. Ahora bien, lo que no sabemos es cuáles de los que nunca recaen lo deben a los tratamientos, que destruyeron las metástasis en su fase más incipiente (y han pasado de estar *curados en teoría* a estarlo *de verdad*), y qué otros estaban *curados de verdad* desde que salieron del quirófano y, por lo tanto, ni siquiera necesitaban más tratamientos.

Ya sé que parece complicado, pero lo es más aún. Lo que acabo de explicar ocurre en el cáncer de mama, colon o pulmón, entre otros. Pero hay una diferencia sustancial. Mientras en algunos cánceres como el de pulmón o páncreas, o se recae pronto (digamos dos años, cinco a lo sumo) o no se recae ya nunca, en otros como el de mama o próstata existe algo muy misterioso llamado *latencia*. Consiste en que las células cancerosas tienen la capacidad de permanecer ocultas y *dormidas*, como en estado de hibernación, durante muchos años, décadas incluso, para despertar un mal día y dar lugar a las metástasis (→ 26). No sabemos cómo consiguen esto, ni qué las induce a despertar.

De modo que a un enfermo de cáncer de pulmón operado hace siete años nos atrevemos a decirle que está curado sin que nos tiemble la voz, pero a una señora a la que se le extirpó un pecho hace el mismo tiempo, no. En realidad, la mayor parte de las recaídas aparecen durante el primero o segundo año; son raras a partir de entonces, y excepcionales de los cinco en adelante. Pero existen, y cualquier oncólogo medianamente experimentado recuerda haberlas visto a los diez, quince o más años tras la cirugía. Por eso preferimos mordernos la lengua hasta sangrar antes que decirles que están curados a los pacientes con esa clase de tumores en los que se da el fenómeno de latencia.

Algunos han postulado que el cáncer es una enfermedad crónica. Yo no estoy de acuerdo. Crónica es la diabetes, la hipertensión o el enfisema, que sabemos perfectamente que está ahí y podemos evaluarlos mientras los tratamos. Lo del cáncer es distinto. Por irritante que nos resulte (sin duda mucho más a los pacientes que a los médicos), el hecho cierto es que entre las personas *curadas* de cáncer las hay que sí lo están y las hay que no; sólo que somos completamente incapaces de distinguirlas. Cuanto más tiempo pase, más probable es que la curación sea de verdad.

---

51. ¿Qué precauciones debemos adoptar los enfermos de cáncer con los familiares que conviven con nosotros? Tengo cáncer de ovario con metástasis en la pleura que me hace toser continuamente. De siempre he sido donante de sangre. Pero, cuando me diagnosticaron el cáncer dos años atrás, me dijeron que ya no podía serlo más. Lo he recordado ahora porque mi marido se ha pinchado con una aguja después de inyectarme heparina. ¿Es que el cáncer se contagia por la sangre? De repente temo haber sido muy descuidada con la salud de los míos. No sé si deberíamos usar preservativo al ser del aparato genital mi enfermedad. También me preocupa esta tos, pues tengo dos niños pequeños.

El cáncer no es una enfermedad contagiosa por ninguna vía, ni sanguínea, ni respiratoria, ni digestiva, ni sexual (→ 9). Es verdad que a las personas que tienen o que han tenido un tumor maligno no se les permite ser donantes de sangre ni de órganos para trasplante. Eso es, más bien, una medida de precaución general. En realidad, esta cautela se toma con cualquier enfermedad grave o crónica. La sangre de un enfermo de cáncer puede contener células cancerosas, incluso estando aparentemente curado (→ 50). Normalmente, la inmunidad se encarga de liquidar estas células, si son de otra persona. Por eso el cáncer no se transmite mediante la cópula, ni compartiendo jeringuillas o cosas por el estilo. Otra cosa es que se introduzcan directamente en vena uno o dos litros de sangre de un enfermo de cáncer, que puede contener varios cientos de millones de células malignas. En realidad, no existen en la literatura médica más de media docena de dudosos casos de cáncer adquiridos mediante esta vía.

El cáncer no se contagia.

Otro asunto diferente es que una causa de algunos tipos de cáncer son infecciones crónicas por virus (→ 19). Esos gérmenes se transmiten entre personas, unos por vía sexual y otros por vía digestiva o respiratoria. Pero esas infecciones no son más que un factor, entre otros varios, que dan origen al cáncer; necesitan cronificarse años antes de ser peligrosas y no se contagian a partir de los enfermos de cáncer, sino con el contacto habitual entre personas sanas. Si quisiéramos evitarlas, tendríamos que salir a la calle vestidos de buzo.

Lo que sí es posible es que se transmitan infecciones entre los enfermos y sus familiares que nada tienen que ver con el cáncer. Esto es posible en ambos sentidos. Bien por efecto de la enfermedad, bien por el de los tratamientos, las personas con tumores malignos suelen tener las defensas del sistema inmunitario un tanto deficitarias. Pueden contraer infecciones respiratorias o digestivas que se transmitan a las personas de alrededor por las vías habituales. Pero esto no es común. Las infecciones en las personas con las defensas bajas se suelen manifestar rápidamente con fiebre, malestar general y otros síntomas, de modo que rara vez pasan desapercibidas. Más corriente sería lo contrario; que el paciente con cáncer se contagiara a partir de las personas con las que convive. En algún otro lugar de este libro hablaremos un poco acerca de esto (→ 64, 65)

En resumen, hay que perder esos temores por completo. Una persona enferma de cáncer no supone un peligro para la salud de sus familiares, no importa cuánto tosa o si alguien se pincha con una aguja usada. No hay que tomar precauciones, ya que el cáncer no se contagia.

52. A mi madre le han empezado a poner un tratamiento de radioterapia y quimioterapia que dura veinticinco días seguidos. Tengo un niño de dos años y estoy embarazada de ocho meses. Mi madre vive con nosotros, pero **nos han dicho que mientras dure el tratamiento de quimio y radioterapia conviene que no se acerque a los niños. ¿Es eso cierto?**

Es absolutamente falso, no hay ni una gota de verdad en eso. Yo creo que la confusión parte de lo que sucede con una modalidad especial de radioterapia que se llama *curieterapia* o *radioterapia intersticial*, en la que se implantan agujas radiactivas en el propio tumor (→ 35). Esas personas sí que deben permanecer aisladas durante el tiempo que dura el tratamiento. En realidad, no pueden salir del hospital y han de permanecer relativamente aisladas en habitaciones especiales.

Pero eso no tiene nada que ver con la radioterapia habitual que se aplica para la mayoría de los casos, en la que el paciente se tumba en una camilla y la radiación se aplica desde fuera, con un aparato que se coloca sobre el tumor. Las radiaciones que se emplean son similares a los rayos X usados para hacer radiografías y escáneres. Sus efectos son persistentes, pero la radiación en sí no permanece en los tejidos de ninguna manera. La persona que se levanta del aparato de radioterapia y se marcha a su casa no emite ninguna radiación, exactamente como si viniese de hacerse una radiografía.

Lo mismo sucede con la quimioterapia. El organismo usa varias vías para eliminarla, aunque las más comunes son la orina y la bilis, que sale mezclada con las heces. Los productos de la degradación de la quimioterapia que se eliminan del organismo son completamente inactivos, no contaminan y no producen ninguna clase de emisión, radiación o vapor que pueda ser perjudicial para nadie. Tampoco tienen el más mínimo efecto dañino el resto de secreciones producidas por una persona que está siendo tratada con quimioterapia, como el sudor, la saliva o las lágrimas.

Corren un buen número de despropósitos respecto a la conveniencia de aislar a las personas que reciben radioterapia y quimioterapia. Se dice que hay que echar lejía al inodoro después de que lo usen, o que es mejor que empleen vajillas y cuberterías de plástico desechable, que hay que lavar su ropa aparte o que no pueden acercarse a las mujeres embarazadas. Esa clase de precauciones se llevan al extremo en el caso de los niños. No le extraña a ningún oncólogo que le cuenten cómo han trasladado el cuarto del niño a la otra punta de la casa de donde duerme el enfermo, o que se evite que éste bese o se aproxime a sus hijos o a sus nietos. Nada de esto tiene la más mínima razón de ser. Son ideas falsas que surgen de confusiones, cuando no de supersticiones. No sirven más que para hacer que el paciente se sienta como un apestado, y para que los niños se alarmen ante algo que debieran vivir con mucha más naturalidad. Las precauciones que han de tomar las personas que reciben quimio o radioterapia respecto a los niños son, exactamente, ninguna.

---

53. ¿Cuál es la mejor dieta para los enfermos de cáncer? Mi abuela tiene cáncer y le están poniendo quimioterapia. Necesito saber qué puede o debe comer y qué es mejor evitar, si hay que darle alguna clase de vitaminas y qué dieta debe llevar cuando acaben los tratamientos.

Se supone que la nutrición de los enfermos con cáncer es algo complicado, cuajado de normas sobre lo que se *debe* comer y lo que no se *puede* tomar bajo ningún concepto. En realidad, bastaría con seguir las pautas de sentido común aplicables a cualquier individuo, sano o enfermo. Las dos más importantes son que el contenido en calorías sea el adecuado y que la composición de los alimentos resulte variada, con un poco de todo y sin dejar nada de lado (→ **cuadro 13**). Si el paciente oncológico ya seguía una dieta sana y equilibrada, no hay motivo para que se introduzca modificación alguna.

Quizá el periodo más crítico sea durante el tratamiento de quimioterapia. En realidad, todo se limita a ajustarse a los síntomas que vayan apareciendo. Si la quimioterapia o la radioterapia se toleran bien, no hay por qué cambiar nada de la despensa. Un error común de las familias es *embutir* a los sufridos pacientes en los días posteriores a la quimioterapia, en la suposición de que así estarán más fuertes y la soportarán mejor. La verdad es que no es así, sino más bien al contrario. Durante los cuatro o cinco días siguientes a la *quimio*, muchas personas sienten que su estómago les pide una alimentación escasa y suave (→ 37). Hay que hacerle caso a las señales del organismo. Forzarse a comer cuando no hay apetito durante esos pocos días es el mejor modo de propiciar los vómitos, que acaso no hubiesen aparecido si se hubiese permitido ese pequeño ayuno que el cuerpo estaba pidiendo a gritos (→ **63**, cuadro 16). Las personas que tienden a vomitar tras el tratamiento harán bien en alimentarse con cantidades pequeñas pero frecuentes, favoreciendo los alimentos fríos sobre los calientes y los secos sobre los melosos y, sobre todo, los líquidos de cualquier clase. No hace falta recurrir más que al sentido común y recordar el modo en el que se manejaban nuestras madres para saber qué darnos de comer en caso de diarrea, estreñimiento (→ **cuadro 18**), llagas en la boca (→ 71) o gastritis. En caso de duda, el médico de cabecera o la enfermera del centro de salud aconsejarán lo mejor. En general, el paciente que recibe quimioterapia no necesita ningún suplemento de vitaminas, minerales ni cosas por el estilo. El cuerpo humano usa cantidades minúsculas de esta clase de elementos y cuenta con depósitos para meses o años. Una alimentación ha de ser pobrísima durante meses y meses para dar ocasión a tener carencias de vitaminas o de minerales. Hay algunos quimioterápicos concretos que sí necesitan añadidos de, por ejemplo, vitamina B12, ácido fólico o magnesio. En estos pocos casos, el oncólogo indica siempre con exactitud lo que hay que tomar.

Cuando una persona ha tenido un cáncer y está curada, siguiendo sus revisiones habituales, no necesita más dieta que la aconsejable en cualquier individuo sano. Ya se sabe: no comer tanto que se engorde, tomar de todo, no olvidar legumbres, frutas y verduras, alguna fuente de fibra, ojo a la sal, no pasarse con las grasas animales y beber agua en abundancia. El ABC, como quien dice. Cosa bien distinta es la situación de quienes tienen un cáncer diseminado, que les merma la calidad de vida y les enfrenta a una supervivencia corta. Como es natural, mandarán las situaciones particulares de cada paciente; por ejemplo, quien no pueda tragar necesitará purés y quien tenga un nivel exagerado de calcio en la sangre habrá de evitar la leche y sus derivados. Pero todo esto ya lo indicará el médico en la consulta. Los dos problemas de nutrición que casi todos los enfermos de cáncer avanzado padecen tarde o temprano son la anorexia o falta de apetito y la pérdida de peso. Aquí hay que saber saltarse todas las normas a la torera. Por ejemplo, es cierto que la sal no es sana; pero el motivo es que favorece la hipertensión arterial y, al cabo de muchos años, infartos, hemorragias y embolias. Esto podrá preocupar al sujeto sano de 40 años que espera vivir otro tanto, pero no al enfermo con un pronóstico de vida de pocos años o, incluso, meses. Si la comida le resulta más apetitosa con el uso generoso del salero, es absurdo evitarlo. Naturalmente, hay que hacer todas las salvedades a los casos particulares que cada médico señalará, como, por ejemplo, los enfermos con insuficiencia cardiaca o retención de líquidos (edemas), que empeoran con la sal. Lo mismo sucede con las grasas. Puede que no sean recomendables para los sujetos sanos, pero son ideales en el caso de los enfermos de cáncer que pierden peso. Las grasas suelen ser apetitosas y son el nutriente que empaqueta más calorías en poco volumen. Hay mil trucos para incorporar las grasas a la dieta sin que resulten pesadas. Por ejemplo, el chorro generoso de aceite de oliva a cada plato de verdura, una fina capa de mantequilla en cada trozo de pan, el pescado azul (también en conserva, como las sardinas), los quesos cuanto más amarillos mejor, los patés, sobrasadas y todo lo que se pueda untar en pan, los frutos secos para picar entre horas, el cerdo y el cordero mejor que el pollo y la ternera, las yemas de huevo, los helados, los batidos, la leche (entera) en lugar del agua, un poco de embutido, los fritos antes que a la plancha... todo ello en las pequeñas cantidades que el paciente tolere, y tan a menudo como sea posible.

Por último, conviene saber que tanto los corticoides como el acetato de megestrol o el cannabis (→ 62) son posibles tratamientos para abrir el apetito. La mayor parte de los hospitales cuentan con servicios de nutrición. Para el paciente ya muy avanzado, o con inapetencia extrema, existen preparados, tanto líquidos como sólidos, que están formulados para sustituir por completo a la dieta y proporcionar las calorías y nutrientes necesarios en el mínimo volumen posible.

Cuadro 13
COMER BIEN PARA SENTIRSE BIEN

Algunos consejos generales pueden servirle de guía para empezar a disfrutar de la comida.

- Enriquezca los alimentos con margarina (untando el pan, por ejemplo), aceite, miel, nata, cremas, queso o leche en polvo. También puede añadir trocitos de beicon, jamón, queso, carne, huevos o frutos secos a las cremas y purés.

- Tome varias comidas a lo largo del día en lugar de tres abundantes. Pequeñas en cantidad pero de alto contenido calórico.

- Aproveche para comer algo en el momento en que se sienta con ganas, aunque no sea la hora. Algunos pacientes tienen más apetito a primera hora de la mañana, así que tal vez sea buena idea convertir el desayuno en la comida más importante del día. Si es posible y se siente con ganas, coma algo ligero antes de ir a la cama.

- Queso, galletas, frutos secos, dulces u otros aperitivos pueden ser buenos acompañantes para picar a deshoras. Las cremas, purés, yogures, gelatinas, el requesón o los helados le resultarán fáciles de tragar si tiene llagas en la boca.

- Pida ayuda para cocinar. Si siente que los olores de la cocina le repelen, busque alguien que cocine por usted o elija productos que requieran poca preparación. Tener porciones preparadas en el congelador puede ayudarle. Los alimentos fríos suelen tolerarse mejor que los calientes.

- Si algún alimento concreto le agrada, no se preocupe por incluirlo varios días seguidos en su menú. Ya tendrá tiempo de cambiar más adelante, cuando se encuentre con ganas.

- Beba abundante líquido. Es importante para mantenerse hidratado, pero además puede ser una buena manera de consumir una buena cantidad de nutrientes si los alimentos sólidos le resultan incómodos. Sopas, batidos de frutas (siempre con leche entera), zumos… Procure llevar siempre una botellita de agua consigo para acostumbrarse a beber lo suficiente.

- Haga de la comida un momento agradable del día. Procure estar bien acompañado y relajado. Aproveche para probar nuevas recetas y disfrute con la presentación de los platos. Eso sí, no beba mucho líquido durante la comida porque puede acentuar la sensación de estar lleno. Si su médico se lo permite, puede tomar un vaso de vino o cerveza mientras come para estimular el apetito.

- Utilice utensilios de plástico si percibe un sabor metálico con los alimentos. También puede tomar caramelos sin azúcar, chicles o pastillas de menta cuando sienta un gusto amargo en la boca o experimente sequedad.

- Enjuáguese la boca y lávese los dientes varias veces al día para mantener una buena higiene bucal y evitar las infecciones.

- Caminar un rato antes de comer puede abrirle el apetito.

54. Me gustaría conocer los pros y los contras de hacer ejercicio físico para los pacientes con cáncer. Antes de enfermar, era una persona muy activa, y me pregunto si me perjudican actividades como correr, ir en bicicleta o nadar.

Muchos pacientes de cáncer y sus familias se preguntan si les conviene el deporte o, simplemente, el ejercicio físico. Es una fuente frecuente de discordia y pequeñas discusiones. El paciente quiere que lo dejen tranquilo en su butaca y la familia lo empuja a salir a la calle y pasear. O al contrario, los familiares le impiden al enfermo seguir practicando su deporte favorito porque temen que sea contraproducente.

En términos generales, el ejercicio físico es bueno para los enfermos de cáncer y la mayoría de las prácticas deportivas no resultan dañinas. Es normal que el paciente se sienta falto de energía y que busque el reposo. Esto puede deberse tanto a la enfermedad como a los tratamientos. La quimioterapia, en particular, ocasiona cansancio por sí misma (→ cuadro 17) o debido a la anemia que produce a veces (→ 66). El organismo es sabio y hay que saber escucharlo. Si pide descanso, es sensato satisfacerlo. Pero una cosa es el descanso y otra muy distinta el apoltronamiento. No pasa nada por querer quedarse en casa y reposar durante los días siguientes a la quimioterapia. Pero la cosa ya no está tan bien si uno *vive* en el sillón, y sólo sale a la calle cada tres semanas, cuando hay que ir a ver al médico. Hay que tratar de mantener un ejercicio físico regular. Lo más sencillo, desde luego, es caminar. Un buen paseo diario es muy saludable. También es estupendo practicar cualquier modalidad de ejercicio suave de mantenimiento, como gimnasia para mayores, Pilates, Tai-Chi o piscina. Las personas que se ejercitan regularmente sufren menos efectos adversos, como náuseas y vómitos (→ 63, cuadro 16), toleran mejor el dolor (→ 60), tienen mejor apetito (→ 53, cuadro 13), concilian el sueño más fácilmente, mantienen un ritmo intestinal más regular (→ cuadro 18) y tienden a disfrutar de una moral más alta (→ 58). Todo lo contrario sucede con quienes malgastan todo su tiempo en transitar de la cama al sillón, y vuelta del sillón a la cama, acaso sin llegar a quitarse el pijama en todo el día.

Una costumbre particularmente funesta es esa de dormitar a lo largo de todo el día. Esos pacientes que se pasan el día dando cabezadas duermen luego fatal por la noche. Por mucho que *medioduerman* a lo largo del día, jamás llegan a alcanzar un sueño tan reparador como el de una buena noche dormida de un tirón. *Maldormidos*, pierden el apetito, se tornan irritables y depresivos, padecen estreñimiento y sufren más cualquier clase de dolor. Es razonable que un enfermo se acueste temprano y evite madrugar. Pero, salvo en el caso de los pacientes más graves, se debe imponer un horario de acostarse y levantarse… y cumplirlo. El sillón también tiene sus peligros. Si uno se arrellana y no hace más que mirar a la pared de enfrente, no tardará en empezar a adormilarse y a sentir toda clase de molestias. Las horas de sofá han de ser horas activas. Hay mil cosas que uno puede hacer, como ver una buena película, leer todos esos libros que llevan años esperándonos en la estantería, escuchar música o, por fin, decidirse a ordenar las fotografías familiares. Se pueden practicar decenas de manualidades y artes plásticas, y un ordenador con conexión a internet es una ventana abierta al mundo. Los pacientes que sacan más provecho a sus horas de reposo obligado son aquellos que confeccionan una agenda y la siguen con disciplina.

Naturalmente, esto sólo se refiere a las personas que deben guardar reposo, o cuyas molestias les dificultan salir de casa. No es el caso de la mayoría. Casi todas las personas con cáncer se pueden mantener activas durante la mayor parte del tiempo. Es de lo más recomendable que salgan a la calle, paseen, lleven y traigan a los niños del colegio, visiten a los amigos (en lugar de esperar en casa a que sean ellos los que visiten *al enfermo*), acudan a un espectáculo o se regalen los sentidos con una buena exposición de arte. Tampoco hay ningún inconveniente para la práctica del deporte. Si alguien solía pedalear, correr, nadar, remar, montar o lo que sea, mi consejo es que siga intentándolo. Puede que alguien descubra que antes hacía treinta largos en la piscina y ahora sólo tres. Pues se hacen tres y ya está. Quizá se peque de optimismo y esa carrera hasta el parque de antes haya de ser sustituida por un paseo a paso vivo. Lo importante es mantener la actividad. Si hay dolor, es buena idea pedirle al médico algún analgésico potente y de efecto rápido que se pueda tomar inmediatamente antes del ejercicio.

Como toda regla, ésta también tiene sus excepciones. La más importante es la de las personas que tienen metástasis en los huesos. Si las metástasis están en puntos que no carguen peso, como el cráneo o las costillas, no hay mayor problema. Pero si se encuentran en huesos de carga, hay que ser precavido. Los lugares peligrosos son las vértebras (sobre todo las lumbares), la pelvis en torno a la articulación de la cadera, el pubis y las piernas. El problema es que un ejercicio de impacto podría romper el hueso. La zona más débil y delicada es la del cuello del fémur. A las roturas que suceden en el punto de una metástasis se las llama *fracturas patológicas*, se sueldan mal y no es raro que haya que operarlas. Hay que tener cuidado con todo lo que sea correr y saltar, con los deportes de contacto físico (como el fútbol) y con esos en los que puede haber caídas (como el patinaje o la bicicleta). Las metástasis en los huesos de los brazos no cargan peso, pero también pueden ser problemáticas si se apoyan las manos en una caída. Para los enfermos con metástasis esqueléticas, la natación es el ejercicio ideal, sin ninguna duda. Se ejercitan todas las partes del cuerpo y, al flotar horizontalmente, se alivia el peso y la sobrecarga sobre los huesos dañados. Una alternativa son los ejercicios suaves en gimnasio, pero siempre hay que decirle al monitor que se tienen lesiones óseas y dónde están.

55. ¿Es necesario usar métodos anticonceptivos durante los tratamientos contra el cáncer? He intentado buscar información en internet, pero me ha confundido en lugar de aclararme.

El uso de métodos anticonceptivos en las personas que están recibiendo radioterapia o quimioterapia es aconsejable en casi todas las situaciones, pero sobre todo en las mujeres.

En el caso de los hombres, la quimioterapia podría alterar los espermatozoides. Es probable que el semen de alguien que recibe ese tratamiento acabe no conteniendo espermatozoides, sólo muy pocos, o que estén inmóviles. Cualquiera de esas situaciones da lugar a infertilidad, es decir, que no podría dejar embarazada a una mujer aunque no se adoptara ninguna clase de precaución. En la mayoría de los casos esta infertilidad es transitoria, dura sólo mientras se reciben los tratamientos. Pero, otras veces, también puede ser permanente. Pero lo que preocupa más es que los genes de los espermatozoides pudieran estar alterados y ocasionar malformaciones en el feto. En realidad, ésta es una posibilidad muy remota. El eyaculado de cualquier varón sin quimioterapia contiene de ordinario varios centenares de espermatozoides con genes defectuosos. Lo que suele suceder es que esos espermas no son fértiles o se mueven tan mal que no llegan a alcanzar el óvulo. Lo mismo sucede en quien recibe la *quimio*; aunque hubiera espermatozoides anormales, es casi siempre uno de los normales el que consigue fertilizar al óvulo femenino. De todas maneras, poco cuesta usar el preservativo o cualquiera de los métodos anticonceptivos femeninos. Al fin y al cabo, hay pocas personas que quieran tener un hijo justo mientras están recibiendo quimioterapia. Como los espermatozoides se renuevan con rapidez, sus malformaciones desaparecen poco tiempo después de suspender el tratamiento. Dos o tres meses de intervalo es un periodo de seguridad más que suficiente para abandonar los anticonceptivos, si se está buscando un hijo.

En cuanto a las mujeres, el asunto es más serio. Si se quedan embarazadas mientras están recibiendo quimioterapia, hormonas o radioterapia en la mitad inferior del cuerpo, la probabilidad de malformaciones graves en el feto es muy alta. La mujer se vería en el dilema de abortar, o de arriesgarse a tener un niño con retrasos o deformaciones muy serios. Así pues, es esencial que las mujeres fértiles que reciben tratamientos contra el cáncer usen métodos anticonceptivos. Si el cáncer es de mama, la píldora está contraindicada porque favorece las recaídas, así que lo más práctico es echar mano del preservativo.

> Durante el tratamiento hay que usar anticonceptivos, incluso cuando se retira la regla.

El problema viene cuando el tratamiento contra el cáncer retira la menstruación, lo que es muy normal tanto con quimioterapia como con hormonas. Esto puede dar a la mujer la falsa sensación de que ya no es fértil, de manera que piensa que puede seguir practicando el sexo sin medios anticonceptivos y sin peligro de quedarse embarazada. No es cierto. Puede que la mayor parte de las veces sea así, pero hay excepciones. En primer lugar, bajo los efectos del tratamiento es posible ovular sin tener la regla, de manera que se sigue siendo fértil aún sin saberlo. En segundo lugar, una mujer con tratamiento oncológico puede estar tres o cuatro meses sin regla, y tenerla al siguiente sin previo aviso. Si ha dejado los métodos anticonceptivos ya será tarde, pues la ovulación (que es cuando hay posibilidad de quedarse embarazada) sucede unos quince días antes de la regla. Así pues, debe quedar bien claro: todas las mujeres que menstruaban antes de empezar el tratamiento del cáncer deben usar métodos anticonceptivos durante todo el tratamiento, tanto si siguen teniendo reglas como si no.

Otro asunto distinto es el de la mujer fértil que durante el tiempo de tratamiento deja de menstruar, y cuando se acaba el mismo, pasan dos meses, tres, cuatro, cinco… y el periodo no regresa. ¿Quiere decir que ya es menopáusica? A ella le interesa saberlo, porque ya no desea más hijos y, si estuviera segura de que ya no va a menstruar, podría prescindir del engorro de las medidas anticonceptivas. Pero ¿y si las abandona, recupera la regla un par de meses después y se queda embarazada? Los tratamientos contra el cáncer pueden adelantar la menstruación. Si una mujer tiene más de 40 años, ha recibido quimioterapia y pasa seis meses sin reglas, es casi seguro que ya no volverá a tenerlas. Pero no hay que arriesgarse. Con un vulgar análisis de sangre se puede conocer el estado de la secreción de los ovarios. Si este estado es de menopausia, y si se repite el análisis unos tres meses después y no ha cambiado, se pueden abandonar ya todos los métodos anticonceptivos con mucha seguridad.

56. ¿Una persona que está siendo tratada con quimioterapia puede practicar el sexo con normalidad? Mi esposa ha sido recientemente operada de cáncer pulmonar. Durante los seis meses próximos recibirá quimio y radioterapia. Nos apetece reanudar nuestras relaciones sexuales normales, pero nos da miedo que le pueda perjudicar. A ella también le preocupa contaminarme de alguna manera.

Es normal que la actividad sexual se interrumpa cuando una persona ha sido diagnosticada de cáncer y tiene que operarse. Le sucede por igual a hombres y a mujeres. Durante la fase inicial de la quimioterapia tampoco se suele *tener la cabeza para esas cosas*. Luego, más avanzado el tratamiento o cuando ya ha acabado, vuelve a apetecer reanudar la vida sexual normal. Es entonces cuando surgen los miedos. Por un lado, se ha escuchado que el tratamiento baja las defensas y preocupa que con la práctica del sexo se pueda contraer algún germen. Cuando el cáncer ha sido de los ovarios o de la matriz, a las mujeres les angustia que la penetración les pueda perjudicar de alguna manera. Otro miedo frecuente es dañar a la pareja. Esto les preocupa sobre todo a los hombres, que no saben si eliminan la quimioterapia por el semen y si esto resultará dañino para su pareja. Nada de esto tiene una base racional, y el sexo se puede practicar sin cortapisas casi en cualquier circunstancia, a pesar del diagnóstico de cáncer y del tratamiento de quimioterapia.

Ciertamente, la *quimio* puede disminuir las defensas; en concreto, una clase particular de glóbulos blancos que son los *neutrófilos*. Los oncólogos realizamos análisis de sangre con mucha frecuencia a nuestros pacientes, justamente para comprobar cuál es el nivel de sus neutrófilos. En teoría, una persona con un nivel bajo de neutrófilos podría contraer infecciones por cualquier vía, incluida la sexual. Pero las cosas funcionan de otra manera en la práctica. Casi todas las infecciones de los pacientes bajos de defensas provienen de los microbios propios, de los millones de ellos que pueblan nuestra piel, nuestra boca o nuestro intestino grueso. En realidad, entran muchos más gérmenes en nuestro organismo al respirar o al comer que en el curso de un coito (→ 64).

Las mujeres que han sido operadas de tumores ginecológicos, como los del ovario o del útero, también pueden practicar el sexo excepto en el periodo postoperatorio más inmediato. Conviene preguntar al médico, pero rara vez pondrá alguna pega más allá de un mes después de la cirugía. Las dos únicas excepciones son las mujeres que tienen tumores inoperables en el interior de la vagina, y a las que se les ha tenido que extirpar ese órgano. En esa situación se podrá llevar a cabo cualquier actividad sexual, menos la penetración.

Ni el semen ni las secreciones vaginales son fluidos de excreción y la quimioterapia no se elimina significativamente por ellos, por eso el contacto sexual no plantea el mínimo inconveniente; de ninguna manera se puede perjudicar a la pareja, sea cual sea el tratamiento que se esté recibiendo (→ 51).

Pero otras veces el problema no es que se tema a las relaciones sexuales, sino que resultan francamente molestas o que las ganas de hacerlo han desaparecido y no vuelven. Por ejemplo, la quimioterapia, las hormonas o la radioterapia aplicada sobre la pelvis pueden resecar la vagina, impedir que se ponga húmeda al excitarse, y hacer que duela la penetración (aunque apetezca). No es algo difícil de solucionar. Por un lado, existen alternativas sexuales distintas a la penetración vaginal que muchas parejas encuentran tanto o más satisfactorias (→ cuadro 14). Por otro lado, son muy eficaces los lubricantes vaginales hidrosolubles, que se consiguen tanto en farmacias como en *sex-shops*.

Una situación más difícil de solucionar en las mujeres es cuando se han seguido tratamientos que retiran la regla. Esa menopausia precoz y brusca suele acompañarse de cierta pérdida de interés por el sexo a causa de la disminución de los estrógenos, las hormonas sexuales femeninas. El remedio más eficaz, los parches de estrógenos, está contraindicado en las mujeres que han padecido cáncer de mama porque multiplican por tres el riesgo de recaídas. No hay otra solución que buscar alternativas sexuales que resulten gratas para el hombre sin ser desagradables para la mujer.

Pero la mayoría de las veces en las que un paciente de cáncer ha perdido interés por el sexo se debe a motivos puramente psicológicos. No es nada raro que tras una experiencia traumática, como el diagnóstico y tratamiento de una enfermedad grave, la pérdida de un ser querido o cualquier otra semejante, se esfume el deseo sexual o aparezca impotencia. En el caso de las mujeres con cáncer de mama, la existencia de cicatrices en el pecho, la extirpación de éste, o la presencia de una prótesis de silicona que se percibe como un cuerpo extraño, empeoran la situación. Hay muchas estrategias para vencer esas barreras (→ **cuadro** 14), pero si el problema se cronifica, pasa el tiempo y no se aprecia mejoría, yo recomiendo que se consulte a un psicólogo. Mejor si se trata de uno especializado en cáncer, como los que facilita gratuitamente la Asociación Española Contra el Cáncer (AECC) en muchas partes de España. Puede resultar embarazoso sacar a colación estos asuntos íntimos, pero es seguro que habrán oído decenas de quejas similares.

Cuadro 14
¿Y EL SEXO QUÉ?

La ansiedad por el diagnóstico o los propios efectos secundarios de los tratamientos, los cambios que sufre la imagen corporal, las cicatrices, el temor a perder a la pareja, la inseguridad o la falta de comunicación pueden convertirse en un cóctel fatal que afecte a la sexualidad del paciente durante y después de su enfermedad.

Algunas personas con cáncer pueden estar más necesitadas de afecto y contacto íntimo en esta etapa de su vida, mientras que otras se sentirán menos atractivas, demasiado fatigadas o poco predispuestas a mantener relaciones sexuales. A todas ellas les costará algo de tiempo adaptarse a la nueva situación, pero poco a poco las cosas suelen ir encontrando su cauce. Es importante que los pacientes compartan sus sentimientos y nuevas necesidades con su pareja, que consulten sus dudas con el especialista y, sobre todo, que sepan que no tienen por qué renunciar a su sexualidad. Conviene que el miembro sano de la pareja le haga saber a su compañero/a que sigue queriéndole, que aún le encuentra atractivo/a. Juntos podrán encontrar nuevas formas de sentir placer o distintas posturas de hacer el amor.

Para las personas que están solas en el momento del diagnóstico, volver a encontrar una nueva pareja puede convertirse en una cuestión delicada. El temor a no resultar atractivo/a o ser rechazado/a, o el miedo a mostrar una cicatriz al otro por primera vez en el transcurso de una relación íntima pueden ser motivo de ansiedad. Debe ser el propio individuo quien decida cuándo y cómo comunicarle a su nuevo compañero/a la situación por la que ha atravesado; mostrarle la cicatriz antes de cualquier contacto íntimo también puede aliviar la tensión de ese momento.

→

El sexo le da calidad a la vida y no debe permitirse que el cáncer haga renunciar a él. La comunicación con la pareja y con un profesional si es necesario; una actitud optimista e imaginativa; o la ayuda de fármacos y lubricantes en los casos necesarios le permitirá asumir su nueva vida y seguir teniendo relaciones placenteras. Cada persona es un mundo y es difícil predecir cómo reaccionará cada uno, y qué recetas funcionarán en cada caso. Por eso, no hay que dudar en consultar el tema con el oncólogo o en buscar ayuda y consejo allí donde puedan proporcionarlos.

Éstas son algunas ideas genéricas que pueden servir de ayuda:

- No olvide que el sexo no se limita únicamente a la penetración. Besos, caricias y otras formas de estimulación, incluida la masturbación o el sexo oral, pueden ser fuente de placer.

- Guíe a su pareja durante el acto, no dude en indicarle aquellas partes de su cuerpo que más responden a los estímulos o aquellas donde siente molestias o dolor.

- Tómeselo con calma. Puede comenzar con unos masajes sensuales u otros ritos amatorios las primeras veces antes de retomar las relaciones con penetración.

- Tenga paciencia. Es normal que se sienta fatigado/a o cansado/a, incluso que no alcance el orgasmo. No se obsesione demasiado por esta cuestión y no se plantee el sexo como una carrera cuya meta sea el orgasmo.

- Es normal que en ocasiones no pueda disfrutar de la relación y que se sienta acechado por pensamientos negros. Busque el momento del día en que mejor se encuentre, no dude en recurrir a velas, inciensos o música relajante para crear un ambiente agradable que le ayude a concentrarse.

- Si siente dolor durante el coito, busque nuevas posturas que no impliquen presionar demasiado las zonas del cuerpo que le duelen. Utilice cojines y almohadas para apoyarse y recostarse cómodamente.

- Si aún no se ha acostumbrado a sus cambios corporales, pruebe a bajar la luz de la estancia y busque posiciones que no le dejen abiertamente a la vista. Si no se siente cómodo/a no se desnude completamente.

- Incluso si el sexo se vuelve impracticable en las fases finales de la enfermedad, el paciente agradecerá la calidez del contacto físico, las caricias, besos y abrazos.

- Recuerde que el cáncer no puede contagiarse durante las relaciones sexuales, ni por los besos ni por el sexo oral (→ 9, 51).

- Consulte con su médico el mejor método anticonceptivo y los riesgos de quedarse embarazada mientras dura el tratamiento (→ 55).

57. ¿De verdad hay que esperar cinco años después de operarse de un cáncer para quedarse embarazada? Hace tres años me operaron de un cáncer. Jamás pensé que llegaría el momento de ver la enfermedad tan lejana como para desear un nuevo hijo, pero así es. El caso es que mi médico parece muy reticente a que me quede embarazada y me dice que espere a cumplir los cinco años, y «luego ya veremos». A mí ese plazo se me hace muy largo.

Conforme el cáncer va mejorando su pronóstico, gracias al diagnóstico precoz y a los nuevos tratamientos, son más y más los *supervivientes* que van recuperando su vida normal. El tiempo pasa, las aguas vuelven a su cauce y el riesgo de una recaída se ve como una posibilidad cada vez más remota (→ 50). Hay parejas que comienzan a jugar con la idea de tener familia y pronto llegan a desearlo con todas las fuerzas. Para quien ha superado una grave enfermedad, el nuevo hijo se convierte en el signo más tangible que imaginarse pueda de que la vida vuelve a ser como antes, de que el paréntesis, por fin, se ha cerrado.

Entonces aparecen las dudas, y a docenas: *¿seguiré siendo fértil?, ¿heredará mi hijo el cáncer?, ¿hay peligro de malformaciones a causa de los tratamientos de quimioterapia y radioterapia?, ¿es más peligroso el embarazo que en otras mujeres?, ¿puede que la gestación favorezca una recaída?...* Tarde o temprano, el asunto sale a relucir en la consulta del médico, con motivo de una revisión ordinaria; entonces el especialista compone un gesto circunspecto y menciona un plazo de cinco años: «aún es pronto…», «no se preocupe todavía…», «ya se verá…».

Es posible que los tratamientos contra el cáncer produzcan infertilidad, pero eso sucede muy pocas veces. Naturalmente, las cirugías que extirpan el útero o los ovarios dejan a la mujer incapaz de concebir, eso no hace falta ni decirlo. Lo mismo pasa con las radioterapias potentes en el territorio de la pelvis (→ 35). Por otro lado, algunas quimioterapias o tratamientos hormonales pueden precipitar la menopausia en mujeres, casi siempre cuando son mayores de 40 años (→ 37, 38, 55). En las mujeres, la infertilidad por estos motivos es fácil de reconocer, porque casi siempre coincide con la falta de menstruación. En los hombres, algunos tratamientos de quimioterapia pueden eliminar para siempre la producción de espermatozoides. Pero todas estas circunstancias son las excepciones a la regla. Tras el tratamiento contra el cáncer, la mayoría de las personas, hombres y mujeres, siguen siendo tan fértiles como antes.

Los temores a la herencia del cáncer, a las malformaciones, a los embarazos complicados y a las recaídas son casi siempre injustificados. El cáncer no se hereda, en contra de lo expresado por una creencia popular muy extendida (→ 6, 7). Algunas familias, muy pocas en comparación con el total de casos de cáncer, transmiten la predisposición a padecer la enfermedad durante la vida adulta, pero se trata de casos evidentes casi siempre, fáciles de distinguir del común de los tumores (→ 77, 86). Está demostrado por completo que los hijos de personas tratadas de cáncer no tienen mayor incidencia de síndrome de Down ni de cualquier otra malformación congénita. Los embarazos de las mujeres supervivientes de enfermedades malignas se complican o terminan en abortos en la misma proporción que los de cualquier otra. Y la gestación tampoco favorece las recaídas del cáncer, ni siquiera en el caso del cáncer de mama, por más enraizado que siga estando este malentendido (→ 84).

Y entonces, ¿los cinco años? La cifra mágica de los cinco años tiene una enorme tradición en oncología, pero muy poco fundamento. Hace unos cien años que los epidemiólogos y los estadísticos sintieron la necesidad de disponer de una medida estadística que permitiera comparar entre sí la supervivencia al cáncer de diferentes países, tratamientos o enfermedades. Eligieron la *supervivencia a los cinco años* (el número de personas que permanecen vivas a los cinco años de haberse diagnosticado de cáncer) porque, en aquel entonces, a los cinco años ya se habían muerto la mayoría de los pacientes que podían haberlo hecho con casi cualquier diagnóstico y, además, resultaba una cifra más *redonda* que cuatro o seis años. Este índice sigue siendo muy útil para manejar datos estadísticos, pero, por desgracia, ha hecho cundir la falsa impresión de que esos cinco años son un momento crucial, un hito que hay que alcanzar para considerarse *curado*. No es así, pues todo depende del tumor del que se trate: en el caso de algunos cánceres rara vez los pacientes recaen más allá de los dos años, mientras que en otros no pueden considerarse fuera de peligro a los diez (→ 50).

Tras ese «esperemos a los cinco años» de tantos médicos se esconde, me temo, un rescoldo de paternalismo. Lo que al médico le preocupa es que la paciente recaiga y acabe por morir con un niño pequeño en casa, sólo que no se aventura a plantearlo en estos términos tan crudos. Yo creo que éste es uno de esos momentos en los que se impone una entrevista con el médico, pero una de esas sin tapujos (→ 29). Un hijo son palabras mayores. Hay que armarse de valor y formular con precisión, sin rodeos ni subterfugios, las preguntas más difíciles. «¿Qué probabilidad tengo de recaer?», «Si recaigo, ¿qué posibilidades hay de curarse y cuántas de morir?», «¿Cuánto tiempo más habrá de pasar antes de que el riesgo sea francamente pequeño?». El médico no será capaz de ofrecer cifras matemáticamente exactas, pero sí aproximaciones razonables, aunque puede que sea necesario presionar un poco más de lo habitual para conseguirlo. Es necesario que se le comunique al médico, de la forma más clara, el motivo por el que se busca la información, y el deseo de que no se le *dore la píldora* a uno. Los hijos siempre piden cosas difíciles. A veces, incluso antes de ser concebidos.

58. Mi padre tiene cáncer de vejiga. Le operaron y le están tratando con instilaciones. En realidad, su estado físico no es malo y los médicos le auguran un buen pronóstico. **Lo que le está minando es la depresión y la ansiedad. ¿Qué puedo hacer para ayudarlo? ¿Debería visitar a un psicólogo?**

El primer paso para atender bien la depresión de un paciente con cáncer es distinguirla de la pena. La pena es un sentimiento completamente normal cuando se pierde algo. Todos la hemos sentido en muchas ocasiones. El enfermo de cáncer puede enfrentarse a varias pérdidas, según la situación y gravedad de cada cual: la salud, la expectativa de una vida larga, proyectos, el aspecto físico, el trabajo, la independencia... Es normal que la gente se apene al pasar por este trance. Muchas veces, la familia le *exige* al enfermo un estado de ánimo valeroso, una actitud positiva, un optimismo contra viento y marea. Se diría que quieren ver reflejada en el paciente la actitud que ellos mismos quisieran tener. Esta estrategia no ayuda en nada. Quien acaba de recibir una noticia desesperanzadora quiere que se reconozca su derecho a la pena, espera un poco de compasión, en el mejor sentido de la palabra. Normalmente, esta fase va desapareciendo por sí sola, sobre todo si los tratamientos funcionan y el estado de salud mejora. Quien, por ejemplo, siente deseos de llorar, agradece mucho más que alguien se siente a su lado y le abrace o, sencillamente, que le dejen hacerlo y desahogarse en paz, que un *sermón* acerca de la conveniencia de *ser positivo*.

En ocasiones, la pena da paso a una auténtica depresión. ¿Cómo distinguir la una de la otra? Hay tres pistas. La primera de ellas es la duración de los síntomas. Un estado de ánimo triste y deprimido que se mantiene inalterable durante seis meses o más responde, probablemente, a una depresión. La segunda pista es la alteración de la vida cotidiana. Mal que bien, la persona apenada sigue siendo capaz de continuar con sus ocupaciones usuales. Se relacionará con sus familiares y amigos más o menos como siempre, buscará aquellas cosas que siempre le han gustado, sus aficiones y distracciones habituales, aunque ahora las practique y disfrute menos. En cambio, el paciente deprimido rompe con todo ello y vive solamente, por así decirlo, para cultivar su tristeza. El último indicio de que es posible que el paciente con cáncer esté genuinamente deprimido es la presencia de una serie de síntomas como la pérdida completa del apetito, el insomnio (sobre todo despertarse muy temprano y ser ya incapaz de volver a conciliar el sueño), la ausencia de gesticulación en las manos y de mímica en la cara, y las ideas más o menos vagas en torno al suicidio. La ansiedad es otro síntoma que se asocia con frecuencia a la depresión. Se puede manifestar de manera continuada, o en brotes de angustia intensa que llamamos *crisis de pánico*. No es raro que la ansiedad empeore y llegue a ocultar por completo la depresión que hay debajo.

La mayor parte de las depresiones que padecen los pacientes oncológicos son del tipo que llamamos *reactiva*. Quiere decir que responden a un factor estresante muy concreto, que en este caso es la enfermedad. Dicho al modo de Perogrullo: si esa persona no tuviese cáncer, no estaría deprimida. La depresión reactiva viene a ser como una pena extremada, de la que la persona no logra salir. Hoy día se cree que en la depresión reactiva no existen cambios bioquímicos importantes en el cerebro y, por eso, no mejora mucho con los medicamentos antidepresivos. Esta clase de depresiones las tratan muy bien los psicólogos, que tienen maneras de modificar el estado de ánimo y son capaces de enseñar al paciente modos de dirigir su pensamiento en la mejor dirección. También resultan de mucha utilidad las técnicas de relajación en las que los psicólogos entrenan a sus pacientes. Estos especialistas no son médicos y por eso no pueden extender recetas. Si se necesitan medicaciones de apoyo, como pastillas para dormir o sedantes, las tendrá que prescribir el médico de cabecera o el oncólogo. Lo ideal sería que el psicólogo estuviese especializado en cáncer, lo que se llama *psicooncólogo*. La psicooncología es una rama reconocida de la psicología. Lo sensato sería que cada servicio de oncología contara con un profesional de esta clase. Esto es algo por lo que los especialistas en cáncer venimos clamando desde hace años, en vano casi siempre, entre las áridas dunas del desierto administrativo. Pocos hospitales tienen la suerte de contar con semejante lujo. Quienes sí disponen de ellos, casi siempre excelentes (y gratuitos), son las juntas provinciales de la Asociación Española Contra el Cáncer (AECC) (→ cuadro 4).

Por último, un paciente también podría sufrir una depresión de las que llamamos *mayores* o *endógenas*. Es decir, como la que hubiese podido tener si no le hubieran diagnosticado un cáncer. Generalmente, estas personas ya han sufrido depresiones antes. A diferencia de la reactiva, la depresión mayor sí que tiene que ver con alteraciones en la química del cerebro, sobre todo en su incapacidad para producir una sustancia que se llama *dopamina*. Los principales indicios para sospechar de una depresión mayor son la existencia de esos antecedentes, la intensidad de los síntomas (mayor que en la reactiva) y que no mejora aunque lo haga el cáncer. Las depresiones mayores necesitan tratamientos con antidepresivos y son mejor atendidas por los psiquiatras que por los psicólogos. Los psiquiatras están en los centros de salud mental y su atención ha de ser solicitada por el médico de cabecera.

59. ¿No hay manera de evitar la caída del pelo por la quimioterapia? Comprendo a todos los que me dicen que lo importante es curarse, que el pelo es secundario y se recupera... pero yo soy una mujer joven y no me quiero ni imaginar cómo me voy a sentir cuando me vea calva en el espejo.

El pelo es uno de los elementos más importantes de nuestro aspecto físico (→ cuadro 15). Nos identificamos unos a otros por el cabello mucho más de lo que nos imaginamos. Está demostrado que nos reconocemos de lejos unos a otros mucho más por el color del pelo y el peinado que por otras características físicas. Para las mujeres, el cabello es un atributo sexual secundario, como los labios o las uñas, un rasgo que usan en mucha mayor medida que los hombres para proyectar la imagen con la que desean ser percibidas. La calvicie es una imagen que cualquiera asocia a la vejez y a la decrepitud. Por último, una mujer sin pelo parece que lleve un letrero que diga «cáncer». No es extraño, pues, que la caída del cabello, o *alopecia*, a causa de la quimioterapia sea un motivo de angustia, especialmente para las mujeres. Los pacientes suelen sentirse ridículos por preocuparse del cabello cuando tienen cosas mucho más importantes por las que inquietarse. La primera medida es despojarse de esa sensación: todo el mundo que va a recibir tratamiento para el cáncer se preocupa por el pelo.

Para empezar, no todos los medicamentos de quimioterapia provocan la caída del cabello. Algunos no tienen este efecto en absoluto o bien sólo hacen que la cabellera se torne más escasa y fina (alopecia grado 1). Los nombres genéricos de los agentes más comúnmente empleados y que no ocasionan pérdida completa del cabello son: bleomicina, capecitabina, carboplatino, clorambucil, cisplatino, citarabina o Ara-C, bevacizumab, dacarbacina o DTIC, fludarabina, fluorouracilo o 5FU, gemcitabina, imatinib, melfalan, metotrexate, mitomicina C, oxaliplatino, raltitrexed, rituximab, sunitinib, temozolamida, trastuzumab y vinorelbina. En cambio, muchos otros medicamentos sí causan la caída completa, pero reversible del pelo (alopecia grado 2). Son, entre otros, adriamicina o doxorubicina, ciclofosfamida, actinomicina D, docetaxel, epirrubicina, etoposido o VP16, idarubicina, ifosfamida, irinotecan o CPT11, mitoxantrona, paclitaxel, topotecan, vinblastina, vincristina o vindesina. Según las dosis, la combinación de fármacos o la persona, la alopecia puede afectar sólo a la cabeza, o también al pelo de la cara, el cuerpo, los genitales, las cejas o las pestañas. La radioterapia aplicada sobre el cráneo también puede ocasionar alopecia grado 2, pero, por desgracia, es también posible que llegue al grado 3, es decir, no recuperable (→ 36).

> No todas las quimioterapias provocan
> la caída del cabello.

Los quimioterápicos producen alopecia porque afectan a las células que se dividen con rapidez, como las de la raíz del pelo. Ahora bien, esas células no mueren, simplemente dejan de dividirse, lo que ocasiona que el tallo del pelo se desprenda del cuero cabelludo. Pero la raíz sigue viva en el interior de la piel. Cuando la quimioterapia termina, las células que forman el pelo recuperan su capacidad de dividirse y éste comienza a crecer de nuevo. La caída del cabello puede suceder tan pronto como en dos semanas, o retrasarse hasta cuatro o cinco. Tiende a ser bastante rápida. Muchos pacientes esperan que su pelo comience a caer poco a poco, casi desde el mismo día del tratamiento. Pero no es así, pasan los días y el pelo permanece firmemente sujeto, con lo que el paciente se ilusiona con que quizá, después de todo, vaya a conservar su cabello. Pero, de repente, casi de un día para otro, aparecen multitud de pelos en la almohada y se quedan prendidos al peine. Si se toma un mechón entre dos dedos y se tira con suavidad, se desprende por completo. El pelo caerá del todo en dos o tres días más. Es bastante usual que el cuero cabelludo duela durante ese periodo.

Pero es mucho mejor no dejar que el pelo vaya cayendo y tomar la iniciativa. El momento de la pérdida del cabello es muy delicado desde el punto de vista psicológico. Muchas personas que se habían mantenido firmes, se vienen abajo en ese momento (→ 58). Se pueden hacer muchas cosas para mejorar ese mal trago. En primer lugar, piense sobre ello tanto como pueda. En lugar de apartar la calvicie de su mente, trate de imaginársela para que luego no le pille de sorpresa. Mírese al espejo y figúrese cuál será su aspecto sin cabello. Si es una mujer, prevea qué clase de maquillaje le favorecerá más cuando esté sin pelo. Haga pruebas delante del espejo y decida de antemano qué hará con su alopecia. ¿Usará una peluca, un pañuelo, una gorra, un sombrero, o se atreverá a mostrarse tal cual? (→ **cuadro** 15). Muchas mujeres se deciden por una peluca, y muchos hombres por un tocado. Si se inclina por la peluca, ¿será tan parecida a su cabello y peinado como sea posible, o se inclina por cambiar radicalmente de aspecto? Todo debe estar preparado de antemano. Si va a usar un tocado, acostúmbrese a salir con su nueva prenda a la calle tan pronto como sea posible, antes de que el pelo comience a caer; habitúese a su nuevo aspecto con gorro o sombrero y que los demás también se acostumbren a la apariencia que tendrá durante los próximos meses. Si su pelo es muy largo, recórteselo antes, de modo que la transición no sea tan brusca. Las personas de su entorno han de saber lo que va a suceder.

Esto es muy importante en el caso de los niños, y también de los padres, si son muy ancianos. Es imposible que un niño no se percate durante meses de la alopecia, por muy extraordinaria que sea la peluca que se emplee. Hay que explicarles que mamá (o papá) tomará una medicina que le hará caer el pelo durante algún tiempo, pero que luego volverá a salir. Los menores de cinco años basan su identificación de las personas en el aspecto del rostro antes que en cualquier otra cosa. Si de sopetón mamá parece otra, para un niño pequeño es que *es otra*, como si le hubieran cambiado a su madre. Es fácil imaginar la angustia que algo así le produce al pequeño y por eso es tan importante que se habitúe a la idea poco a poco. Anímele a que dibuje a mamá sin pelo; tome unas fotografías y haga con el niño un *collage* con la cara de mamá y el cráneo de un señor calvo; que se ría de ello. Éste es el trabajo de preparación a la alopecia. Si todo está listo y trabajado, cuando el mechón se quede entre los dedos, directo a la peluquería a afeitarse la cabeza. Mejor dominar la alopecia que ser dominados por ella.

Se han desarrollado métodos para evitar la caída del cabello por quimioterapia, pero ninguno funciona realmente bien. Se han ensayado fármacos como el minoxidil o el tocoferol, tanto por vía oral como en aplicaciones tópicas. No fueron capaces de evitar la alopecia de manera consistente en un porcentaje razonable de pacientes. Otros dos métodos son el enfriamiento y el torniquete de cuero cabelludo. Se trata de cascos o gorros conectados por tubos a una máquina. Circula un líquido refrigerado que mantiene la piel muy fría, o bien se aumenta la presión para evitar que la sangre circule. Los dos sistemas pretenden lo mismo, que la sangre con quimioterapia no llegue hasta la raíz del cabello. Aunque pueden funcionar bien en algunos casos, tampoco son métodos prácticos. Para empezar, su eficacia no es muy grande. Puede que alguna persona evite la pérdida del cabello, y que muchos la retrasen; pero lo que la mayoría logra a la larga es una serie de calvas entre mechones. Por otro lado, alarga notablemente el tiempo del tratamiento, ya que hay que permanecer con el aparato puesto un buen rato después de terminar éste. Además, sólo funciona con los fármacos que se eliminan en poco tiempo de la sangre, pero no con los que permanecen en ella durante algunas horas o días. Por último, a los oncólogos nos preocupa que este sistema favorezca la aparición de metástasis en la piel del cuero cabelludo, justamente porque allí no llegó la *quimio* (→ 26). De hecho, estos sistemas están contraindicados en enfermedades como la leucemia o el cáncer de mama por este motivo.

Lo más importante que hay que saber respecto a la alopecia producida por la quimioterapia es que es reversible. A veces, ya se aprecia algo de pelusa antes de terminar la quimioterapia; en otras ocasiones, el pelo sale durante el tratamiento y vuelve a caer por segunda vez. Pero lo más común es que no haya recuperación hasta que termine el tratamiento. Entonces, el pelo vuelve a brotar y, generalmente, crece a la misma velocidad que antes. Quizá al principio sea más débil o más rizado, pero nunca aparecen calvas. A los cuatro o seis meses, la cabeza ya estará completamente cubierta por una pequeña mata de pelo. Tarde o temprano, recuperará su fortaleza de antaño y, seguro, llegará ese día que no hay que quitarse de la imaginación: el de ir a la peluquería no para raparse la cabeza, sino para recortarse una melena demasiado larga.

Cuadro 15
LA ESTÉTICA TAMBIÉN CUENTA

No es una frivolidad, ni una cuestión superficial. Sentirse a gusto con la imagen que nos devuelve el espejo repercute a menudo en un mayor bienestar. El cáncer, y sobre todo sus tratamientos, alteran la imagen personal del paciente, y unos pequeños consejos estéticos pueden ayudar a hacerle la vida más fácil.

• Pelo
La pérdida del cabello es, probablemente, la primera en esta lista de preocupaciones estéticas (→ 59). No todos los tratamientos

afectan por igual, ni todos los pacientes experimentan alopecia de la misma manera, pero lo más frecuente es que el pelo vuelva a crecer una vez acabada la terapia; casi con la única excepción de los pacientes que reciben radioterapia a altas dosis en el cráneo. Eso sí, con una textura o color algo diferentes, que irán volviendo a la normalidad después de sucesivos cortes.

Ante esta perspectiva, algunas personas optan por una peluca para cubrir el cuero cabelludo mientras dura la quimioterapia. Los avances, también en este campo, logran cada día resultados más naturales con los que sentirse a gusto, sin la sensación de ir disfrazado.

Si piensa recurrir a una peluca de pelo natural es importante que acuda a un centro de estética antes de que empiece a perder el cabello, para que puedan hacerle un estudio de su imagen y le tomen medidas. Esta opción permite imitar con total fidelidad el corte, color o textura del cabello original con un elevado grado de realismo.

Las pelucas de pelo sintético, algo más baratas que las anteriores, pueden ser una solución para alopecias pasajeras, aunque también ofrecen un amplio abanico de cortes y colores. Aunque las medidas de estas pelucas suelen ser estándar, en su peluquería pueden hacerle los arreglos necesarios para que se ajuste perfectamente a su cráneo.

Los especialistas recomiendan no emplear pegamentos para sujetar el postizo porque pueden resultar dañinos para el cuero cabelludo, debilitado como está por la quimioterapia. En cualquiera de los casos, conviene descansar ocho horas al día sin la peluca para que la piel se oxigene.

También existe la posibilidad de recurrir simplemente a pañuelos y gorros, o bien dejar la cabeza al descubierto. Si se decanta por esta opción, proteja el cuero cabelludo con cremas solares para evitar quemaduras, incluso en invierno.

Tanto quienes opten por la peluca, como quienes prefieran las otras soluciones, deben extremar la higiene e hidratación del cuero cabelludo, evitando cualquier producto demasiado fuerte o con alcohol. Elija una variedad de champú suave y aplíquelo sin frotar. Evite el secador demasiado caliente y cualquier tipo de tinte o decolorante. De vez en cuando puede aplicarse una mascarilla hidratante o regeneradora con productos específicos. Todos estos cuidados permitirán que el nuevo cabello nazca fuerte y sano.

• Cejas, pestañas y uñas
El de la cabeza no es el único vello que desaparece. Pubis, brazos, piernas, pestañas o cejas también se ven afectados por esta alopecia temporal. Para estas últimas existen multitud de técnicas y trucos de maquillaje que permiten dibujarlas de nuevo para lograr un aspecto lo más natural posible.

Las pestañas postizas están desaconsejadas por el tipo de pegamentos que se utilizan para colocarlas, demasiado agresivos para la piel del párpado, que también se encuentra debilitada en esos momentos.

Respecto a las uñas, conviene evitar los esmaltes, así como los alicates y quitacutículas, que pueden provocar pequeñas heridas en la piel susceptibles de infectarse. No es extraño que durante los tratamientos las uñas se estropeen, resecándose o reblandeciéndose; o incluso que aparezcan líneas oscuras paralelas, como las que marcan el crecimiento de los árboles, una por cada ciclo de quimiote-rapia. Lo mejor es tratar de mantenerlas lo suficientemente hidrata-das.

- Piel

Irritación, sequedad, hiperpigmentación (oscurecimiento), man-chas… Durante los tratamientos, especialmente la radioterapia, la piel puede sufrir distintas alteraciones, por lo que también requiere unos cuidados especiales.

Evite las limpiezas de cutis y otros tratamientos faciales dema-siado agresivos, como los *peeling* o exfoliantes. Tampoco utilice cre-mas despigmentantes contra las manchas sin consultar al especialista.

Conviene emplear jabones y cremas hidratantes naturales, evi-tando también los maquillajes agresivos, sobre todo las sombras de ojos o las lociones y colonias con alcohol. No frote la piel brusca-mente con cepillos ni con esponjas.

La depilación está contraindicada en las zonas irradiadas. Para el resto del cuerpo lo mejor es la maquinilla eléctrica, ya que las cuchillas pueden producir pequeños cortes que podrían infectarse. Conviene que consulte a su especialista respecto a este extremo, o bien que opte por depilarse antes de comenzar las terapias.

Si está recibiendo sesiones de radioterapia, la ropa holgada y de tejidos suaves, como el algodón o el hilo, evitará rozaduras y otros picores molestos. También puede prescindir de las prendas ceñidas, e incluso de las gomas y elásticos de la ropa interior, así como de las cadenas, collares, pulseras o cualquier accesorio que le produzca hipersensibilidad.

Emplee fotoprotectores solares de un índice alto para evitar las quemaduras. Y, sobre todo, beba abundante agua para mantener su piel correctamente hidratada.

60. ¿Es inevitable el dolor? ¿Cómo se puede luchar contra él? Tengo metástasis en los huesos. De momento estoy bien, pero me horroriza la expectativa del dolor. Prefiero morirme, la verdad.

El dolor es el síntoma que más temen los enfermos de cáncer. Y con razón, porque es el más frecuente y uno de los que más estorba la vida normal. Por fortuna, contamos con más medios para controlar el dolor que frente a la mayoría de los otros síntomas. Algo que se oye con frecuencia es eso de que *hoy día, ningún paciente con cáncer tiene por qué padecer dolor.* Como deseo y aspiración, está muy bien. Pero mucho me temo que las cosas suceden de otro modo en el mundo real de la oncología. La pura verdad es que casi todos los enfermos de cáncer avanzado padecen dolor, y dolor severo, en algún momento de su evolución. Es imposible eliminarlo por completo en todos los casos, de modo que el enfermo viviera su vida como si no tuviese cáncer. Lo que sí es cierto es que si actuamos rápido y bien, podemos aliviarlo en la mayor parte de los casos llevándolo, por lo menos, hasta un punto en el que permita las actividades normales de la vida.

El primer aspecto esencial en el manejo del dolor es tratar de averiguar su causa. No hay tratamiento analgésico tan eficaz como el que elimina su origen. Naturalmente, la causa del dolor de un enfermo de cáncer es el propio cáncer, faltaría más. Pero es posible que existan, por ejemplo, una infección asociada o una fractura ósea donde hay una metástasis (→ 68). En casos así, el tratamiento con antibióticos o la consolidación de la fractura serán mucho más eficaces que el analgésico más potente. En muchos enfermos de cáncer, la razón última del dolor es que el tumor o sus metástasis (→ 26) están creciendo. Si todavía se trata de un objetivo realista, un buen tratamiento contra el cáncer, como quimioterapia (→ 39) o radioterapia (→ 35), será la mejor medida analgésica.

Hace ya muchos años que la Organización Mundial de la Salud (OMS) estableció el concepto de la *escalera analgésica*. Se empieza siempre por el peldaño más bajo, se evalúa pronto la eficacia de los medicamentos y, si no han logrado aliviar el dolor, se sube otro peldaño. La escalera de la OMS tiene tres escalones. En el peldaño más bajo están los analgésicos no opiáceos (es decir, que no se obtienen de la planta del opio o son similares a esta clase de productos). Son el paracetamol, el metamizol, la aspirina y todos los antiinflamatorios. El segundo escalón son los opioides débiles, como la codeína, la oxicodona o el tramadol. Todos los opioides son más eficaces si se asocian a alguno de los medicamentos del primer escalón, en particular a los antiinflamatorios. Por fin, el tercer escalón es el de los opiáceos fuertes, como la morfina (→ 61), la buprenorfina o el fentanilo.

Un punto crucial en el manejo del dolor es distinguir el crónico del agudo. Hay pacientes sin dolor crónico, que sólo sufren accesos de dolor agudo. A eso se le llama *dolor irruptivo* y es muy raro y difícil de controlar. Sucede, por ejemplo, cuando existe una fractura ósea sobre una metástasis, en un hueso que carga peso. Cuando el paciente está sentado o echado no siente dolor; éste sólo aparece cuando se pone en pie. Lo que sucede casi siempre con los pacientes de cáncer es que tienen dolor crónico y, añadido a éste, picos de dolor agudo. Los accesos de dolor pueden suceder varias veces al día, o sólo un par de veces al mes. En todo caso, la consecuencia es que se necesitan, al menos, dos analgésicos. Uno de liberación lenta, que se toma a horas fijas (¡aunque no se tenga dolor!) y cumple la función de mantener el dolor crónico a raya; y otro de acción rápida, que sólo tomará si aparece un pico de dolor, para abortarlo rápidamente. A ese analgésico solemos llamarlo *de rescate*. Si una persona necesita varias dosis de rescate cada día, significa que anda corto del analgésico de mantenimiento y que hay que aumentar su dosis o cambiarlo por otro más potente.

Además del analgésico de mantenimiento y del de rescate, muchos pacientes necesitan otros fármacos, que no quitan el dolor por sí mismos, pero que ayudan. Por ejemplo, es casi imposible controlar cualquier dolor en una persona que no logra más que maldormir tres o cuatro horas al día. Un buen medicamento para conciliar el sueño hace milagros. Lo mismo cabe decir de los dolores abdominales y del estreñimiento. Muchas veces basta el uso juicioso de los laxantes para que los analgésicos controlen mucho mejor las molestias del abdomen a causa de un cáncer. Cuando el dolor está relacionado con una fuerte inflamación, los corticoides a dosis bajas son muy útiles. Hay dolores relacionados con la afectación de los nervios que llamamos *neuropáticos*. A menudo, el paciente ni siquiera lo cuenta como dolor propiamente dicho, sino como latigazos, descargas eléctricas o quemazones. Para estos casos, los analgésicos habituales no son de lo más eficaz, pero responden bien a medicamentos antiepilépticos o antidepresivos.

Por último, algunos casos fuera de lo común, ya sea por su intensidad, ya por su rareza, necesitan técnicas analgésicas especiales. Hoy día existen en casi todos los hospitales *unidades del dolor*. Son equipos médicos de internistas o anestesistas que se especializan en el manejo de los dolores más rebeldes. Emplean desde medicamentos poco comunes hasta estrategias quirúrgicas. Pueden, por ejemplo, localizar qué nervio concreto transporta el dolor e inutilizarlo con una inyección, o implantar bajo la piel un pequeño aparato que, a través de un catéter, gotea cantidades minúsculas de analgésicos en la misma médula espinal. Lo que haga falta, con tal de calmar el dolor.

---

61. ¿Si me han recetado morfina es que ya estoy terminal? Tengo un cáncer de próstata extendido a los huesos. Llevo semanas con un dolor en la parte baja de la pelvis que a duras penas me deja caminar. Esta mañana estuve en el urólogo y me ha extendido una receta. En la farmacia he descubierto que se trataba de morfina. Puede que así elimine el dolor, pero no quiero estar drogado todo el día. De momento, no voy a tomarla. Ya lo haré cuando me vea muy mal.

La morfina es un derivado de la planta del opio. Hay muchos otros fármacos de la misma familia, llamados *opiáceos*, como la codeína, la oxicodona, la metadona o el fentanilo (→ 60). Muchos de ellos ya no se obtienen de la propia planta, sino que se sintetizan en el laboratorio. Todos son analgésicos excelentes cuando se requiere una potencia elevada. Hay opiáceos que actúan lentamente y otros que lo hacen en pocos segundos. Existen formulaciones en forma de pastillas, jarabes, inyectables y parches para pegar en la piel. Los opiáceos de última generación y las nuevas formulaciones tienen ventajas para casos concretos; sin embargo, miles de oncólogos y de especialistas en dolor o cuidados paliativos siguen pensando que la vieja y fiable morfina es el mejor de todos ellos.

Junto con la penicilina, debe de ser uno de los medicamentos a los que más le debe la humanidad. El consumo de morfina para el tratamiento del dolor sigue siendo un indicador de calidad con el que se evalúan los sistemas sanitarios. Por desgracia, un derivado de la morfina, la heroína, fue elegida por las mafias de la droga de los años veinte como una sustancia ideal para sus negocios delictivos. La sombría historia de la heroína ha contaminado a la morfina, ensuciándola con falsas leyendas que conviene desmentir.

En los enfermos de cáncer con dolor severo casi siempre hay que llegar a la morfina y sus derivados. No hay que tenerle miedo a la morfina. Como esto es importante, lo voy a repetir de nuevo: no hay que tenerle miedo a la morfina. Y, como es importantísimo, lo haré por tercera vez y entre signos de admiración…

¡No hay que tenerle miedo a la morfina!

Primera falsedad: se cree que quien toma morfina es un enfermo terminal. Es verdad que muchos enfermos terminales, con una expectativa de vida de uno o dos meses, toman morfina (→ 98, 99). Pero no es por su condición de terminales, sino porque tienen un dolor que necesita ese medicamento. Si no tuvieran dolor, no tomarían morfina, por muy próxima que estuviera su muerte. La morfina se receta cuando la intensidad y la calidad del dolor lo aconsejan, sin hacer caso de si ese paciente tiene un pronóstico de vida de diez días o de diez años.

Segunda falsedad: se dice que los efectos adversos de la morfina son terribles, que quien la toma anda dormido todo el día, sin percatarse de lo que sucede a su alrededor, como un *zombi*. Ciertamente la morfina puede dar somnolencia, náuseas y mareos durante los primeros días, como muchos otros medicamentos, por cierto. Pero si se empieza con poca dosis y se va aumentando, estos problemas o no aparecen o son leves. Además, sólo se acusan al principio. Una semana después de empezar, el organismo se habitúa y desaparecen. A eso lo llamamos *tolerancia*. El principal problema crónico de la morfina es el estreñimiento. El estreñimiento por opiáceos es severo y no genera tolerancia; persiste mientras se consuma el medicamento. Pero para algo están los laxantes y, por otro lado, el estreñimiento es siempre mejor que el dolor.

Tercera falsedad: otro mito de la morfina sostiene que quien la empieza a consumir ya nunca puede dejarla, que se queda *enganchado* a ella, como un drogadicto. Eso es rotundamente falso, de nuevo. Es cierto que los opiáceos generan *dependencia*. Pero es un error de bulto confundir dependencia con adicción. Lo único que significa la dependencia es que el fármaco no se puede suprimir de golpe, so pena de padecer una colección de efectos adversos que se conocen como *síndrome de abstinencia*. Lo mismo sucede con muchos otros medicamentos, como los corticoides, por ejemplo. Es perfectamente posible dejar la morfina cuando la situación ha mejorado y ya no hace falta, sólo que hay que hacerlo poco a poco, de forma escalonada, tomando cada vez dosis un poco más pequeñas durante dos o tres semanas. Nunca jamás se ha oído hablar de un paciente que se haya vuelto toxicómano por haberse tratado con morfina. Es como decir que por beber vino en las comidas uno terminará alcohólico.

Cuarta falsedad: es la que sostiene que la morfina entorpece la respiración y que uno se puede ahogar de noche sin darse cuenta. Otro disparate como la copa de un pino. La morfina deprime el centro respiratorio de la médula espinal, de modo que se respira más lento y superficialmente, sobre todo durante la noche. Pero para que se produjera una parada respiratoria tendría que tratarse de una sobredosis muy elevada. Muchas personas intentan suicidarse cada año con morfina; toman un puñado de pastillas y sólo consiguen dormirse como un tronco durante horas y horas, pero no dejar de respirar. Es más fácil sufrir una depresión respiratoria con pastillas para dormir que con opiáceos. Hasta tal punto, que la morfina a dosis bajas se emplea para mejorar la sensación de dificultad respiratoria en enfermos que tienen los pulmones muy afectados por metástasis.

Lo peor de todo es que estas supersticiones no sólo son alentadas por el público, también por algunos médicos muy mal informados. En España todavía se receta menos morfina de la debida. Es un medicamento, ni más ni menos como otro cualquiera, con sus virtudes y sus efectos adversos, sus indicaciones y sus contraindicaciones. Con todas las historias que circulan al respecto, no es de extrañar que bastantes pacientes se sientan impresionados cuando se les recetan esos medicamentos y que se dejen llevar por su aprensión para cumplir mal con el tratamiento. Lo mejor es que le comuniquen sus miedos al médico, que le den la oportunidad de que les explique bien por qué considera que la morfina u otro opiáceo es el mejor remedio para su situación concreta.

62. He oído maravillas respecto a las virtudes de la marihuana; que si cura el cáncer, que si es mejor que la morfina, que si evita las náuseas y los vómitos de la quimioterapia… ¿Qué hay de verdad en todo ello?

Cannabis sativa es el nombre científico en latín de la planta del cáñamo. De sus hojas secas se obtiene la marihuana, y de la resina aceitosa, el hachís. Es verdad que la planta del cáñamo contiene sustancias útiles para el tratamiento de los efectos secundarios del cáncer. La más activa de todas ellas es el tetrahidrocanabinol, o THC. Si se piensa bien, esto no es nada del otro mundo; montones de medicamentos provienen de las plantas. En el caso del cáncer, por ejemplo, empleamos derivados de la vinca y del tejo para tratar tumores malignos, y la misma morfina, de la que se derivan tantos analgésicos, se obtiene de la planta del opio (→ 61). La gran atención que los medios de comunicación le han prestado al cannabis no es, pues, porque sea extraordinario que un medicamento se extraiga de una planta, sino porque esa planta se usa también como droga ilegal. Yo creo que si el TCH se obtuviese de la alcachofa o de la corteza de abedul, casi nadie habría oído hablar de ello.

Los cannabinoides son útiles para una serie de dolencias, como los espasmos y el dolor de la esclerosis múltiple, la pérdida del apetito del sida, o algunos síntomas del síndrome de Parkinson. En el caso del cáncer, son eficaces, sobre todo, para combatir las náuseas y los vómitos asociados a la quimioterapia (→ 63, cuadro 16) y también como analgésicos (→ 60). Como en el caso del sida, se pueden emplear para estimular el apetito de quien ha perdido las ganas de comer (→ 53). La potencia de estas sustancias es moderada. Todavía no hay buenos ensayos clínicos que comparen al THC con otros medicamentos semejantes, pero parece claro que su capacidad analgésica es mucho menor que la de la morfina (→ 61). Tampoco da la sensación de que sea tan eficaz contra las náuseas y los vómitos como los medicamentos que hoy empleamos. Naturalmente, eso no quiere decir que no puedan funcionar mejor en un paciente concreto, o que no sean muy adecuados para casos moderados de dolor y de vómitos, o que su combinación con otros fármacos no resulte muy interesante. En cambio, como estimulante del apetito, sí parece más potente que el acetato de megestrol, que es el fármaco que usamos hoy día (→ 53). También podría ayudar a combatir el cansancio, tan característico en los enfermos de cáncer, aunque esto está menos claro (→ cuadro 17). Finalmente, se ha hablado acerca de que el THC podría ser eficaz contra el propio cáncer, sobre todo en el caso del glioblastoma multiforme, una clase de tumor cerebral (→ 95). Este efecto se ha observado en cultivos de células cancerosas y en animales de laboratorio. Sin embargo, falta todavía mucha investigación para saber si será útil en pacientes de verdad.

Como cualquier otro medicamento, los cannabinoides también pueden tener efectos adversos. Los más comunes son la euforia, la torpeza para el pensamiento y los movimientos, la confusión, el insomnio, la amnesia y las crisis de pánico. Puesto así, todo de golpe, puede parecer bastante impresionante. Pero la verdad es que la mayoría de las personas los toleran muy bien. A lo que no hay que tener miedo es a la adicción. Lo que más desea cualquier enfermo de cáncer es ponerse bueno y dejar sus medicinas cuanto antes, sea el cannabis o cualquier otra. Pensar que uno se va a volver toxicómano por haber consumido cannabis medicinal durante un tiempo es un sinsentido.

Así pues, los cannabinoides son una opción razonable para el enfermo de cáncer que no consigue controlar los efectos adversos del tratamiento con los medicamentos habituales, sobre todo si lo que padece son náuseas y vómitos o pérdida del apetito; en menor medida, dolor y cansancio. Pero ¿cómo conseguirlo y cómo consumirlo? La manera ideal, desde luego, son los preparados farmacológicos. Hay cannabinoides en forma de comprimidos, de inhaladores, como los de los asmáticos, y de aerosoles para pulverizar bajo la lengua. El problema es que su uso está muy poco difundido todavía. En Cataluña se distribuye a través de algunas farmacias. En otros puntos de España se puede obtener de los hospitales mediante la vía administrativa del *uso compasivo*; sin embargo, es imposible o muy difícil conseguirlo en la mayor parte del país.

Una buena alternativa es cultivar la planta. Desde luego, es ilegal tener una plantación de marihuana, como lo es venderla. Pero es perfectamente legal en España vender y comprar las semillas, así como tener unas cuantas macetas en casa para uso propio. Las semillas se obtienen fácilmente en tiendas especializadas y a través de internet. La página del Grupo Ágata, una asociación de mujeres con cáncer de mama, es un lugar excelente para empezar a recoger información sensata y fiable sobre todo lo referente al consumo del cannabis con fines médicos. El modo más frecuente de consumirlo es fumándolo junto con tabaco bajo la forma de los típicos *porros* de marihuana o de hachís. Ésta es, sin embargo, la peor forma porque hay que consumir tabaco, y la absorción es muy variable. Más recomendables son las infusiones de las hojas o la inhalación de sus vapores. Las infusiones han de hacerse en algún producto graso como la leche, porque el THC es insoluble en agua. El efecto tarda en aparecer, pero es duradero. La vía inhalatoria requiere un pequeño aparato (vaporizador) que calienta las hojas y libera sus vapores, que se aspiran como los clásicos vahos de toda la vida. Esta vía inhalatoria es la más recomendable; el efecto se alcanza rápido, aunque es algo más fugaz que con la vía oral.

63. Mañana empiezo mi primer ciclo de quimioterapia, y he escuchado tantos relatos acerca de los terribles vómitos que ocasiona que me estoy preparando para lo peor. **¿Tendré tantos vómitos como dicen? ¿Qué puedo hacer para evitarlos?**

Los vómitos, junto con la caída del cabello (→ 59), son los dos efectos adversos de la quimioterapia más conocidos por la gente, y uno de los más temidos por los pacientes. La pregunta por los vómitos siempre surge en la primera entrevista con el oncólogo, y la imagen del enfermo vomitando sin parar está tan grabada en la imaginación, que al médico le cuesta trabajo hacer comprender que no es así. Quizá lo fue en el pasado, pero ya no.

La lista de estímulos capaces de desencadenar el vómito en el ser humano es larguísima. Al fin y al cabo, el vómito es un sistema de defensa de nuestro organismo omnívoro frente a posibles envenenamientos e intoxicaciones, y de ahí su gran sensibilidad. Olores y sabores desagradables, la visión de la sangre, los viajes en barcos o coche, muchos medicamentos y algunas enfermedades son capaces de producir náuseas. Los agentes quimioterápicos ocasionan náuseas y vómitos por una gran variedad de mecanismos: alteran el gusto y el olfato, irritan la mucosa gastrointestinal, afectan al órgano del equilibrio en el oído interno, generan alteraciones psicológicas… Sin embargo, el principal mecanismo por el que estos fármacos hacen vomitar es porque actúan directamente sobre algunos centros nerviosos de nuestro cerebro, despertando un acto reflejo.

Cuando los quimioterápicos llegan al torrente sanguíneo de un paciente con cáncer, son detectados por una zona del cerebro encargada precisamente de dar la voz de alarma ante la presencia de venenos o sustancias peligrosas en la sangre. Se trata de la zona gatillo quimiorreceptora o ZGQ, un detector más pequeño que una lenteja. La señal que envía llega directamente hasta el segundo centro nervioso que participa en este mecanismo, el centro del vómito o CV. Desde él parten las instrucciones a los lugares que han de actuar coordinadamente para vomitar: el estómago que se contrae, los músculos del abdomen que presionan, el esófago que impulsa el contenido gástrico hacia la boca y también la laringe, que cierra el paso hacia la tráquea y los pulmones para evitar el atragantamiento

No todos los quimioterápicos tienen la misma capacidad de inducir vómitos. Los hay que ocasionan náuseas y vómitos de algún grado en casi todos los casos, otros que pueden o no hacerlo, dependiendo de las circunstancias, y otros muchos no ocasionan más náuseas o vómitos que cualquier otro medicamento, como un antibiótico o un analgésico. Los quimioterápicos con más probabilidades de producir vómitos son el cisplatino, la dacarbacinia o ara-C, la ciclofosfamida, la adriamicina o doxorubicina, el irinotecan o CPT11 y el metotrexate. Pero esta información no es demasiado útil, pues la capacidad de provocar náuseas o vómitos depende mucho de factores como la dosis, la frecuencia de administración, los fármacos que se combinen entre sí, si se ha recibido quimioterapia con anterioridad, la historia de consumo de alcohol o el estado de salud general. Los sujetos más propensos a sufrir náuseas con la quimioterapia son las mujeres jóvenes que no consumen alcohol, vomitaron mucho durante el primer trimestre del embarazo y suelen marearse en coches, trenes y aviones. Por el contrario, los hombres mayores consumidores de alcohol en abundancia son muy resistentes a los vómitos.

No todos los vómitos son iguales, ni mucho menos. Los médicos se refieren genéricamente a las náuseas y a los vómitos como *emesis*. La *emesis aguda* es la más común. No suele producirse inmediatamente tras la administración de quimioterapia, sino al cabo de varias horas, generalmente por la tarde-noche o a la mañana siguiente. La *emesis tardía* es la que comienza veinticuatro horas o más tras el fin del tratamiento. Es mucho menos frecuente y responde peor a los fármacos para los vómitos que más adelante mencionaré. La *emesis anticipada* sucede antes de recibir la quimioterapia y se trata de un efecto psicológico. No es extraño que se empiecen a experimentar náuseas ya la noche antes, o al entrar en el hospital y percibir el olor *a clínica*. Los vómitos de algunos pacientes que aparecen ya mientras se les administra la quimioterapia no suelen deberse al tratamiento, sino a la emesis anticipada.

La radioterapia también puede ocasionar vómitos, pero por irritación directa del tubo digestivo. Por lo tanto, sólo son previsibles cuando se irradia el abdomen y, en menor grado, el esófago o el cuello y la boca. La radioterapia del cráneo también puede hacer vomitar. Por último, no hay que olvidar que existen otras causas, además de la quimioterapia, para que un paciente con cáncer experimente náuseas o vómitos: el consumo de analgésicos derivados de la morfina, el estreñimiento crónico, la existencia de obstrucción intestinal, la presencia de metástasis en el cerebro, infecciones…

> La mayoría de los pacientes puede evitar
> los vómitos durante la quimioterapia.

Hasta aquí, lo que podría pasar respecto a las náuseas y a los vómitos. Pero ¿qué podemos hacer para que no suceda? Para empezar, la eficacia de los fármacos *antieméticos* (los que evitan o mejoran los vómitos) ha cambiado tanto desde los años noventa hasta aquí que la imagen clásica del enfermo con cáncer vomitando sin parar ya no responde a la realidad. A esta clase de medicamentos los oncólogos los hemos motejado como *los setrones,* porque casi todos acaban de esta manera (ondansetrón, tropisetrón, granistrón y dolasetrón). Gracias a los *setrones* y a otros medicamentos que también empleamos, lo más probable es que no se vomite o que suceda sólo un par de veces. Es posible que se rechace la comida y se sienta algo de repugnancia por los olores de los alimentos durante un par de días tras el tratamiento. Los antieméticos se administran por vía intravenosa inmediatamente antes de la quimioterapia para evitar que lleguen a aparecer. Además, el oncólogo indicará si debe tomar alguno de estos medicamentos por boca durante los días siguientes.

Pero, además de lo que haga el médico, también hay un buen puñado de cosas que el paciente puede hacer para no vomitar o hacerlo lo mínimo posible. Siga leyendo….

Cuadro 16

Al margen de las soluciones farmacológicas, algunos trucos sencillos pueden ayudarle a llevar una vida lo más normal posible mientras duran los ciclos. Aquí viene una especie de diez mandamientos contra los vómitos.

1. *La actitud mental:* mantenga siempre una actitud optimista, sobre todo, tras la primera sesión de quimioterapia. No se quede sentado observándose a ver si vomita, porque así seguro que lo hará. Prosiga su vida laboral con normalidad si es que sigue trabajando. Si no trabaja y su estado lo permite, el día de la quimioterapia salga a pasear, de compras, a un espectáculo… Si ha de quedarse en casa, lea, alquile una película que hace tiempo deseaba ver, hágase acompañar de un amigo grato… Si de todas formas empieza a sentir náuseas, aflójese la ropa, abra una ventana para dejar correr el aire, baje un poco las luces, evite ruidos, respire varias veces profunda y lentamente tomando el aire por la nariz y expulsándolo por la boca. Tome su medicación y, si vomita, no haga un mundo de ello, es posible que ya no vomite más.

2. *El descanso:* procure dormir bien antes y después de la quimioterapia. Evite largos desplazamientos en coche, tren o avión en los días siguientes al tratamiento. Si padece insomnio, no tema solicitar y tomar una pastilla para dormir. Cree un ambiente agradable en su hogar, sin ruidos ni luces deslumbrantes. Que esté bien ventilada y que la calefacción en invierno no sea demasiado potente.

3. *El alcohol y el tabaco:* si no es bebedor habitual, evite el alcohol. Si es bebedor, no modifique su hábito, salvo que le repugne. Si es fumador, intente aprovechar este momento para dejar el hábito,

pero no a expensas de un nivel elevado de ansiedad. Si no fuma, pero sí alguien más de la casa o del trabajo, no permita que se fume cerca de usted en los día posteriores a la *quimio.*

4. *El sentido del olfato:* evite los olores intensos, retire los ambientadores, no se perfume y pida que no lo hagan el resto de personas de su casa. Si suele cocinar, mejor que alguien lo haga por usted o prepare platos fríos que desprenden menos olor.

5. *La comida:* haga caso a su estómago durante los días siguientes a la quimioterapia; si le pide ayunar, no intente forzarse a comer para estar fuerte y resistir la *quimio,* porque sólo conseguirá vomitar. Si le molesta el sabor metálico en la boca use cubiertos de plástico o de madera. Puede que nada más le apetezca comer fruta o verdura. Hágalo así y explíquele a sus familiares que no le presionen en sentido contrario. Evite las comidas abundantes. Mejor tome varias comidas pequeñas a lo largo del día. Probablemente tolere mal los alimentos pesados, condimentados, fritos, grasientos y dulces. Para los días de náuseas son ideales las frutas, las verduras, los fiambres, los quesos suaves, los frutos secos, los yogures… (→ 53)

6. *La bebida:* si el agua le sabe amarga o metálica, busque su truco. Sientan bien los zumos transparentes poco dulces como los de uva o manzana, el mosto, la tónica o la cola si se dejan un rato en el vaso para que pierdan el gas, las infusiones y el té verde. Casi todas las bebidas, como los alimentos, se toleran mejor si se toman bien frías de la nevera. Unas gotas de limón en el agua ayudan a quitarle el sabor amargo o metálico.

7. *Los vómitos matutinos:* si suele vomitar nada más levantarse, déjese en la mesilla, para tomar en la cama al despertarse, algún alimento seco, como galletas o tostadas. Permanezca un rato en la

cama después de comer. Si fuma, plantéese dejarlo o reducirlo. La faringitis crónica del tabaquismo está relacionada con los vómitos matutinos.

8. *Los vómitos antes de la quimioterapia:* si padece vómitos anticipados, el día antes de la quimioterapia, al llegar al hospital o al empezar el goteo del tratamiento, no intente mejorarlos con fármacos para los vómitos, pues son inútiles. Comente con su médico la posibilidad de tomar algún sedante suave desde dos días antes del tratamiento. Podría consultar a un psicólogo especializado, como los que ofrece en algunas provincias la Asociación Española Contra el Cáncer (AECC).

9. *Los vómitos retrasados:* si padece vómitos tardíos, aquellos que aparecen más de veinticuatro horas después del fin de la quimioterapia, no deje de comentarlo con su médico y, si éste no lo menciona, sugiérale la posibilidad de asociar corticoides a los antieméticos que esté tomando.

10. *Las náuseas y las arcadas sin vómitos:* las arcadas secas, con el estómago vacío, son especialmente molestas. Éste es un consejo arriesgado porque podría hacer que se sintiera aún peor. Pero si lleva un buen rato con arcadas intensas sin arrojar nada, pruebe a comer algo suave, como una fruta o algo de pan tostado, aunque le repugne. Quizá si le permite al estómago vomitar algo en lugar de contraerse en vacío una y otra vez, descubra que se mitigan las arcadas.

64. A mi esposo le han bajado las defensas después de tres sesiones de quimioterapia y esto ha provocado que la cuarta se haya retrasado quince días. En la quinta le volvió a pasar lo mismo. No lo entiendo, porque come mucho y descansa. **¿Por qué le bajan las defensas? ¿Qué podemos hacer?**

Si tomáramos una gota de sangre y la examináramos con un microscopio, encontraríamos flotando tres tipos de células. Las más numerosas son los glóbulos rojos: hay unos cuatro o cinco millones por cada mililitro (un mililitro son unas veinte gotas). Luego están las plaquetas, más o menos un cuarto de millón por mililitro. Por último, habrá unos cinco mil glóbulos blancos (o *leucocitos*). A los leucocitos es a lo que se refiere el médico cuando menciona *las defensas* al mirar el análisis de sangre, pues sirven para protegernos de los microbios. Todos los glóbulos rojos y todas las plaquetas son iguales entre sí, pero de leucocitos hay varios tipos. De ellos, los *neutrófilos* son los más importantes para el paciente de quimioterapia. Veamos por qué.

Las personas que se tratan con quimioterapia están habituadas a la rutina de hacerse un análisis antes de cada administración. El análisis se hace la víspera del tratamiento o el mismo día a primera hora. Hasta que el oncólogo no tiene el análisis, no da la luz verde para que se ponga un nuevo ciclo de quimioterapia. Lo que el especialista necesita conocer es que los glóbulos rojos, las plaquetas y, sobre todo, los neutrófilos están por encima de un nivel de seguridad. Sucede que esas células no son eternas. Al contrario, continuamente están naciendo y muriendo. El lugar donde nacen las células de la sangre es la médula ósea, es decir, el tuétano de los huesos. Allí maduran y de allí salen cada día a la sangre remesas frescas de glóbulos rojos, plaquetas y glóbulos blancos, para sustituir a sus colegas envejecidos, que se van destruyendo. La sangre es como el pelo o las uñas, un tejido que se está renovando constantemente.

En realidad, la quimioterapia no afecta a las células de la sangre, que son inmunes a ella. A lo que la *quimio* hace daño es a las células progenitoras que hay en el tuétano (→ 38). La razón de que el tratamiento disminuya la cantidad de las células en sangre es, pues, que la médula ósea deja de aportar sus remesas diarias a la sangre. Por eso el análisis no se altera inmediatamente; es preciso que las células flotantes vayan desapareciendo a su ritmo natural, para que se haga aparente la ausencia de repuestos. No es difícil de comprender, pero con un ejemplo se entenderá mucho mejor. Es como si dejasen de nacer niños en España hoy mismo. De momento, la cantidad de gente por la calle sería la misma. Tampoco se notaría dentro de un mes. Pero dos o tres años después, a medida que los más viejos fuesen muriendo, ya se percibiría la despoblación. Si no nacieran más niños, quedaría muy poca gente en España dentro de sesenta o setenta años.

Lo mismo sucede con la sangre. No se nota que hay menos población hasta que la muerte de las células *viejas* en la sangre revela que hace tiempo que no vienen *niños* de la maternidad del tuétano. Ahora bien, la vida de las células de la sangre es distinta según el tipo. Un glóbulo rojo o una plaqueta dura meses dando vueltas y más vueltas por la sangre. Por eso la bajada de los glóbulos rojos (*anemia*) (→ 66) y la de las plaquetas (*plaquetopenia* o *trombopenia*) no suele suceder antes de uno o dos meses después de empezar el tratamiento de quimioterapia. Pero los pobres neutrófilos son las células de la sangre que menos duran; apenas dos semanas. Es fácil adivinar que la bajada de los neutrófilos (la famosa *neutropenia*) (→ 65) puede suceder apenas una o dos semanas después de dar la sesión; es decir, entre un ciclo y el siguiente. Por eso los oncólogos estamos tan interesados en ver el análisis antes de firmar el volante de quimioterapia. Es para cerciorarnos de que no hay neutropenia, de que las defensas ya se han recuperado de la dosis previa de *quimio*. Por encima de 1.500 neutrófilos por mililitro, el oncólogo prescribirá la *quimio* sin más problema. Entre 1.500 y 1.000 se lo pensará mucho. Casi nunca lo hará por debajo de 500. Tener menos de 500 neutrófilos por cada mililitro de sangre pone a la persona en riesgo de contraer infecciones.

La neutropenia es un asunto entre la quimioterapia y la médula ósea de cada cual. Ni la alimentación, ni el descanso, ni los suplementos de vitaminas tienen nada que ver con esto. Sencillamente, no hay modo de que una persona influya en que sus neutrófilos suban o bajen. Por otro lado, es un suceso muy vulgar. Casi ningún paciente de quimioterapia se libra de que el oncólogo le diga en una u otra ocasión: «Hoy no le puedo poner la *quimio,* porque sus defensas están bajas. Vuelva la semana próxima, que ya habrán subido».

¿Qué hacer? Hay varias posibilidades. La primera es bajar un poco la dosis de los medicamentos en los siguientes ciclos. Los especialistas calculamos la dosis de quimioterapia adecuada a cada persona en función de su talla y peso. Es un cálculo aproximado y, a veces, nos pasamos un poco y luego lo ajustamos. En otras ocasiones, la dosis que era correcta para los primeros tres ciclos resulta un poco excesiva para los siguientes, porque la médula ósea ya está un poco castigada. Otra forma de evitar llegar al día de la *quimio* con las defensas bajas es espaciar los intervalos; por ejemplo, dar los ciclos cada cuatro en lugar de cada tres semanas. Esos retrasos y disminuciones de dosis no son incumplimientos de un programa ideal, sino el ajuste correcto a las necesidades de cada paciente; no hay que temer que el tratamiento deje de ser eficaz por haberle quitado unos cuantos miligramos. Por último, disponemos hoy día de excelentes medicaciones para subir las defensas. Se llaman *factores de crecimiento medular*, aunque, naturalmente, nos referimos a ellos sencillamente como «los factores». Son inyectables por vía subcutánea. Estamos tan habituados a ponerlos cada día que nos olvidamos de que son un pequeño milagro de la medicina molecular. Se trata de una especie de hormonas que actúan dentro de la médula ósea, justamente sobre las células progenitoras de los neutrófilos, obligándolas a dividirse con rapidez y a repoblar la sangre con células recién fabricadas. Los oncólogos usamos *los factores* tanto para recuperar las neutropenias como para impedir que sucedan cuando existe ese riesgo.

65. ¿Qué es la neutropenia febril? ¿Es peligrosa? A nuestra hija la están tratando con quimioterapia y después de la segunda sesión le vino una fiebre muy alta. Fuimos a urgencias, porque nos habían advertido que eso podía pasar. Total, que está ingresada con las defensas por los suelos. Estamos muy preocupados, porque hasta ahora todo iba muy bien y parece que se tuerce.

La neutropenia es la disminución anormal de los *neutrófilos* en la sangre. Los neutrófilos son una clase de glóbulos blancos y forman parte de las defensas de nuestro organismo contra las infecciones. La quimioterapia puede hacer que disminuya la cantidad de ellos en la sangre. En realidad, siempre lo hacen. Cuando el oncólogo mira el análisis de sangre antes de prescribir un nuevo ciclo de quimioterapia no pretende, en realidad, comprobar que los neutrófilos *no han bajado*, sino asegurarse de que *ya se han recuperado*. El momento en el que los neutrófilos están más bajos es unos diez o quince días después de cada administración de quimioterapia (→ 64). Los médicos llamamos *nadir* a ese periodo; es durante el nadir cuando los pacientes de *quimio* corren un mayor riesgo de infección.

Los neutrófilos son importantes porque nos sirven para defendernos de las bacterias, los microbios más abundantes y peligrosos. En realidad, estamos cubiertos por millones y millones de bacterias. Están en nuestra piel, en el interior de la boca, en los genitales, en todo el árbol respiratorio y, sobre todo, cubriendo cada centímetro de nuestro tubo digestivo. A esos viajeros, que llevamos encima sin saberlo, es a lo que nos referimos con el término de *flora bacteriana*. Puede sonar poético eso de *la flora*, como a jardín, pero semejantes bichitos estarían encantados de invadirnos e infectarnos. Si no pueden es, sobre todo, gracias a los neutrófilos. Cuando los neutrófilos bajan de quinientos por cada mililitro de sangre, ya no son capaces de contener a los microbios de la flora y las bacterias se precipitan al interior de los tejidos y del torrente sanguíneo. Así pues, cuando una persona tratada con quimioterapia tiene neutropenia y sufre una infección, es prácticamente siempre de *sus propios* microbios, no por contagio de otras personas. Por eso son medidas exageradas e inútiles evitar salir a la calle, no visitar a amigos, eludir los lugares públicos o ponerse mascarillas.

Por fortuna, nuestro organismo tiene una alarma frente a las infecciones: la fiebre. Si alguien está siendo tratado con quimioterapia y tiene más de 38º de temperatura, sobre todo si es una o dos semanas después del tratamiento, debe acudir a urgencias de inmediato. De inmediato es por la noche, en lugar de esperar a la mañana; de inmediato no es por la tarde, después de recoger a los niños del cole; y de inmediato es el sábado, en lugar de aguardar al lunes por la mañana. Si los neutrófilos están realmente bajos (¡y es posible que estén a cero!), los microbios se esparcen por la sangre y los tejidos a una velocidad espantosa. Lo que el viernes por la tarde no es más que un par de picos de fiebre alta que bajan con paracetamol o aspirina, el sábado por la noche se ha convertido en una septicemia, la infección generalizada de la sangre. La tasa de mortalidad de la neutropenia febril es menor del 3 por ciento; la de la septicemia es mayor del 70 por ciento. Muchas personas tratadas con *quimio* tienen décimas, y no hay que preocuparse de eso. Si se produce una neutropenia y una infección la fiebre será alta, de 38° o 39°, incluso en las personas a las que nunca les suele subir la temperatura.

> Si un paciente tratado con quimioterapia tiene más de 38° de fiebre, ha de acudir a urgencias de inmediato.

Cuando un paciente bajo tratamiento quimioterápico acude a urgencias con fiebre se pone en marcha el protocolo de neutropenia febril. Desde luego, lo primero es hacer un análisis de sangre urgente. Pudiera ser que, al fin y al cabo, los neutrófilos sean perfectamente normales y la fiebre responda a otros motivos. Si de verdad hay neutropenia, se administra una primera inyección intravenosa de antibióticos. Las bacterias, por fortuna, se mueren igual de rápido que se multiplican. Desde luego, se desconocerá cuál es el germen concreto responsable de la infección, pero hoy día disponemos de muy buenos antibióticos *de amplio espectro* a los que se les escapan muy pocas bacterias. Se tomarán muestras de sangre y orina para cultivarlas y tratar de identificar el microbio. Se harán algunas radiografías por si aparece una pulmonía u otro foco infeccioso. En algunas situaciones muy favorables, el paciente se puede marchar a su casa con antibióticos por vía oral. Pero casi siempre nos quedamos más tranquilos ingresándolo y poniendo los medicamentos por vía intravenosa. Lo más probable es que la fiebre desaparezca dentro de las primeras veinticuatro horas y que los neutrófilos empiecen a subir gracias a unos tratamientos específicos que se llaman *factores de crecimiento medular* (→ 64). El ingreso medio por neutropenia febril es de tres a cinco días.

La neutropenia febril no tiene nada que ver con la enfermedad y en absoluto significa que ésta haya empeorado o recaído. Es una complicación de la quimioterapia; una complicación potencialmente grave, pero que podemos solventar con medidas sencillas en casi todos los casos, siempre que el paciente cumpla las indicaciones de acudir pronto al hospital en caso de fiebre alta. Un episodio de neutropenia febril no impide continuar con el tratamiento, aunque será menester ajustar las dosis y, quizá, añadir alguno de esos *factores de crecimiento* para que los dichosos neutrófilos no vuelvan a bajar tanto.

---

66. Llevo meses de tratamiento quimioterápico, después de una cirugía de pulmón seguida de radioterapia. Los primeros meses estuve muy bien, pero ahora me siento muy cansado y no puedo tirar de mi cuerpo. **¿Qué se puede hacer contra esta anemia?**

No conviene confundir el cansancio con la anemia. Al cansancio los médicos le llamamos *astenia*. El cansancio es uno de los síntomas de la anemia, desde luego, pero no todos los enfermos de cáncer que se sienten cansados tienen anemia. Por ejemplo, la propia quimioterapia es una causa de cansancio, como lo es la alteración de la función del hígado (→ **cuadro 17**). Además, algunos pacientes pueden tener grados sorprendentemente acusados de anemia sin sufrir cansancio.

La anemia es la disminución de la concentración de hemoglobina en la sangre. La hemoglobina es una pequeña molécula compuesta de hierro y proteínas que no está disuelta en la sangre, sino encerrada en unos pequeños sacos que llamamos glóbulos rojos, eritrocitos o hematíes, que todo es lo mismo. La hemoglobina sirve para transportar el oxígeno desde los pulmones hasta todos los tejidos. Cargada de oxígeno, es de color rojo brillante, y ésa es la razón de que nuestra sangre tenga ese color. Si la cantidad de hemoglobina es escasa, los tejidos se oxigenarán mal por más sanos que estén nuestros pulmones. El cansancio que percibe una persona anémica no es más que la señal de auxilio que nos envían nuestros músculos, porque no les está llegando el oxígeno que necesitan para funcionar. La cantidad de glóbulos rojos en la sangre no es una buena medida para la anemia. Por ejemplo, podría haber muy pocos de ellos, pero grandes y repletos de hemoglobina. O lo contrario, un anémico podría tener muchos glóbulos rojos, pero no ser más que sacos vacíos. Lo importante es la cifra de hemoglobina, que se expresa en gramos por decilitro (g/dl). Por debajo de 11 g/dl de hemoglobina, ya decimos que existe anemia, aunque sea muy leve. La anemia grave empieza por debajo de los 8 g/dl.

Hay dos grandes grupos de anemias, las agudas y las crónicas. Las agudas son aquellas en las que la hemoglobina ha descendido bruscamente en la sangre, por ejemplo, a causa de una hemorragia importante o de una intoxicación que provoca la destrucción de los glóbulos rojos. El paciente estará evidentemente enfermo, se sentirá extremadamente cansado, le costará trabajo respirar, se mareará al ponerse en pie y sentirá fuertes palpitaciones en el pecho al mínimo intento de ejercicio. Por el contrario, las anemias crónicas son las que van agravándose poco a poco. Casi todas las anemias de los enfermos con cáncer son crónicas. Las anemias crónicas ocasionan muchos menos síntomas que las agudas. Un paciente con cáncer y una de estas anemias crónicas puede tener, tranquilamente, 10 gr/dl o menos, estar blanco como la tiza, y jurar que no siente cansancio. El motivo es que el organismo ha tenido tiempo de compensar la falta de hemoglobina mediante algunos trucos. Por ejemplo, sin que la persona lo perciba, respira más veces por minuto y su corazón late mucho más aprisa, aun estando en reposo. De este modo se le dan muchas más vueltas a la misma sangre y se le saca más jugo a la poca hemoglobina que hay. Como esto ha sucedido poco a poco, el paciente ni siquiera siente las típicas palpitaciones. Pero todo tiene un límite, y muy pocas personas son capaces de soportar menos de 8 gr/dl de hemoglobina sin síntomas acusados, por crónica que sea la anemia.

Como cualquier anemia, la del paciente con cáncer ha de ser diagnosticada correctamente si se quiere tratarla con acierto. Por regla general, esto no requiere más que unos análisis de sangre un poco más completos de lo habitual. Un paciente oncológico podría tener cualquier clase de anemia, pero las más frecuentes son cuatro: por falta de hierro, por falta de vitaminas, por quimioterapia o por enfermedad crónica. Vamos a desbrozarlas un poco más, una tras otra.

Muchos de los enfermos diagnosticados de cáncer comen poco y mal y temen que eso les deje anémicos *por falta de hierro* (→ 53, cuadro 13). Eso es casi imposible. Hay que comer extraordinariamente mal para llegar a tener un déficit de hierro. Además, si la dieta fuese en verdad tan pobre, sería mucho más probable tener una anemia por falta de vitaminas. La razón es que nuestro organismo requiere una cantidad bajísima de hierro para funcionar. A diferencia de las vitaminas y de otros nutrientes, éste elemento no se degrada. Cuando los glóbulos rojos llegan al final de su vida útil y se destruyen, se aprovecha todo el hierro que contienen para fabricar otros eritrocitos nuevos. El hierro de nuestro cuerpo es, por así decirlo, reciclable. Si un paciente con un tumor tiene una anemia *ferropénica* (que así las llamamos cuando son por falta de hierro), no es porque no lo ingiera en cantidades suficientes, sino porque está perdiéndolo por algún sitio. Y el modo más común de perder hierro es por una pequeña hemorragia crónica. Si el tumor sangra, aunque sólo sea unas pocas gotas al día, con la sangre se va la hemoglobina, y con ella el hierro que debía haber sido reciclado. Puede demorarse meses, pero tarde o temprano llegará la anemia ferropénica. Los cánceres más propicios a esta clase de anemia son los de colon y de vía urinaria, en los que esas gotas de sangre se mezclan con las heces o la orina y pasan fácilmente desapercibidas. El tratamiento es bien sencillo: suplementos de hierro en forma de pastillas. Se suele creer que el hierro mejora la anemia, pero no es cierto. El hierro sólo mejora la anemia ferropénica; cualquier otra de distinta naturaleza se quedará tan fresca por mucho hierro que se le dé al paciente.

No basta el hierro para que el organismo fabrique la hemoglobina. Otros dos ingredientes muy importantes son la vitamina B12 y el ácido fólico. A diferencia del hierro, éstos no se reciclan, y tampoco somos capaces de fabricarlos, así que necesitamos un aporte más o menos continuo con la dieta; precisamos en verdad cantidades minúsculas, pero una dieta muy escasa podría dar lugar a esta clase de déficit. Sin embargo, lo más común no es que se ingiera poca vitamina y poco fólico, sino que el intestino sea incapaz de absorberlo. La anemia por déficit de vitaminas es frecuente en pacientes a los que se les ha extirpado el estómago o grandes fragmentos de intestino, así como en sujetos con el intestino parcialmente obstruido. También es muy fácil de diagnosticar, ya que los niveles de vitamina B12 y de ácido fólico en la sangre se pueden medir directamente. Además, mientras los glóbulos rojos de la anemia ferropénica son pequeños y pálidos, los del déficit de vitaminas son muy grandes; se los llama *megaloblastos* y por eso a las de esta clase se las conoce como *anemias megaloblásticas* (antiguamente también se les decía *anemias perniciosas*). Se tratan muy eficazmente con comprimidos o inyecciones de vitamina B12 y ácido fólico.

La anemia más frecuente con la que nos encontramos los oncólogos en los pacientes que tratamos con quimioterapia es a la que llamamos *anemia aplásica*. Ésta no es culpa del cáncer, sino que se trata de un efecto adverso de nuestros tratamientos. La fábrica de glóbulos rojos está en la médula ósea, que es el tuétano de los huesos. Allí están las células progenitoras que reciclan el hierro y ponen en circulación los glóbulos rojos recién ensamblados. Tanto la quimioterapia como la radioterapia hacen sufrir a estas células, que acaban fabricando muchos menos glóbulos rojos de los que se necesitan. Hay quimioterapias especialmente propensas a este problema, como los derivados del platino. Cuantos más ciclos se administren, tanto más probable es que aparezca anemia aplásica. En cuanto a la radioterapia, la más perjudicial es la que se aplica sobre zonas grandes de la columna vertebral y de la pelvis (→ 36). Hace algún tiempo no había más solución que parar la quimioterapia o poner alguna transfusión. Hoy día disponemos de las *eritropoyetinas*. Son medicamentos que se obtienen mediante técnicas de ingeniería genética y que actúan como aceleradores de las células progenitoras de la médula ósea. Bajo el efecto de la eritropoyetina, éstas *despabilan* y empiezan a producir glóbulos rojos a todo pasto. Son inyecciones subcutáneas que se administran una vez a la semana o al mes. Los deportistas las emplean para *doparse*; con un exceso de hemoglobina, sus músculos reciben más oxígeno y son capaces de trabajar más. Los oncólogos las usamos para mejorar la anemia aplásica de nuestros pacientes. Las eritropoyetinas son tanto más eficaces cuanto antes se empleen. Lo ideal es empezar a usarlas cuando la hemoglobina baja de 10 gr/dl o un poco antes.

Por último está la más complicada de las anemias. Se llama *anemia de proceso crónico*, porque no sólo afecta a los enfermos de cáncer, sino a los de muchas otras enfermedades prolongadas y debilitantes. Es propia de enfermos con cánceres avanzados y expectativa de vida corta. No la comprendemos muy bien, pero es como si el organismo se hubiese olvidado de cómo se usa el hierro. Si se mide el hierro en la sangre de estos enfermos, se verá que está muy bajo; por eso no es raro que a esta anemia se la confunda con la ferropénica. Pero la sorpresa viene cuando se hace un análisis de *ferritina*. La ferritina indica el estado de los depósitos de hierro, que están en el hígado. En una anemia por carencia de hierro, la ferritina está por los suelos porque los depósitos están casi vacíos, mientras que en la anemia de proceso crónico, la ferritina está por las nubes. Lo que aquí pasa es que las células progenitoras de la médula ósea están pidiendo a gritos el hierro que les falta para fabricar glóbulos rojos; el hígado tiene un tesoro del producto, sus depósitos están a tope, pero hace oídos sordos a las peticiones de la médula ósea y no lo pone a circular. Esta clase de anemia es difícil de tratar. Mejora o empeora junto con la enfermedad que la produce; si el cáncer va bien, la anemia se reduce; si el tumor está creciendo, se agrava. No hemos encontrado todavía ningún medicamento que obligue al hígado a soltar el hierro que *secuestra*. Por supuesto, tomar hierro no sirve más que para colmar aún más esos depósitos inútiles. La eritropoyetina puede mejorar un poco el nivel de hemoglobina, pero es mucho menos eficaz que en el caso de las anemias aplásicas.

Para terminar, cualquier anemia se puede manejar con una transfusión. Las transfusiones no merecen el honor de ser llamadas *tratamiento*, más que en el caso de las hemorragias agudas, como las que son consecuencia de un accidente de coche, por ejemplo. Para el resto de las anemias, son sólo un parche. La hemoglobina mejora, claro está, porque la hemos metido nosotros directamente en las venas. Pero la causa de la anemia persiste y ésta aparecerá de nuevo en cuanto los glóbulos rojos *prestados* vayan desapareciendo. Las transfusiones para los enfermos de cáncer sólo se deben emplear cuando la anemia ocasione síntomas severos, no responda a un tratamiento específico o sea menester corregirla rápidamente.

Cuadro 17
Terriblemente cansados

La fatiga es uno de los efectos secundarios más frecuentes del cáncer y se calcula que hasta el 78 por ciento de los pacientes experimenta esa sensación de cansancio abrumador. Ducharse, subir escaleras o llevar a cabo cualquier actividad diaria puede llegar a convertirse en una auténtica carga para las personas en esta situación.

Los especialistas no acaban de descubrir cuál es la causa última de este agotamiento, aunque sospechan que se debe más bien a un conjunto de factores. La falta de apetito, la inactividad física, el estado de ánimo, un sueño poco reparador, la anemia (→ 66), el dolor, los efectos secundarios de algunos fármacos o la propia acción del tumor en el organismo son algunas de las causas que se apuntan.

Precisamente por este carácter difuso, los remedios que se aconsejan para paliar la fatiga están dirigidos sobre todo a aliviar los síntomas y mejorar lo más posible la calidad de vida del paciente.

Y aunque pueda parecer paradójico, una de las recomendaciones más generalizadas entre los especialistas es el ejercicio físico moderado (→ 54). Un poco de actividad puede hacer que estas personas experimenten mayores niveles de energía e incluso más apetito, pero, sobre todo, una actitud más positiva y una mayor sensación de bienestar. No se pase todo el día tirado en el sillón o tumbado en la cama, oblíguese a dar pequeños paseos o busque actividades que le entretengan y le mantengan distraído.

→

El sueño es además otro de los pilares fundamentales en este programa reparador. Establecer unas rutinas para la hora de acostarse y levantarse o tomar un baño relajante antes de ir a la cama puede propiciar un sueño reparador durante toda la noche. Además, se desaconsejan las siestas prolongadas durante el día, que podrían empeorar la fatiga. Aunque sí pueden establecerse periodos diurnos de descanso, breves y planificados, y pedirle a un familiar, por ejemplo, que le despierte transcurrida media hora.

Si sus actividades habituales le fatigan, pruebe a practicarlas durante periodos de tiempo más breves, haciendo pausas para descansar. No trate de forzarse a sí mismo para realizar cosas que le cansen, ni se imponga obligaciones para tratar de mantener su ritmo habitual.

Por otro lado, se sospecha que la depresión y la ansiedad son otros de los trastornos que también acaban repercutiendo en esta sensación de agotamiento (→ 58). El esfuerzo mental y la atención que requiere pasar por un diagnóstico tan grave conllevan un elevado gasto de energía que repercute mentalmente en la persona. Esa tensión extrema, prolongada durante largos periodos de tiempo, alternando visitas al hospital con periodos de inactividad, es suficiente para provocar angustia y agotamiento a consecuencia de esa falta de energía.

La fatiga oncológica es una sensación poco concreta, que los propios afectados no saben muy bien cómo definir. Se sienten cansados, sin energía, les cuesta concentrarse, se irritan con facilidad… Es importante pedir ayuda a los más cercanos para que comprendan su estado, pero también para que asuman parte de sus cargas. Establezca sus prioridades y disfrute de pequeñas cosas que puedan relajarle (un libro, buena música…). La respuesta no siempre es inmediata, pero no desista.

67. ¿Por qué siento los dedos acorchados después de la quimioterapia? Al principio no me preocupaba, pero ha pasado ya medio año desde que terminé el tratamiento y parece que cada vez es peor.

A eso se le llama *neuropatía periférica*. Es un efecto adverso bien conocido de la quimioterapia y depende del daño que ésta produce a los nervios más finos. El sistema nervioso se divide en dos grandes porciones: el sistema central y el periférico. El sistema central está constituido por el encéfalo, que comprende todo lo que contiene el cráneo (cerebro, cerebelo y bulbo raquídeo), y por la médula espinal, un grueso cordón nervioso que sale de la base del cráneo y recorre toda la espalda por el interior de la columna vertebral. El sistema nervioso periférico son los nervios. Algunos salen directamente del cráneo a través de agujeros en el hueso, pero la mayoría brotan de la médula espinal. Hay tres clases de nervios. Los nervios sensitivos llevan al cerebro las sensaciones, como el tacto, el gusto o el olfato. Los nervios motores conducen las órdenes del cerebro a los músculos y gracias a ellos nos podemos mover. Por último, los nervios autonómicos controlan las funciones de vísceras como el intestino, los riñones o los pulmones.

El sistema nervioso central es prácticamente inmune a los efectos de la quimioterapia, pero algunos fármacos son capaces de dañar transitoriamente los nervios periféricos. Los más resistentes son los motores. En una posición intermedia están los autonómicos. Y los más sensibles a los efectos adversos de la quimioterapia son los nervios sensitivos, sobre todo los del tacto y los más finos y delicados, que son los que están más alejados de su origen en la médula espinal. Por eso la manifestación más frecuente de la neuropatía tiene que ver con la sensibilidad en las manos y en los pies

Ni todas las quimioterapias tienen la misma capacidad de dañar a los nervios, ni todas las personas son igual de sensibles. Los medicamentos contra el cáncer que con mayor frecuencia ocasionan neuropatía periférica son los derivados del platino (cisplatino, carboplatino y oxaliplatino), los alcaloides de la vinca (vincristina y vindesina), los taxanos (paclitaxel y docetaxel) y las podofilotoxinas (etopósido y tenipósido). Las personas que tienen más riesgo de padecer esta toxicidad son los diabéticos, los que beben mucho alcohol, los malnutridos y los que han recibido quimioterapia con anterioridad.

La neuropatía suele tardar algo en aparecer y es raro que se manifieste antes de dos o tres meses de estar recibiendo tratamiento de quimioterapia. Una vez empieza, tiende a acusarse en los días siguientes a los ciclos para mejorar luego poco a poco. Al avanzar en el tratamiento, se va transformando en permanente. La neuropatía empeora después de terminar la quimioterapia. Por regla general, el peor momento viene entre cuatro y seis meses después de finalizar la *quimio*. Luego, empieza a mejorar muy, muy lentamente. No es raro que se tarde un año o algo más en librarse por completo de la neuropatía. Algunos pacientes, como los diabéticos, los alcohólicos o los que sufrieron las neuropatías más severas pueden quedar con algo de acorchamiento en las manos para siempre.

Los síntomas más comunes de la neuropatía periférica son las sensaciones extrañas en las yemas de los dedos, las palmas de las manos, los labios o las plantas de los pies. La mayor parte de las personas percibe acorchamiento, otras como hormigueo, algunas lo describen como pinchazos de alfileres y unas pocas sienten quemazón. No suele pasar de ser una sensación molesta que casi siempre empeora con el frío. Sin embargo, hay veces que la neuropatía es algo más severa. Si estorba para realizar movimientos delicados y precisos, como ponerse los pendientes o abrocharse los botones, hay que decírselo al oncólogo sin tardar, pues probablemente hay que disminuir un poco las dosis de quimioterapia o, incluso, sustituirla por otra distinta.

El síntoma más común de la neuropatía autonómica es el estreñimiento crónico (→ cuadro 18), debido a que los intestinos se mueven poco y mal al carecer del control nervioso habitual. Los nervios motores se afectan rarísimas veces. El síntoma principal es la debilidad acusada en las manos o en los pies. Ésta es una neuropatía severa de la que hay que informar al médico con rapidez.

No hay demasiadas cosas que el especialista pueda hacer contra la neuropatía. Muchas veces basta con informar bien al paciente, tranquilizándole al explicarle que se trata de algo común y nada grave. Las vitaminas del complejo B, el gluconato cálcico y el magnesio pueden ayudar un poco, pero no son la panacea. Cuando la neuropatía se manifiesta por pinchazos dolorosos, los analgésicos comunes son ineficaces, pero pueden funcionar otros medicamentos como los antidepresivos y los antiepilépticos. No es que la neuropatía tenga nada que ver con la depresión, y mucho menos con la epilepsia; es que estos fármacos también funcionan como analgésicos cuando el origen está en la afectación de los nervios.

En cuanto a lo que el paciente puede poner de su parte, hay varios consejos útiles. Las manos y los pies se deben proteger del frío con guantes y calcetines gruesos. Como la sensibilidad está disminuida, no es raro herirse sin darse cuenta, así que es mejor no caminar descalzo, usar guantes gruesos al manipular herramientas y paños adecuados para manejar los cacharros calientes en la cocina. Cuidado con el agua del grifo y de la bañera, porque podría estar muy ardiente sin que lo percibiéramos. Si la piel aparece seca o agrietada, es bueno usar crema hidratante una o dos veces al día. No es imprescindible evitar por completo las bebidas alcohólicas, pero conviene no abusar, porque el alcohol empeora la neuropatía.

68. ¿Es que no hay manera de evitar que las metástasis en los huesos duelan tanto? Padezco cáncer de mama. Se me ha pasado al esqueleto y el dolor de espalda es insufrible a pesar de los analgésicos.

Los huesos son un lugar predilecto para las metástasis de muchos cánceres. Los tumores de la mama, la próstata y los pulmones tienen una especial querencia por el esqueleto a la hora de diseminarse. Los huesos no son un órgano vital, como el hígado o el cerebro. Sin embargo, las ramificaciones del cáncer en ellos pueden dar lugar a multitud de problemas y son una causa muy frecuente de que la calidad de vida de los pacientes esté muy mermada. Por ejemplo, un hueso que soporte mucho peso, como los de las piernas, y que esté debilitado por las metástasis, podría romperse con un traumatismo muy pequeño o, incluso, espontáneamente; al crecer las metástasis, desplazan el calcio de los huesos, que acaba pasando a la sangre. La elevación anormal del calcio en sangre, o *hipercalcemia*, es una urgencia médica que interfiere con la función de los músculos y del propio corazón. Otra complicación de las metástasis en los huesos es la compresión de los nervios cercanos; la forma más extrema de ello es cuando la metástasis de una vértebra comprime la médula espinal. A esto se lo conoce como *compresión epidural*, y requiere un diagnóstico y tratamiento rápidos, so pena de que el paciente acabe parapléjico (→ 73).

Sin embargo, todo esto son complicaciones poco frecuentes. El problema más común de las metástasis esqueléticas es el dolor. Prácticamente todos los enfermos de cáncer con metástasis en los huesos lo padecen en algún momento de su evolución. La parte dura de los huesos apenas tiene nervios, es insensible. En cambio, todos y cada uno de los huesos de nuestro cuerpo están envueltos en una membrana fibrosa y consistente que se llama *periostio*. Y el periostio sí que está surcado por numerosos y muy sensibles nervios; es un tejido exquisitamente doloroso. Las metástasis de los huesos comienzan a doler tan pronto como tocan el periostio.

La verdad es que contamos con un buen puñado de alternativas para eliminar el dolor óseo cuando su causa son las metástasis. La primera y más importante no debe pasarse por alto: es la quimioterapia para tratar la propia enfermedad (→ 39). Por ejemplo, si una mujer padece cáncer de mama y éste se ha pasado a los huesos de modo que duelen, no hay modo más eficaz y más duradero de aliviar el dolor que una buena quimioterapia contra el cáncer de mama que controle la enfermedad allá donde se encuentre, incluidos los huesos. Desde luego, la quimioterapia no actúa de un día para otro, así que algo hay que hacer para mantener a raya el dolor mientras tanto. Por otro lado, siempre hay personas para las que la quimioterapia no funciona o a las que no conviene aplicársela.

La medida más simple son los analgésicos. Puede que, al principio, sea posible controlar el dolor de los huesos con medicinas poco potentes, como el paracetamol. Pero el dolor del cáncer en los huesos se convierte pronto en severo y demanda tratamientos más eficaces, esos a los que llamamos *analgésicos de tercer escalón* (→ 60). Esta clase de dolor responde muy bien a la morfina, y no hay que tenerle miedo. La morfina es un medicamento como cualquier otro, eficacísimo y con algunos efectos adversos que no son difíciles de mantener a raya si se usa con buena mano (→ 61). Para el caso concreto de las metástasis en los huesos, la combinación de morfina y antiinflamatorios es muy adecuada. En casos graves, es útil añadir también corticoides durante un periodo de tiempo corto.

Una excepción en la que la morfina no es buena solución es en una clase de dolor que conocemos como *incidental*. Se trata de esas metástasis que han debilitado el hueso en puntos que soportan mucho peso, como las vértebras lumbares, las articulaciones de la cadera, las rodillas, o los huesos de muslos y pantorrillas. Puede que los analgésicos calmen el dolor cuando el paciente permanece sentado o acostado; pero cuando se pone de pie, todo el peso recae sobre la metástasis y sobreviene un dolor sumamente agudo. Para esta clase de situaciones resulta ideal la radioterapia (→ 35). Si se aplica radiación sobre las partes del hueso que están dañadas, se conseguirán tres cosas: matar los nervios que recogen la sensibilidad del periostio de esos huesos, detener el crecimiento de las células cancerosas y endurecer el hueso. La radioterapia es un analgésico estupendo para los huesos, hasta los dolores más severos pueden mejorar a los pocos días de iniciarla.

Una alternativa a la radioterapia es la *cementación* o *vertebroplastia*. Consiste en inyectar en la vértebra afectada, bajo presión y a alta temperatura, el mismo cemento quirúrgico que se emplea para fijar en su sitio las prótesis de cadera. El calor cumple la función de destruir los nervios y las células malignas, mientras que el cemento consolida la vértebra al fraguar. Se realiza con anestesia local y con un ingreso muy breve. La vertebroplastia es un método idóneo cuando hay afectada sólo una vértebra (o muy pocas), y si la radioterapia está contraindicada o ya se ha aplicado en esa zona, puesto que la radiación no se puede administrar dos veces en el mismo lugar.

Una situación algo comprometida surge cuando las metástasis dolorosas afectan a múltiples puntos del esqueleto, cosa que no es extraña. Resulta imposible aplicar tantos focos de radioterapia. Aun así, hay dos alternativas. La primera son los bifosfonatos. Se trata de una clase de medicamentos que existen tanto en forma de goteros como de pastillas. No actúan directamente contra las células cancerosas, pero fijan el calcio al hueso, retrasando su destrucción. Los bifosfonatos no sólo tienen efecto analgésico. Además, se ha demostrado que reducen la probabilidad de que aparezcan todas las complicaciones de las que hemos hablado antes, como fracturas, elevaciones del calcio y compresiones de la médula espinal. Por eso se emplea con carácter preventivo, incluso cuando no existe dolor, en muchos casos de cáncer de mama o próstata con metástasis en los huesos.

El último tratamiento para las metástasis óseas, adecuado para los casos en los que éstas son muy numerosas, es el samario-153. Se trata de una sustancia radiactiva que el organismo *confunde* con el calcio, de manera que la concentra justo en las metástasis, que es el lugar donde más calcio se necesita. De esta manera, se lleva la radiactividad justo adonde se precisa. A diferencia de la radioterapia convencional, el tratamiento con samario sí se puede repetir pasado un tiempo. Es una opción que tiene efectos adversos; no hay que usarlo a tontas y a locas, pero puede ser muy útil para algunos pacientes.

69. Me gustaría saber si hay algún tipo de remedio para el linfedema. Me quitaron el pecho hace un año y el brazo empezó a hinchárseme en verano. Es muy incómodo y muy antiestético. Me han recomendado masajes y vendajes, pero no sé si funcionará.

Generalmente se desconoce que existe en nuestro organismo un segundo sistema circulatorio, el linfático, además del sanguíneo. Casi nadie ha oído hablar de él, hasta que tiene un problema de drenaje linfático. La linfa es un líquido que recoge el suero que rezuma en los tejidos desde los vasos sanguíneos más finos, algunas sustancias demasiado pesadas como para ser transportadas por la sangre, y parte de las grasas absorbidas por el tubo digestivo. Es rica en glóbulos blancos, unas células que participan en la defensa frente a los microbios. El sistema linfático, a diferencia del sanguíneo, no cuenta con una bomba similar al corazón que impulse la circulación. La linfa se desliza muy lentamente a través de unos tubos de transporte llamados vasos linfáticos. En cada trecho se encuentra una especie de cisterna de depósito, que son los ganglios linfáticos. Éstos tienen mucho que ver con el sistema inmunitario. Cuando se produce alguna infección, los ganglios producen glóbulos blancos y los vierten a la linfa. Esos glóbulos blancos (o linfocitos) acaban en los tejidos, luchando contra los microbios. Todos nos hemos palpado alguna vez los ganglios linfáticos del cuello durante una faringitis. Se han agrandado porque están rebosantes de los glóbulos blancos, necesarios para combatir la infección.

Por desgracia, la mayor parte de los cánceres aprovecha el sistema linfático para esparcirse por el cuerpo. Las células cancerosas se desprenden del tumor y se cuelan en los vasos linfáticos, que usan como autopistas. Los ganglios linfáticos son una barrera que intenta detener la diseminación del cáncer. Lo consiguen durante algún tiempo (→ 26). En el interior de los ganglios se libra una verdadera batalla microscópica entre los linfocitos y las células malignas. Con el tiempo, el cáncer va ganando la partida. Los ganglios ocupados por células tumorales crecen y se endurecen. Los médicos llamamos *adenopatías* a estos ganglios cancerosos. Si están en el cuello, las axilas o las ingles, son fáciles de palpar. A los del interior del tórax o del abdomen los identificamos con el escáner (→ 23).

Ése es el motivo de que cuando se opera un cáncer, muchas veces el cirujano también extirpe los ganglios más cercanos. Se pretende, en primer lugar, eliminar los ganglios invadidos antes de que la enfermedad rompa esa barrera y llegue más allá. Por otro lado, la información del análisis de los ganglios es muy valiosa para el oncólogo. Si se descubren metástasis en su interior, aunque sólo sea con el microscopio, se puede pronosticar la probabilidad de que aparezcan metástasis en el futuro y tomar decisiones sobre el empleo de quimioterapia y radioterapia (→ 41, 82, 87). Al extirpar total o parcialmente la mama para curar un cáncer, también se quitan los ganglios de la axila, lo que se conoce como *linfadenectomía*.

Al quitar los ganglios de la axila, se eliminan parte de los vasos linfáticos que van entrelazados con ellos y que sirven para recoger la linfa que viene del brazo. Siempre se procura dejar intactos los ganglios y vasos linfáticos más profundos. Pero, a veces, no es suficiente; la linfa que sube del brazo pasa con dificultad por la axila y tiende a acumularse en los tejidos grasos de debajo de la piel, hinchando el brazo. Eso es el *linfedema*.

Al principio, sólo se trata de un encharcamiento de líquido. En esta fase, si se aprieta la piel con la punta del dedo, se formará un hoyuelo que desaparece poco a poco. Con el tiempo, la grasa de debajo de la piel comienza a cicatrizarse. El linfedema se vuelve duro, la piel adquiere la consistencia del cuero y ya no se forman hoyos al apretarla con los dedos. A esta fase se la conoce como *linfedema organizado*.

> El linfedema o hinchazón del brazo en las mujeres operadas de cáncer de mama hay que tratarlo en cuanto aparece.

El linfedema ocurre en diez o quince de cada cien mujeres operadas de cáncer de mama, aunque sólo llega a ser grave en muy pocas. La mayoría de las veces, el problema se queda en cierta hinchazón de la mano y de la muñeca. Las mujeres que tienen más riesgo son las que han recibido radioterapia (→ 35) en la axila después de la linfadenectomía. El linfedema puede aparecer en los meses siguientes a la cirugía, o varios años después. Hoy día existe una técnica alternativa a la linfadenectomía que se llama *ganglio centinela* y que disminuye drásticamente la incidencia del linfedema (→ 80).

El linfedema no tiene cura. No existe ningún método para quitarlo de una vez por todas. Pero sí tiene tratamiento paliativo. El objetivo es deshinchar el brazo en lo posible y, sobre todo, evitar o retrasar el linfedema organizado. Esto es muy importante porque, cuando se *organiza*, el linfedema ni siquiera se puede ya mejorar; permanecerá para siempre tal y como quede cuando la grasa subcutánea se cicatrice y la piel se endurezca. Hay que actuar tan pronto como aparezcan los primeros síntomas, apenas se aprecie la mano hinchada. En realidad, muchas de las medidas que se van a explicar a continuación sirven igualmente como prevención para las mujeres a las que se les han quitado los ganglios de la axila, pero que no tienen linfedema. Hay tres clases de precauciones; las que procuran que se forme menos linfa en el brazo, las que tratan de favorecer que esa linfa sortee el obstáculo de la axila operada, y las que sirven para evitar las infecciones.

Para que los tejidos produzcan poca linfa, conviene evitar los ejercicios pesados con ese brazo. Para peinarse, bañarse, vestirse, comer, cocinar, conducir o escribir se puede usar el brazo como siempre. De lo que hay que huir es de los esfuerzos musculares intensos y sostenidos como cargar bultos, llevar bolsas, arrastrar el carro de la compra o llevar niños en brazos. Desde luego, deportes como el tenis o las pesas están contraindicados por completo. En cambio, la natación y la gimnasia de mantenimiento son excelentes como tratamiento y como prevención. El calor excesivo, como el ocasionado por saunas o baños de sol prolongados, también favorecen que un mayor volumen de linfa suba por su brazo hacia la axila.

Si se quiere que la linfa circule del mejor modo posible, hay que evitar prendas ajustadas, pulseras, bandoleras, sujetadores con tirantes y sin almohadillado, etcétera. Cualquier cosa que deje marca de presión en algún punto desde la muñeca hasta el hombro es perjudicial. Si se toma la tensión con frecuencia, es mejor hacerlo en el brazo sano. Hay que acostumbrarse a hacer algunos ejercicios con regularidad. Por ejemplo, estando acostada en la cama elevar el brazo por encima de la cabeza y apoyarlo con almohadas de modo que la muñeca esté más alta que el codo y éste más alto que el hombro. Merece la pena hacer esto una o dos veces al día y mantener la postura media hora al menos. Mientras se mantiene el brazo elevado, la mano se abre y se cierra lentamente un par de docenas de veces. Si ya existe linfedema y éste llega al codo o más arriba, hay que buscar el lugar más cercano donde practiquen masajes de drenaje linfático, que tienen la función de vaciar el brazo de la linfa remansada. El mejor lugar para informarse acerca de las técnicas de drenaje linfático son los servicios de fisioterapia y rehabilitación de los hospitales en los que se operan muchos tumores de mama, y en la junta provincial de la Asociación Española contra el Cáncer (AECC). El masaje linfático no se debe abandonar, hay que tomarlo como un nuevo hábito de vida, como quien va al gimnasio o a la piscina. En los casos más graves, es necesario poner vendajes elásticos tras cada masaje.

La piel de un brazo con linfedema se infecta con mirarla, debido a la ausencia de ganglios cercanos para enviar ejércitos de glóbulos blancos. La infección del linfedema se llama *celulitis* y es algo muy grave, porque los gérmenes alcanzan la sangre con facilidad. Si en alguna ocasión la piel del brazo se pone roja, brillante, caliente y dolorosa, hay que acudir a urgencias inmediatamente, sobre todo si se tiene fiebre. Tratada con antibióticos, la celulitis se cura rápidamente. Para prevenirla, basta con cuidarse de que los microbios no tengan puertas de entrada. Siempre que sea posible, evitar los análisis de sangre, vacunas y goteros en el brazo de la linfadenectomía; mantener la piel limpia e hidratada; evitar las heridas en el brazo; usar guantes de goma para fregar, dedales al coser y guantes protectores para los trabajos de jardinería; cuidado con la manicura, y usar cremas depilatorias o rasuradora eléctrica en lugar de cuchillas; las quemaduras en los brazos con linfedema son muy difíciles de curar y se infectan prácticamente siempre; hay que emplear filtros solares de alta protección en la playa y en la piscina, guantes para el horno y ser muy precavida al cocinar fritos que salpiquen. Si, a pesar de todas las precauciones, se sufre una herida en el brazo con linfedema, desinfectarla inmediatamente con povidona yodada y mantenerla cubierta. Si la herida es algo más que mediana o si no parece cicatrizar en tres o cuatro días, mejor acudir a la consulta de enfermería del centro de salud.

70. ¿Qué se puede hacer para bajar la hinchazón en las piernas? Mi padre tiene cáncer de próstata. Estuvo mucho tiempo bien, pero ahora todo ha cambiado. No estaría tan mal si no fuera por esa terrible hinchazón que le impide caminar y que nada parece ser capaz de solucionar.

Esa hinchazón se llama *linfedema,* y se debe a una retención de linfa en los tejidos de las piernas. De los vasos sanguíneos más finos, los capilares, rezuma un líquido turbio, la linfa, que queda empapando los tejidos; luego es recogida por los vasos linfáticos, unos tubos que sirven justamente para eso. La linfa sube lentamente a lo largo de las piernas, a través de esos conductos. Al llegar a las ingles, ha de atravesar una serie de ganglios linfáticos, que tienen que ver con el sistema inmunitario. Ya fuera de las piernas, los vasos linfáticos entran en la pelvis, donde también se encuentran con ganglios. Por último, salen de la pelvis y ascienden por la espalda, discurriendo por una región llamada *retroperitoneo* y que, del mismo modo, está repleta de ganglios que la linfa ha de atravesar. Finalmente, alcanzan el tórax y vierten su contenido a las venas, de modo que la linfa es devuelta a la sangre de la que salió.

Muchos tumores aprovechan este circuito linfático para esparcirse por el organismo (→ 26). Es por eso que los ganglios cercanos a un tumor suelen ser el primer lugar en el que aparecen las células cancerosas. Los tumores más frecuentes de la pelvis son los de la próstata, la vejiga, el útero y el recto. Todos ellos tienen mucha predisposición a invadir los ganglios de la pelvis en primer lugar y, un poco después, los de las ingles y el fondo de la espalda. Con el tiempo y el avance de la enfermedad, los ganglios cancerosos se agrandan y se endurecen hasta el punto de que bloquean la circulación linfática. La linfa se sigue produciendo en los tejidos de las piernas, porque forma parte del funcionamiento diario de nuestro cuerpo. Como siempre, es recogida por los vasos linfáticos y asciende con lentitud. Pero al llegar a la pelvis, los ganglios cancerosos constituyen una barrera infranqueable, una puerta cerrada a cal y canto. El viaje de la linfa se acaba en ese punto y no le queda otro camino que encharcar las piernas, que empiezan a hincharse más y más: se ha desarrollado el linfedema.

El linfedema más conocido es el de los brazos de las mujeres operadas de cáncer de mama (→ 69). Pero se trata de una cosa totalmente distinta. En el caso de los brazos, el problema no es la enfermedad, sino que parte de los ganglios de la axila han tenido que ser extirpados junto con el tumor. La linfa atraviesa la axila con más dificultad que antes, pero logra pasar al fin y al cabo. El linfedema de los brazos se puede mejorar casi siempre con masajes y ejercicios. Pero lo que sucede en las piernas es que el cáncer ha cerrado el grifo de desagüe por completo. En las fases iniciales, puede ser útil dar masajes desde los tobillos hacia las rodillas y desde éstas hacia las ingles; también mantener elevadas las piernas y medicarse con diuréticos que eliminan líquidos por la orina. Sin embargo, cuando el bloqueo linfático es completo, la hinchazón de las piernas no tiene remedio y es una de esas situaciones para las que no tenemos tratamiento paliativo. La única posibilidad es disminuir el tamaño de los ganglios tumorales con quimioterapia (→ 39) o radioterapia (→ 35). Sólo si el cáncer mejora, se aliviará el linfedema de las piernas.

71. Me están tratando con quimioterapia a causa de un tumor intestinal. **Tras cada ciclo lo paso muy mal a causa de las diarreas y las llagas en la boca. ¿Me podrían dar algún consejo para aliviarlo?**

Después de las náuseas y de los vómitos (→ 63, cuadro 16), las llagas en la boca y la diarrea son los efectos adversos más comunes de la quimioterapia (→ 37). Cualquier quimioterápico podría ocasionarlos, pero los más comunes son el 5-fluoruracilo (5FU), el oxaliplatino, el irinotecán (también conocido como CPT11) y la capecitabina. Se emplean contra gran variedad de tumores, pero sobre todo para el tratamiento del cáncer de colon (→ 87, 88). La radioterapia también puede ocasionar llagas en la boca, pero sólo cuando se aplica en esa zona. Lo mismo sucede con la diarrea; la única radioterapia que la puede producir es la que incide en el abdomen (→ 35).

En realidad, las llagas en la boca y la diarrea son dos manifestaciones de un mismo fenómeno que llamamos *mucositis*, por eso es tan normal que las dos cosas sucedan a la vez. Todo el tubo digestivo está tapizado por una mucosa húmeda. Podemos verla muy fácilmente pues forma el recubrimiento del paladar, las encías, el suelo de la boca y el interior de las mejillas. La misma clase de tejido llega sin detenerse, recubriendo todo el tubo digestivo, hasta el ano. Nosotros no lo notamos, pero esa membrana se está renovando continuamente. Si la viéramos con el microscopio descubriríamos que está formada por una serie de capas superpuestas de células. Las más superficiales se van muriendo y desprendiendo; en la capa más profunda hay células que se dividen sin cesar para ir sustituyendo a las superficiales descamadas. Lo que pasa es que la quimioterapia detiene durante algún tiempo la división de las células profundas. Las de la superficie siguen eliminándose a medida que mueren, pero como no hay repuestos la mucosa se hace más y más delgada. Al final queda una excavación que es lo que llamamos úlceras o aftas. Cuando hay muchas úlceras juntas, se dice que se ha producido una mucositis. Las úlceras de la boca se aprecian a simple vista, mientras que las del intestino se manifiestan por la diarrea. Naturalmente, esto no pasa de inmediato tras la administración de la *quimio*. El frenazo en la división de las células profundas no se aprecia hasta que varias capas superficiales se han desgastado. Por eso tanto las llagas en la boca como la diarrea suceden, típicamente, un par de semanas después de haberse puesto la quimioterapia. En poco tiempo, las células de la capa mucosa profunda recuperan su actividad y rellenan el hueco con células nuevas; las úlceras se curan y la diarrea desaparece. Hay otra clase de diarreas que acontecen en un único episodio tras la administración de la quimioterapia, que casi siempre suele ser el irinotecan. El mecanismo de esta diarrea es completamente distinto y se previene bastante bien con una inyección de atropina antes de la quimioterapia.

No hay manera de que el paciente pueda prevenir la diarrea. Si ya ha sucedido alguna vez, el oncólogo reducirá las dosis de quimioterapia o espaciará su administración. Si la mucositis ha sido realmente grave, es posible que decida cambiar de fármacos por completo. Las llagas en la boca se pueden prevenir hasta cierto punto, enfriando la boca. Es útil tomar bebidas frías o comer helados durante e inmediatamente después de la administración de la quimioterapia. El frío contrae los vasos sanguíneos, de manera que se reduce la cantidad de *quimio* que llega a la mucosa de la boca a través de la sangre. No obstante, se trata de un método poco práctico. Es difícil mantener la mucosa fría durante todo el tiempo que dura el tratamiento. Por otro lado, por este procedimiento se pueden prevenir las mucositis leves, pero no las graves.

Una vez están instauradas, tampoco hay tratamientos para curar las llagas de la boca. Ya hemos visto que se cierran solas, lo que se suele demorar una semana, más o menos. Existen, en cambio, productos para mejorar el dolor, pues las llagas molestan y escuecen al masticar y también al tragar si llegan hasta el fondo de la garganta. Hay en el mercado dos o tres productos en forma de gel que sirven para enjuagarse la boca y que forman una película protectora por encima de la úlcera. Mientras las úlceras sanan, hay que recurrir a alimentos blandos o líquidos, fríos o tibios, y que no estén salados, ácidos ni picantes (→ 53). Es muy importante enjuagarse después de comer con algún colutorio antiséptico. Las úlceras de la boca son una puerta abierta de par en par a los microbios y, además, se infectan ellas mismas con facilidad por hongos. Se debe comprobar que el enjuague antiséptico no lleva alcohol en su composición, si no se quiere sufrir un enorme escozor.

En cuanto a la diarrea, se trata con comprimidos de loperamida. Según la severidad, se puede tomar un comprimido cada seis horas, cada cuatro o cada vez que se vaya al cuarto de baño. Si el médico sospecha que hay alguna infección asociada, recetará también un antibiótico. Respecto a la dieta, los purés de patata y zanahoria, así como el agua de arroz, que se suelen emplear para cortar las descomposiciones de los niños, también son útiles en los adultos (→ **cuadro 18**). Existen preparados en polvo en las farmacias, listos para ser diluidos con agua o caldo. Hay que evitar la leche y el queso, y convienen los yogures. Naturalmente, es necesario reponer los líquidos que se pierden. A más diarrea, más hay que beber. Si es completamente líquida, no sólo hay que reponer el agua, sino también las sales minerales. La receta casera del suero de hidratación es un litro de agua hervida y fría, una cucharadita rasa de sal y cuatro colmadas de azúcar. Se suele agregar un zumo de limón, pero mejor evitarlo si hay llagas en la boca a causa de su acidez. De todos modos, hay suero en polvo en las farmacias, listo para diluirse.

Una mucositis puede ser una complicación seria si llega a producir deshidratación o si coincide con una bajada de defensas (→ 65), pues entonces los organismos de la flora intestinal aprovechan las úlceras de la mucosa para llegar a la sangre. Hay que contactar con el oncólogo o acudir a urgencias en cualquiera de las siguientes situaciones: fiebre alta, mal estado general, diarrea que no mejora en cuarenta y ocho horas, dolor abdominal intenso, llagas en la boca que impiden alimentarse, vómitos severos o sopor acusado.

Cuadro 18
DIETA LAXANTE, DIETA ASTRINGENTE

Diarrea

Los tratamientos oncológicos o la propia tensión emocional pueden provocar la aparición de diarrea. La quimioterapia, por ejemplo, afecta a las células que recubren el interior del intestino y hace que éste pierda su capacidad para absorber el agua o los nutrientes, que pasan por allí mucho más rápido de lo normal. Aunque el problema suele remitir en dos o tres semanas, si persiste, es demasiado grave o coincide con vómitos puede llegar a provocar deshidratación (→ 71). Algunas sugerencias que pueden ayudar al paciente son:

→

- Tomar sopas, caldos, soluciones de rehidratación o bebidas isotónicas para deportistas que ayuden a renovar el potasio y otras sales que pierde el organismo.
- Cuando la diarrea comience a remitir puede tomar alimentos en pequeñas cantidades, cocidos o a la plancha y de fácil digestión (arroz, pollo, pescado hervido, puré de patata…).
- Evite alimentos ricos en fibra que empeoren el problema (frutas, verduras como la coliflor o el repollo, así como cereales integrales).
- Beba abundante líquido (dos o tres litros al día), evitando los lácteos y derivados, así como el café y el alcohol. Mejor a temperatura ambiente que fríos o calientes.
- Evite comidas y bebidas que produzcan flatulencias (refrescos, guisantes, lentejas…).
- Prescinda de los alimentos grasos (bollería, pastelería, carnes o pescados grasos…).
- Si está tomando alguna quimioterapia oral, debe suspender el tratamiento y consultar al oncólogo. Busque atención médica si la diarrea coincide con fiebre, dolor abdominal severo, o si es intensa y no cede en cuarenta y ocho horas.

Estreñimiento

La inactividad física, el cambio de hábitos, la falta de agua o fibra en la dieta, la escasa intimidad en el hospital y los propios tratamientos pueden ocasionar el problema opuesto. El movimiento intestinal disminuye, las heces se vuelven duras y secas y aparece entonces el estreñimiento.

- Para evitarlo tome abundante fibra (25 o 35 gramos al día) acompañada de muchos líquidos (8 o 10 tazas diarias; bien de agua, zumos, limonada, té…).

- Son alimentos ricos en fibra las legumbres (lentejas, garbanzos o judías), verduras (espárragos, guisantes, espinacas, brécol, calabaza... cuanto más dura es la verdura, más fibra contiene), frutas (manzanas o peras con cáscara, naranjas, ciruelas...), los cereales, el arroz integral o el pan.
- Cocine preferentemente al vapor o a la plancha, alimentos hervidos, aliñados con aceite de oliva. Evite los condimentos picantes.
- En ayunas puede tomar un vaso de agua tibia, un café o zumo de naranja, kiwis o ciruelas.
- Trate de hacer algo de ejercicio suave, camine un rato todos los días.
- Intente crearse una rutina de evacuación estableciendo una hora del día para ir al baño.
- Si el problema persiste más de dos o tres días consulte a su oncólogo la posibilidad de tomar algún laxante. Además, debe acudir al médico si el estreñimiento aparece de repente, si coincide con dolores intensos (como retortijones) o aparecen vómitos al poco de cada comida.

72. ¿Qué solución tiene el derrame pleural? Mi hermana tiene cáncer de pulmón. Cada dos por tres se le acumula derrame en el pulmón que no la deja respirar y ha de ir a urgencias para que la pinchen y se lo saquen. Ya está harta.

El pulmón está suelto en el interior de la cavidad torácica, como si fuera un globo dentro de otro; el globo de fuera sería la pared del tórax y el de dentro el pulmón, henchido del aire que respiramos. Cada vez que llenamos o que vaciamos el pecho de aire, ambos globos se rozan el uno con el otro; para que ese deslizamiento sea suave e imperceptible existen las pleuras. Hay una pleura que tapiza por dentro toda la cavidad torácica, y otra pleura idéntica que, a su vez, recubre todo el exterior del pulmón. De este modo, no se frota el pulmón con la pared del tórax, sino pleura con pleura, que son membranas húmedas y resbaladizas. Están continuamente lubricadas por un líquido que ellas mismas producen, el líquido pleural. Éste se renueva de continuo; las pleuras no dejan de producir líquido nuevo y de reabsorber el ya gastado.

Muchas metástasis acaban en las pleuras. Son frecuentes en casos de cáncer de pulmón (→ 93, 94), mama (→ 85) u ovario. Además, existe un tipo de cáncer de pleura que se llama *mesotelioma*. Cuando están poco extendidas, las metástasis pleurales no interfieren con la función respiratoria y pasan desapercibidas. Los problemas empiezan cuando ya está afectada una buena porción de estas membranas. Suceden dos cosas: por un lado, la pleura irritada reacciona segregando más líquido pleural del habitual; por otro, enferma e inflamada, la pleura no puede reabsorber el exceso de líquido que ella misma produce. La consecuencia es fácil de prever. Cada vez se acumula más y más líquido en el interior del tórax, justo entre las dos pleuras. A eso se le llama *derrame pleural*. El líquido, pues, no está *en* los pulmones, sino *alrededor* de los pulmones. Un poco de líquido no molesta al paciente, pero cuando se acerca a la mitad de la altura del tórax, la respiración empieza a hacerse dificultosa. La caja del tórax está cerrada y donde hay un litro de líquido, no entra un litro de aire, es así de sencillo.

Lo primero que hace un médico es diagnosticar el origen del derrame pleural. No sólo se trata de saber que está allí, sino de asegurarse de que su causa es el cáncer. Al fin y al cabo, el paciente podría tener un derrame pleural por otras causas benignas, como una pulmonía o una insuficiencia cardiaca. Para ello introducirá una fina aguja entre dos costillas, extraerá unos centímetros cúbicos del derrame y pondrá una gota bajo el microscopio. Si se aprecian células cancerosas flotando en el líquido, no cabrá duda de que el derrame es maligno. Como ocurre siempre con las complicaciones de los tumores, el mejor tratamiento del derrame es el del propio cáncer. Si, por ejemplo, esa persona es una mujer con cáncer de mama, una quimioterapia eficaz para ese tipo de tumor maligno acabará por solventar el derrame. Sin embargo, ya sea porque la quimioterapia no funcione, o porque la dificultad respiratoria requiera un remedio más rápido, hay muchas ocasiones en las que hay que buscar un tratamiento específico para el derrame pleural; y hay tres.

El más sencillo y rápido consiste en extraer el líquido con una aguja y un sistema de tubos conectados a un aspirador. Este procedimiento es una *toracocentesis*. Si no es muy grande la cantidad de derrame que se pretende sacar, se puede hacer en urgencias o en el hospital de día. A lo sumo, precisa de una noche de ingreso. Es un buen sistema para solventar el problema mientras se espera a que la quimioterapia haga su efecto o si no se necesitan más que unas pocas extracciones cada cierto tiempo. Si es preciso realizar más de un drenaje al mes, la toracocentesis ya no resulta demasiado práctica. Por un lado, es engorrosa para el paciente; por otro, cuantos más pinchazos sean necesarios, más grande es la posibilidad de que se produzca un *empiema*, esto es, una infección del líquido pleural; por último, al realizar las extracciones repetidas veces, el derrame comienza a acumularse en forma de burbujas, en lugar de en una única congregación; decimos que el derrame se ha *tabicado*, y eso dificulta cada vez más las extracciones de líquido. Conviene buscar una solución más permanente.

Los otros dos métodos se basan en un mismo principio: pegar las pleuras de modo que ya no haya espacio donde el derrame se pueda acumular. No es perfecto, pero el pulmón puede funcionar bastante bien incluso con las pleuras soldadas. La *pelurodesis*, pues así se llama, requiere que no quede nada del derrame pleural. Es menester ingresar al paciente para colocar con anestesia local un tubo de plástico entre dos costillas que, conectado a un aspirador, elimine todo el derrame. Cuando ya no queda nada, se introduce por el mismo catéter una sustancia que obliga a las pleuras a fijarse la una a la otra. Después de uno o dos días más, se puede retirar el tubo y marchar a casa. Otra forma de conseguir lo mismo es mediante *pleuroscopia*. Bajo anestesia general, se introduce un tubo dotado de sistema óptico entre las dos pleuras, se elimina todo el líquido y se pulverizan las pleuras con una sustancia que las adhiere. Como esa sustancia suele ser una especie de talco, a esta técnica se la llama *talcaje*. Cualquiera de estos sistemas puede fracasar, pero lo habitual es que terminen con la acumulación de derrame pleural para siempre o, al menos, durante mucho tiempo.

73. Mi marido tiene un tumor en el muslo. Tenía metástasis en algunas vértebras, pero se arreglaba bien. Hace unos días, de repente, perdió la fuerza en las piernas. **Se ha quedado inválido y el diagnóstico es de compresión epidural. ¿Qué es eso? ¿Se puede solucionar?**

Las vértebras tienen dos partes, y cada una cumple una función diferente. La parte delantera se llama *cuerpo vertebral* y es un hueso sólido con forma de cilindro. Los cuerpos vertebrales están apilados unos encima de otros, desde la cabeza hasta el sacro. Hay siete vértebras en el cuello (cervicales), doce en el tórax (torácicas) y cinco en los riñones (lumbares). Los veinticuatro cuerpos vertebrales juntos forman la columna vertebral que sirve para soportar el peso de las distintas partes del cuerpo y nos posibilita caminar erguidos. La columna vertebral puede girarse e inclinarse hacia todos los lados porque entre cada par de cuerpos vertebrales hay un disco elástico que permite a cada vértebra moverse un poco respecto a la de arriba y a la de abajo. Por detrás del cuerpo de la vértebra, pegado a él, hay un anillo de hueso que deja un agujero en el medio. El rosario de huesos que tocamos al palpar el centro de la espalda, a lo largo del espinazo, son los anillos vertebrales, uno por cada vértebra. Todos los anillos vertebrales, uno encima de otro, forman un conducto de hueso por el que discurre la médula espinal.

La médula espinal es un grueso manojo de nervios que sale directamente del cerebro, a través de un agujero en la base del cráneo, y se introduce en el canal formado por los anillos vertebrales, recorriendo toda la longitud de la espalda. Entre cada pareja de vértebras, la médula espinal deja escapar dos nervios, uno por cada lado. Excepto los de la cabeza, todos los nervios de nuestro cuerpo brotan así de la médula espinal. Toda la sensibilidad de cuello para abajo llega al cerebro a través de la médula espinal. Todos los músculos del cuello para abajo se mueven merced a nervios que salen de la médula espinal. Así de importante es.

La médula espinal, como cualquier tejido del sistema nervioso, es muy delicada. Su consistencia es semejante a la de la carne de pescado, así que se puede lesionar con facilidad. Los tejidos nerviosos no se reparan, como el hueso o la piel. Si la médula se corta en algún punto, el impulso nervioso no podrá viajar más allá. Todas las partes del cuerpo por debajo de la lesión quedarán incomunicadas con el cerebro y, por lo tanto, insensibles y paralizadas. Es como si cortáramos con unas tijeras el cable que lleva la electricidad a una bombilla. Dada su fragilidad y capital importancia, se entiende que la naturaleza haya protegido la médula espinal dentro de una caja de duro hueso. Es más, por dentro del canal de los anillos vertebrales, la médula está protegida por tres capas de membranas llamadas meninges y completamente sumergida en líquido (el líquido cefalorraquideo o LCR). La médula espinal jamás roza con el hueso de los anillos vertebrales que la rodean. Lo impiden las meninges y el líquido, que se interponen entre las paredes del hueso y la propia médula. Ese espacio de seguridad se llama *espacio epidural* y su importancia es crucial, como vamos a ver.

Las metástasis en las vértebras suelen afectar a los cuerpos vertebrales, y casi siempre se mantienen allí, por fortuna, pues así permanecen alejadas de la médula espinal (→ 26). Cuando la metástasis crece hacia atrás, en dirección al canal por el que discurre la médula, se topa con la más externa de las tres meninges: la *duramadre*. Es tan sólida que prácticamente siempre consigue resistir el embate de la metástasis y salvaguardar a la preciosa médula espinal. Pero no siempre. En ocasiones, las metástasis vertebrales logran irrumpir en el espacio epidural y amenazar a la médula. Apenas la rocen, comenzarán los síntomas. Basta un poco de presión para que la transmisión del impulso nervioso se vea entorpecida. Esto sucede casi siempre en las vértebras a mitad de espalda, de manera que los síntomas afectan a las piernas, que pierden sensibilidad y fuerza. Esto es la *compresión epidural*.

La compresión epidural es una urgencia médica en la que el tiempo cuenta mucho. Si la compresión se alivia pronto, la médula tardará algunas semanas en recuperarse, pero volverá a comunicar normalmente el cerebro con las piernas, y éstas recuperarán su sensibilidad y fuerza de siempre. En cambio, si el tratamiento se retrasa varios días, la compresión sostenida acabará por dañar a la médula irremediablemente. El paciente habrá quedado parapléjico y ya no volverá a ser capaz de caminar.

En muy pocas ocasiones, la compresión epidural se desarrolla tan rápido que no hay tiempo para actuar. Lo normal es que se desarrolle a lo largo de tres o cuatro días, como poco. Si un paciente con cáncer, máxime si se sabe que tiene metástasis en las vértebras, siente que pierde sensibilidad o fuerza en las piernas debe acudir a urgencias de su hospital de inmediato. Ésta es una de esas situaciones en las que no hay que esperar a que amanezca, ni al próximo día laborable: inmediatamente significa «ya». Hay muchos enfermos con metástasis en los huesos y en las vértebras a los que no quiero alarmar innecesariamente. La compresión epidural es una complicación realmente extraordinaria. No sucede más que en uno de cada cien pacientes con cáncer. Por otro lado, muchas personas sienten acorchamiento a causa de la quimioterapia (→ 67) o debilidad por los tratamientos, la enfermedad o la anemia (→ 66, cuadro 17). Es muy fácil diferenciar estos síntomas banales de los de la compresión epidural. Las alteraciones de la sensibilidad debidas a la quimioterapia son acorchamientos que molestan en las manos y en los pies, y que han empezado poco a poco a partir del inicio del tratamiento. La pérdida de la sensibilidad por compresión de la médula aparece de pronto o en muy pocos días, no tiene por qué coincidir con el inicio de una nueva quimioterapia, y, sobre todo, afecta a las dos piernas enteras. No es raro que empiece por debajo del ombligo, afectando a toda la zona que cubren los pantalones. En cuanto a la pérdida de fuerza, no se trata de una debilidad generalizada, sino de una verdadera incapacidad para caminar, levantarse de la silla sin apoyarse con las manos, mantenerse erguido o permanecer de puntillas más allá de uno o dos segundos. Es usual que estos síntomas coincidan con la aparición de un nuevo dolor en la espalda.

Cuando se sospecha su existencia, la compresión epidural se diagnostica con una resonancia de urgencia. Hay dos posibles tratamientos. Uno se llama *laminectomía* y es una intervención quirúrgica no demasiado complicada que consiste en extirpar parte del hueso del anillo vertebral; al no estar ya la médula enclaustrada en una caja cerrada, se alivia la presión ejercida por la metástasis. La otra alternativa es aplicar radioterapia sobre la vértebra afectada para reducir rápidamente el tamaño de la metástasis (→ 35). La radioterapia sólo se puede aplicar una vez sobre la misma zona, de modo que si existe una compresión epidural en una parte de la columna que ya ha sido radiada, no hay más alternativa que la cirugía. Cualquiera de los dos tratamientos puede ser muy eficaz, pero eso depende del tiempo de evolución. Si el tratamiento comienza cuando no hay parálisis completa de las piernas, en el 90 por ciento de los casos se recupera toda la movilidad. Si ya está establecida la paraplejia, pero durante menos de veinticuatro horas, la eficacia desciende al 50 por ciento. En cambio, cuando los pacientes ya no pueden mover en absoluto las piernas durante uno o dos días, nueve de cada diez quedan paralíticos a pesar del tratamiento.

---

74. ¿Es verdad que quedarse embarazada de mayor aumenta mucho el peligro de contraer cáncer de mama? Me ha preocupado mucho ver publicada esta información en una revista femenina. Tengo 41 años y estaba pensando en tener familia. Pero, si es así de peligroso, es como para pensárselo.

Ésta es una pregunta que se formula hoy día con mucha frecuencia, ya que las mujeres se quedan embarazadas cada vez más tarde. Es verdad que retrasar el primer embarazo aumenta las probabilidades de padecer cáncer de mama. Pero es incorrecta la conclusión de que, entonces, es mejor quedarse sin hijos que tenerlos después de los 40 años. Veamos la razón.

Los estrógenos son las principales hormonas femeninas. Los ovarios no segregan apenas estrógenos antes de la primera regla, los producen en abundancia durante el periodo fértil, y vuelven a dejar de segregarlos después de la menopausia. Otras dos situaciones en las que los ovarios interrumpen su producción de estrógenos son el embarazo y la lactancia. Es cierto que los estrógenos son un factor de riesgo para el cáncer de mama. En realidad no sabemos si la acción mantenida de estas hormonas puede transformar en cancerosa una célula mamaria normal, si es necesario que se asocie a otros factores para que esto suceda, o si tan sólo acelera el desarrollo tumoral de una célula que ya es maligna.

Lo que sí es cierto es que cuanto más tiempo hayan permanecido las mamas bajo el efecto de los estrógenos, tanto mayor es el riesgo de padecer cáncer: podría ser que la primera regla hubiese aparecido de muy jovencita o que la menopausia se hubiese retrasado anormalmente; o también que la mujer nunca hubiese estado embarazada. Justo lo contrario se puede decir de los factores que acortan el tiempo durante el que los ovarios producen estrógenos: protegen del cáncer de mama una primera regla tardía, la menopausia precoz, los embarazos (cuantas más gestaciones, menos riesgo de cáncer de mama) y la lactancia materna (menos peligro cuanto más tiempo se haya dado el pecho). También es importante la edad durante el primer embarazo. Si dos mujeres han tenido un par de hijos, pero una empezó a los 18 y otra a los 30, tiene menos riesgo de contraer cáncer de mama la que tuvo su primer hijo antes de los 20 años. La razón es que los ovarios jóvenes producen más estrógenos que los de una mujer mayor. Por lo tanto, nueve meses sin regla a los 18 años le ahorran a la glándula mamaria mucha más cantidad de estrógenos que esa misma gestación diez o doce años más tarde.

> El embarazo protege del cáncer de mama,
> sobre todo si se tiene más de un hijo, se
> empieza joven y se da el pecho.

Pero no hay que confundirse; al quedarse embarazada de mayor, la probabilidad de sufrir un tumor de mama no aumenta de golpe, y ni mucho menos hay peligro de que aparezca un tumor durante el embarazo. Simplemente, si una mujer tiene su primer hijo a los 40 años, el peligro de padecer cáncer de mama a lo largo del resto de su vida será algo mayor que si lo hubiera tenido a los 30, y un poco más todavía que si ese embarazo se hubiese producido antes de cumplir 20. Ahora bien, si por miedo a ese peligro, una mujer decide no quedarse embarazada, no sólo no habrá evitado el riesgo, sino que lo habrá aumentado aún más. Respecto a las probabilidades de padecer cáncer de mama, la peor situación es la de las mujeres que nunca estuvieron embarazadas. Por lo tanto, aunque en el fondo sea cierto, es impreciso y engañoso decir «tener un hijo de mayor aumenta el riesgo de padecer cáncer». Es mucho más exacta la siguiente afirmación: «No haber tenido el primer hijo de joven aumenta el riesgo de padecer cáncer de mama».

Pero lo más importante es saber que la cuantía de estos riesgos es modesta y, en realidad, no hay que agobiarse demasiado por ello. Por ejemplo, una mujer de 37 años que haya tenido la primera regla sobre los 12 o 13 años y que tenga su primer hijo después de los 30, tendría un riesgo de desarrollar cáncer de mama a lo largo del resto de su vida (suponiendo que viva más de 85 años) de, aproximadamente, un 20 por ciento. En cambio, si esta misma mujer hubiese tenido su primer hijo antes de los 19 años, el riesgo sería del 18 por ciento.

Y es que padecer o no cáncer de mama depende de muchos factores. Ninguno de ellos es extraordinariamente importante por sí solo. En suma, el incremento del riesgo que aportan estos factores es tan pequeño que ninguna mujer debería tenerlos en cuenta para decidir cuándo quiere quedarse embarazada por primera vez, ni debería sentir miedo alguno si lo hace después de los 35 o 40 años. Tampoco es sensato tomar alguna precaución especial. Basta con seguir haciéndose una mamografía al año, coincidiendo con la visita de control al ginecólogo.

75. Mi hermana acaba de ser operada de cáncer de mama. El caso es que mi madre murió de la misma enfermedad y es posible que mi abuela también. Yo estoy muerta de miedo porque parece que estoy predestinada a que esto me toque también a mí. ¿Con tantos antecedentes como tengo, hay pruebas genéticas para saber si he heredado el cáncer de mama? ¿Qué puedo hacer si hay algo malo en mis genes?

La gran mayoría de los cánceres de mama no tienen nada que ver con la herencia. Sencillamente, en una enfermedad tan frecuente no es raro que coincidan un par de casos en la misma familia (→ 6). De cada cien casos de cáncer de mama, menos de cinco son hereditarios. Pero, en esas pocas familias, el conocimiento exacto del error genético se convierte en un asunto de vital importancia para todos sus miembros.

Hay dos genes principales que tienen que ver con el cáncer de mama hereditario. Se llaman *BRCA1* y *BRCA2*, y sabemos de su existencia desde 1994. Las mutaciones (o errores) en estos genes dan lugar a un riesgo muy alto de padecer cáncer de mama a lo largo de la vida, generalmente antes de la menopausia y a edades más jóvenes de lo normal para esta clase de tumores. Lo que se hereda, pues, no es el cáncer, sino el riesgo de padecerlo. Haber heredado uno de estos genes enfermos no significa que se vaya a padecer cáncer de mama necesariamente, pero sí que existe mucho peligro de que suceda. De cada diez mujeres que heredan un gen BRCA mutado, unas siete acaban por desarrollar el cáncer en algún momento de sus vidas. Y el de mama no es el único tumor relacionado con BRCA1 y BRCA2. El segundo tumor que con más frecuencia aflige a estas mujeres es el de ovario. Los hombres a los que sus ascendientes les han transmitido genes BRCA con errores, también pueden padecer cáncer de mama (los hombres tienen glándulas mamarias, sólo que mucho menos desarrolladas), y también tienen más peligro de enfermar de cáncer de próstata que el resto de los varones. Tanto los hombres como las mujeres tienen mayor incidencia de cáncer de colon que el resto de la población. De todos modos, el riesgo de padecer cualquiera de esos tumores no se acerca, ni de lejos, al de sufrir cáncer de mama.

Los genes del cáncer de mama se heredan de la misma forma que los que determinan el color de los ojos, la estatura o cualquier otra característica de nuestro cuerpo. De cada gen de los miles que compone nuestro código genético, recibimos dos copias, una del padre y otra de la madre. Cuando procreamos, transmitimos sólo uno de cada pareja de genes a nuestra descendencia. Así, junto con la otra mitad del otro progenitor, ya se restablece el número normal de genes. Es decir, que si el padre (o la madre) de una persona tiene un gen BRCA mutado, existe un 50 por ciento de posibilidades de transmitir la copia mutada a cada hijo. Eso explica por qué no todos los miembros de estas familias tienen el gen que predispone a padecer el cáncer. Es perfectamente posible que, de dos hermanos de idéntico padre y madre, uno herede la predisposición a desarrollar cáncer de mama, y el otro no. Por eso es tan importante el estudio genético, para discernir quiénes tienen el gen erróneo y han de tomar precauciones, y quiénes tienen genes completamente normales y, por lo tanto, el mismo riesgo que la población general.

Ya hemos dicho que la mayoría de los casos de cáncer de mama no tienen nada que ver con todo esto que estamos explicando. Por lo tanto, ¿quiénes deberían hacerse las pruebas genéticas? Hoy día hay bastante consenso en que las familias a las que es razonable realizar estos estudios son aquellas en las que se da, por lo menos, una de las siguientes características: (1) más de tres casos de cáncer de mama en la familia, siempre que, al menos, dos de esas personas fueran parientes de primer grado (padres, hijos o hermanos); (2) al menos un caso en la familia de cáncer de mama antes de los 35 años; (3) al menos dos casos de cáncer de mama con menos de 50 años; (4) al menos un caso de cáncer de mama y ovario en una misma persona; (5) varios casos de tumores de mama y ovario en distintas personas; (6) al menos un caso de cáncer en las dos mamas; o (7) al menos un caso de cáncer de mama masculino.

Realizar el estudio genético es un trabajo muy arduo para el laboratorio, pero muy sencillo para los pacientes y sus familiares (→ 76). Para empezar, siempre hay que partir de una enferma de cáncer de mama. El oncólogo que atiende a esa mujer es la persona indicada para organizar el análisis. Si en ese momento no hay nadie enfermo en la familia, no hay más remedio que esperar a que aparezca un nuevo caso. El estudio se lleva a cabo en el propio tumor y en la sangre. Para el análisis del tumor, basta con la misma muestra que se extrajo al diagnosticar el cáncer; no es necesario repetir la biopsia. Para el estudio en la sangre, se extrae una pequeña muestra de sangre, como para cualquier análisis corriente. El estudio es muy laborioso y puede demorarse meses porque requiere analizar todo el gen de cabo a rabo. Eso es como leer una guía telefónica buscando un error en una sola letra, sin saber dónde estará. Pueden suceder dos cosas: que se encuentre la mutación, o que no. Si no se halla nada anormal en BRCA1 ni en BRCA2 podría deberse, a su vez, a dos causas: es posible que la acumulación de casos en esa familia no se deba más que a mala suerte; o puede que haya mutaciones en genes que todavía desconocemos. Da lo mismo a efectos prácticos, pues el estudio ha terminado y no hay nada más que hacer. A los miembros de esa familia no les queda más remedio que ser muy estrictos con las pruebas ordinarias de diagnóstico precoz del cáncer (→ 16).

Pero si se logra identificar una mutación, se habrá dado un enorme paso. Los genes que se heredan de progenitores a hijos son idénticos en todo, incluso en los errores. Por eso el resto de miembros de la familia o no habrán heredado la mutación o, si lo han hecho, estará en el mismo lugar que en el paciente que ha servido de guía del estudio. Volviendo al ejemplo de la guía telefónica, no es lo mismo repasarla de tapa a tapa, en busca de un error que ni siquiera se sabe si estará, que saber a ciencia cierta en qué página, línea, palabra y letra está la equivocación e ir directamente a ese punto para comprobar si cada ejemplar concreto de la guía es correcto, o contiene la errata. A partir de ese momento, el trabajo de laboratorio se simplifica enormemente. Cualquier miembro de la familia que quiera saber si ha heredado o no la mutación, lo puede averiguar con un sencillo análisis de sangre.

Aproximadamente, la mitad de los familiares no tendrán la mutación y su riesgo será el mismo que si pertenecieran a otra familia. Pero la otra mitad sí que habrá heredado un gen BRCA1 o BRCA2 mutado y tendrá que enfrentarse a un riesgo altísimo de padecer cáncer de mama en el futuro, así como otras enfermedades malignas. Tendrá que tomar decisiones difíciles como, por ejemplo, tener o no tener hijos, pues hay una probabilidad de transmitirles el gen enfermo y, con él, el riesgo del cáncer; o qué medidas adoptar con los niños si es que ya los han tenido. Ser portador de mutaciones de este tipo puede tener implicaciones para obtener un trabajo, contratar un seguro de vida o conseguir una hipoteca. Pero las decisiones más importantes son las que tienen que ver con las estrategias para disminuir el riesgo de que el cáncer aparezca (→ 77).

Cuadro 19
TERAPIAS COMPLEMENTARIAS

Aunque no existen cifras oficiales ni una definición cerrada, la percepción de muchos oncólogos y recientes encuestas demuestran que cada vez son más los pacientes que recurren a alguna terapia complementaria para mejorar su calidad de vida y paliar los efectos secundarios de los tratamientos oncológicos. (→ 49)

En 2002, la Encuesta Nacional de Salud que se lleva a cabo cada año en Estados Unidos, reveló que el 62 por ciento de los ciudadanos de aquel país había recurrido alguna vez a algún tipo de medicina no convencional. Una categoría tan amplia que incluía desde el uso de la oración con fines curativos hasta el empleo de suplementos vitamínicos. En el caso de personas con enfermedades graves como el cáncer, esta cifra se elevaba incluso más.

Dos años más tarde, otro estudio mostraba que el 88 por ciento de los pacientes con cáncer había recurrido a alguna de estas terapias complementarias o alternativas en algún momento de su enfermedad.

Aromaterapia, yoga, osteopatía, masajes, acupuntura, musicoterapia, ciertas dietas o suplementos, el empleo de cannabis… La lista de sistemas, prácticas o productos es larga y la llamada medicina convencional les presta cada vez más atención, consciente de la atracción que despiertan.

En EEUU, por ejemplo, un organismo federal (el National Center for Complementary and Alternative Medicine) investiga y estudia sus riesgos y beneficios «en el contexto de la ciencia rigurosa»; mientras que un centro de primer nivel como el Memorial Sloan-Kettering Cancer Center de Nueva York cuenta desde 1999 con un Servicio de Medicina Integrativa. En nuestro país, por su parte, varios colegios oficiales de médicos disponen de vocalías especializadas en estas técnicas.

Y es que ha sido precisamente su dificultad para demostrar científicamente sus beneficios la gran barrera a la que han tenido que enfrentarse para ser aceptadas por la medicina farmacológica. Una barrera que explicaría también la desconfianza de la que han sido objeto durante largo tiempo: mientras muchos de ellos han pasado por el filtro de investigaciones y ensayos clínicos (como es el caso de la acupuntura), otros deben aún demostrar, no sólo su eficacia sino, sobre todo, su inocuidad.

Porque este cajón de sastre incluye desde las técnicas que, aunque no curativas, sí pueden aumentar la sensación de bienestar del paciente, hasta los productos descaradamente fraudulentos o aquellos que pueden interferir negativamente en la acción de la quimioterapia (→ cuadro 12).

Aunque es casi seguro que su oncólogo no se opondrá a que practique yoga, tai-chi u otras técnicas de relajación, o incluso a que tome ciertas infusiones o suplementos vitamínicos, es importante que discuta este aspecto con él. Hágale saber los beneficios que le proporcionan, el alivio que le producen ante las náuseas u otros síntomas, que conozca los ingredientes de lo que está tomando… Si no es perjudicial para usted, puede estar seguro de que su reacción será de abierta aceptación. Si él no está al tanto de estas cuestiones, tal vez le derive a algún otro profesional que lo esté.

Como haría con cualquier otro medicamento o aspecto de su salud, pregúntese antes de comenzar el tratamiento cuáles son las ventajas que espera obtener, cuáles sus riesgos o previsibles efectos secundarios; infórmese de si existe algún ensayo clínico donde haya sido probado, o de si su acción puede interferir con la de su medicación estándar. Conozca la capacitación y experiencia del profesional que le va a administrar la terapia e infórmese de antemano de cuánto le va a costar. Conviértase, en definitiva, en un consumidor activo y no se deje guiar únicamente por testimonios de otras personas o por algún reclamo publicitario.

Sólo un ejemplo de los beneficios que alguna de estas terapias puede proporcionarle. Sin ninguna evidencia de que la risa pueda curar el cáncer, sí está demostrado que es capaz de mejorar la respiración, y los sistemas circulatorio e inmunológico. Reír reduce el estrés, relaja y alivia el dolor. Unas buenas carcajadas estimulan la circulación; aumentan los niveles de oxígeno en el organismo y el ritmo cardiaco; estimulan la producción de endorfinas, también conocidas como las hormonas de la felicidad (neurotransmisores cerebrales que influyen en el control del dolor); además, alejan los síntomas depresivos y facilitan un sueño reparador. No se le conocen efectos secundarios y puede practicarlo siempre que le apetezca.

76. ¿Qué tengo que hacer para saber si he heredado el cáncer de mama, puesto que mi madre ya lo tiene? Ella tiene 63 años y le acaban de encontrar un cáncer de mama. He escuchado en un programa de radio que es una enfermedad hereditaria.

El asunto del cáncer de mama y la herencia se ha aireado tanto en los últimos tiempos que se han sembrado toda clase de malentendidos que conviene deshacer.

La principal tergiversación es que el cáncer de mama es hereditario. No es cierto. El cáncer de mama, como la inmensa mayoría de los tumores malignos, es *esporádico*, lo que quiere decir que se distribuye más o menos al azar entre la población y que afecta a algunas mujeres sin tener nada que ver con los genes heredados de los padres (→ 6, 7). Es verdad que existen un par de síndromes en los que la herencia tiene mucho que ver en la aparición del cáncer de mama. Este asunto surgió en los años noventa, cuando se descubrió un gen cuya herencia predisponía a sufrir cáncer de mama (→ 75, 77). Esto supuso un gran descubrimiento para la oncología, pero más desde el punto de vista teórico que del práctico. Conocer esos genes y poderlos estudiar en familias que los heredan con errores nos ha permitido comprender muchas cosas sobre el funcionamiento íntimo del cáncer de mama, pero no es algo que tenga una gran trascendencia práctica, salvo para un número pequeño de personas. Sin embargo, el asunto atrajo mucho la atención de los medios de comunicación. Se ha escrito tanto sobre ello, que muchas mujeres han llegado a la falsa conclusión de que *el cáncer de mama se hereda, de manera que si lo tuvo mi madre, también me aparecerá a mí.*

En realidad, menos de cinco de cada cien casos de cáncer tienen algo que ver con la herencia. Aun así, no es raro que haya antecedentes de cáncer de mama en la familia. La razón es bien sencilla y consiste en que se trata de una enfermedad muy frecuente. El de mama es el cáncer más habitual en las mujeres. Además, su aparición depende de la edad más que de cualquier otra cosa. Por ejemplo, se da un caso de cáncer mamario entre cada 20.000 mujeres de 25 años, pero entre cada veinticinco mujeres de 60 años, y en las de 80 la proporción llega a ser de una por cada diez ancianas. Hoy día no es nada raro que una mujer cumpla 80 años. Así pues, si una mujer se fija en todas la familiares cercanas que la rodean (madre, abuelas, hermanas, tías, primas, hijas…), resulta bastante probable que, por puro azar, una o dos hayan sufrido un tumor maligno de mama en algún momento.

Las familias en las que realmente existe una mutación que se hereda de generación en generación, favoreciendo la aparición de cánceres de mama, tienen una serie de características que permiten distinguirlas fácilmente en la mayoría de los casos (→ 75). No es necesario que se cumplan todas, pero es casi seguro que habrá dos o tres de ellas en cada familia. La más importante es el número de casos. En estas familias no hay uno o dos enfermos de cáncer de mama; suele haber cuatro, cinco, media docena o más. Pero hay otras pistas igualmente importantes. Una de ellas es la consanguinidad. Los casos afectados suelen estar muy relacionados entre sí, como madres, hijas o hermanas. Por lo general, no hay generaciones que se salven del tumor; hasta donde llega la memoria siempre ha habido casos de cáncer de mama. Un par de indicaciones muy importantes es que la inmensa mayoría de los casos están en una rama de la familia, la paterna o la materna, y que se suele tratar de personas muy jóvenes, por debajo de los 35 años. Por último, también son indicios muy sospechosos que existan casos de cáncer de ovario, de cáncer en los dos pechos y de tumores de mama en hombres, que también puede suceder.

La inmensa mayoría de las mujeres que tienen uno o dos antecedentes de cáncer de mama pertenecen a familias que no cumplen esos criterios. Puede que haya un antecedente cercano, como la madre o la hermana; pero, o bien no habrá más casos, o bien serán familiares más lejanos (una tía, una prima…), quizá en la otra rama de la familia. Es casi seguro que esas parientes tenían 50 o más años cuando fueron diagnosticadas. Por último, casi seguro que no habrá ningún familiar con cáncer de ovario, tumores en las dos mamas ni, mucho menos, casos masculinos. Con este panorama, la probabilidad de que exista algún componente hereditario es tan minúscula que resulta absurdo hacerse cualquier tipo de prueba genética. Hay que tranquilizarse, comprender que no se tiene ni más ni menos peligro que cualquier otra mujer, y no tomar más precauciones que la visita al ginecólogo y la mamografía anuales (→ 16).

77. En mi familia hay muchos antecedentes de cáncer de mama. Al final, nos hemos hecho las pruebas genéticas y ha salido lo que me temía: **soy portadora de mutaciones en el gen BRCA. Parece ser que eso me condena a padecer cáncer de mama.** ¿Qué puedo hacer?

En efecto, algunas familias transmiten de generación en generación copias mutadas, es decir erróneas, de dos genes que tienen mucho que ver con el cáncer de mama y que se llaman *BRCA1* y *BRCA2*. Éste es un hecho poco común; menos de cinco de cada cien cánceres tienen algo que ver con la herencia. Las versiones mutadas de los genes se pueden heredar o no, de la misma manera que de un padre rubio un hermano hereda el color del pelo y otro es castaño (→ 6). Aproximadamente, la mitad de los miembros de estas familias heredan genes normales y la otra mitad genes mutados. Siete de cada diez mujeres con el gen erróneo acaban por desarrollar cáncer de mama a lo largo de la vida, y algunas menos padecen tumores malignos en los ovarios (→ 75).

Lo ideal sería que el gen erróneo se pudiese arreglar, como quien corrige una falta gramatical en un texto. Ésta es la promesa de la *terapia génica*, pero está todavía muy lejos de cumplirse. Hoy por hoy, somos completamente incapaces de modificar los genes que se han heredado con mutaciones. No obstante, sí hay cosas que estas mujeres pueden hacer para mejorar sus expectativas.

Una posibilidad es tomar algún medicamento que interfiera con el desarrollo del cáncer y que evite su aparición. A esto es a lo que llamamos *quimioprevención*. Tenemos muy buenas razones para suponer que ciertas medicinas que bloquean la acción de los estrógenos, las hormonas femeninas, podrían ser muy eficaces. Estas medicaciones son, entre otras, el tamoxifeno, el raloxifeno o los inhibidores de la aromatasa. A fecha de hoy, todavía no hemos podido demostrar con rigor científico que esta hipótesis sea cierta. Hay varios ensayos clínicos internacionales en marcha cuyos resultados nos sacarán de dudas en los próximos dos o tres años. Una opción para las mujeres con mutaciones en los genes BRCA es participar en alguno de esos ensayos (→ cuadro 10, 44, 45).

La segunda posibilidad es la vigilancia. Si no se puede evitar el cáncer, al menos sí que es posible diagnosticarlo en una fase en la que se pueda curar. Estas mujeres deben iniciar su vigilancia antes que la población general (→ 16); en torno a los 25 años, y aun antes si hay casos más jóvenes de esa edad en la familia. La exploración ideal no es la mamografía, sino la resonancia de mama, que ha demostrado ser capaz de descubrir mejor los casos de cáncer de mama incipiente en las mujeres con mutaciones BRCA, si se repite cada año. En cuanto al cáncer de ovario, el mejor método para diagnosticarlo a tiempo es la ecografía intravaginal un par de veces al año.

Por último, hay que considerar la cirugía. Puede parecer una barbaridad eliminar dos pechos sanos, pero hay que recordar que el peligro de cáncer de mama es del 70 por ciento. Por otro lado, el tipo de operación que se realiza conserva la piel de la mama y reconstruye el pecho durante la misma operación implantando una prótesis, de modo que la mujer jamás se llega a ver sin pechos, ya que sale del quirófano con las glándulas mamarias sustituidas por dos pechos de silicona. También es posible extirpar ambos ovarios, cosa que hoy se puede realizar por laparoscopia, sin necesidad de abrir el abdomen y con un ingreso de una o dos noches. Naturalmente, la extirpación de los ovarios impide tener hijos y adelanta la menopausia, lo que tiene una serie de consecuencias contraproducentes para la salud. Por eso no se recomienda hasta que ya se hayan tenido los niños que se desee, y cuando la menopausia natural esté cercana.

78. ¿Cómo se sabe si un nódulo mamario es benigno o maligno? Resulta que me he palpado un bulto en la mama y quiero saber qué va a pasar a partir de ahora.

El cáncer de mama se puede curar en la mayoría de los casos si se diagnostica a tiempo y se trata bien. Hay dos maneras de diagnosticar un cáncer de mama: o bien la mujer acude diciendo que se ha palpado un bulto en el pecho, o bien aparece una imagen sospechosa en la mamografía rutinaria, que todas las mujeres debieran hacerse a partir de los 45 o 50 años (→ 16).

Cuando una mujer se palpa un nódulo, debe acudir al médico, ya sea el de cabecera o el ginecólogo, para confirmar que el bulto existe. Las mamas no son lisas como un flan, sino que tienen irregularidades que la mujer puede haber confundido con un nódulo. Algunas mamas presentan *mastopatía fibroquística*. Es un trastorno completamente benigno en el que el tejido mamario normal se sustituye por quistes y fibromas, que son como cicatrices. Estos senos tienen siempre muchos bultos y asustan a las mujeres que se los palpan por primera vez. Lo ideal es acostumbrarse a examinar el pecho después de cada regla, que es cuando más blando está. De este modo, la mujer acabará conociendo sus bultos y sólo se alarmará si aparece uno realmente nuevo. Los nódulos de la mastopatía fibroquística tienden a crecer y a doler durante la ovulación, es decir, a mitad de camino entre reglas. El dolor en la mama suele ser una buena señal, porque los cánceres no tienden a doler. Pero es completamente equivocada la creencia de que si un bulto en la mama duele es benigno con seguridad y, por lo tanto, no necesita estudiarse. Que el cáncer de mama no sea doloroso por lo común, no quiere decir que no pueda suceder alguna vez. Si una mujer se palpa un bulto en el pecho que antes no estaba, debe acudir siempre al médico.

Si el médico también encuentra el bulto, lo primero que hay que hacer es mirar el interior de la mama. Ante la duda, siempre es mejor realizar una exploración con imágenes. La prueba más útil para diagnosticar los tumores de la mama es la mamografía. En mujeres muy jóvenes, las mamas pueden ser tan consistentes que se vean en la radiografía como un manchurrón blanco en cuyo interior es imposible distinguir nada. En estos casos, la ecografía es útil; pero no es bueno empezar el estudio por la ecografía, simplemente porque se trata de una chica joven. La resonancia de las mamas no ofrece casi nunca ni una gota más de información que la buena, vieja, barata y fiable mamografía. Sólo está justificada en casos muy concretos, como, por ejemplo, el de las mujeres con mutaciones genéticas que predisponen al cáncer mamario. Las termografías nunca han demostrado valer para el diagnóstico precoz del cáncer de mama, y el diagnóstico de un bulto en el pecho jamás debe ser confiado a esta prueba. Las pruebas de imagen podrían dar dos resultados: o no ven nada raro, o detectan una imagen sospechosa.

Si la mamografía no ha visto nada, pero el nódulo se palpa, no hay que descuidarlo. Es recomendable repetir las pruebas entre tres y seis meses después. Mientras tanto, la mujer debe explorarse el pecho una vez al mes, y acudir en seguida al médico si el bulto ha crecido claramente.

Las imágenes anormales en las mamografías pueden ser de dos tipos principales: nódulos o microcalcificaciones. Un nódulo es lo mismo que un tumor, es decir, una imagen más o menos redonda que se distingue claramente del tejido mamario que la rodea. Hay tumores malignos y tumores benignos (→ 2). En las microcalcificaciones no se aprecia ningún nódulo, sino unas minúsculas pintas blancas de calcio que son típicas de los *carcinomas in situ*, la forma más precoz de cáncer mamario (→ 3). Además de identificar la lesión, el radiólogo ha de informar si esa lesión le parece claramente benigna, o si le preocupa que pueda tratarse de un cáncer de mama. Para ello se basa en aspectos como el tamaño de la lesión, la regularidad de los contornos o la densidad de la imagen, así como el agrupamiento de las calcificaciones. Por ejemplo, los nódulos redondeados y homogéneos, o las microcalcificaciones dispuestas en fila india suelen corresponder a lesiones benignas. En cambio, los cánceres tienden a aparecer bien como microcalcificaciones en racimos o bien como nódulos con forma de estrella y con distintos tonos de gris en su interior.

> Casi todos los bultos de la mama son benignos, pero siempre hay que consultar al médico cuando aparecen.

Si la lesión parece benigna, es perfectamente razonable mantener la vigilancia sin hacer nada más. Lo correcto es repetir la mamografía en unos seis meses. En cambio, si el radiólogo sospecha que se trata de un cáncer, hay que obtener una muestra de la lesión para examinarla al microscopio (→ 21). Existen tres modos de hacerlo: la punción, la biopsia con aguja hueca, o la cirugía.

La punción es el modo más sencillo y rápido de conseguir una muestra. Consiste en insertar una aguja en la lesión y aspirar un poco de líquido. Naturalmente, se comprueba con el aparato de rayos X que la punta de la aguja está justamente en el corazón de la lesión. Esas gotas de líquido se ponen en un cristal, se tiñen y se miran con el microscopio. A esa técnica se la conoce por *citología*, y existen tres resultados posibles. El primero es que aparezcan células malignas. Esto no tiene error posible; significa que hay un cáncer y que es necesario operar la mama. El segundo resultado consiste en que sólo se observen células normales de la mama. Eso significa que probablemente no hay un cáncer; sin embargo, el resultado tiene un margen de error y hay que seguir vigilando el pecho con mamografías periódicas. La tercera posibilidad es que en el líquido obtenido por la punción no existan células, ni malas ni buenas. Ese resultado se suele referir como *no valorable* y significa que la punción no ha servido y que hay que repetirla o recurrir a alguno de los siguientes métodos.

La biopsia con aguja hueca es parecida a una punción, pero empleando una aguja más gruesa. En realidad, no se trata de una aguja, sino de un *trócar* o *tru-cut*, que es un instrumento quirúrgico ideado para sacar un pequeño fragmento de tejido. En una biopsia, a diferencia de en la citología, prácticamente siempre hay células suficientes para llegar al diagnóstico. Además, es casi tan fiable cuando diagnostica que no hay cáncer como cuando dice que sí existe.

Por último, cuando la imagen de la mamografía es tan clara que casi seguro se trata de cáncer, se procede directamente a la cirugía, para no perder tiempo. Hay técnicas de *biopsia intraoperatoria* que permiten analizar el tumor en pocos minutos. No aportan mucha información, pero por lo menos distinguen entre un tumor benigno y otro maligno. Lo que hace el cirujano es llegar hasta la lesión y tomar un pequeño fragmento; si el resultado es de benignidad, la intervención habrá terminado. En cambio, si se confirma el cáncer, se continúa con la operación.

79. A mi mujer le han encontrado un cáncer de mama. El cirujano nos ha dicho que no le va a quitar todo el pecho, sino nada más que el tumor. **¿Es suficiente con extirpar sólo el tumor o es más seguro quitar toda la mama?**

La historia de la cirugía de la mama es larga. Las primeras *mastectomías* (extirpaciones de la mama) bien documentadas fueron practicadas a finales del siglo XIX en Alemania y Estados Unidos. En aquella época se eliminaba la glándula mamaria entera, la piel que la cubría, todos los ganglios de la axila y los músculos del pecho. A esta cirugía se la conoce como *mastectomía radical* o bien *mastectomía de Halsted*, en recuerdo al cirujano de Baltimore que inició su práctica. La mastectomía radical deja enormes secuelas estéticas e impide mover el brazo con normalidad. Todavía vemos en los hospitales mujeres muy ancianas con mastectomías de Halsted practicadas en su juventud, pero hace ya muchos años que aprendimos que no era necesario quitar tanto tejido para curar el cáncer de mama. En realidad, desde el siglo XIX hasta ahora, la historia de la mastectomía es la de tratar de curar lo mismo con una cirugía cada vez menos agresiva.

La intervención más agresiva que se practica todavía hoy día se denomina *mastectomía radical modificada*. Consiste en extirpar toda la mama y su piel, así como los ganglios axilares superficiales y los de profundidad intermedia. Se conservan los ganglios más profundos de la axila y no se tocan los músculos. Con esta clase de operación, no se resiente la movilidad del brazo. No obstante, el pecho sigue quedando sustituido por una fea cicatriz. Cada vez más, se tiende a sustituir la mastectomía radical modificada por técnicas quirúrgicas más modernas y menos agresivas. No pasarán muchos años más antes de que esta técnica quede tan obsoleta como la de Halsted.

Hay dos variaciones de la mastectomía radical que mejoran notablemente la calidad de vida de las pacientes. Una es la *mastectomía simple o total.* Se quita el pecho, pero no se eliminan los ganglios de la axila. En lugar de ello se emplea una técnica llamada del *ganglio centinela,* merced a la cual es posible dejar los ganglios en su sitio en buena parte de los casos (→ 80). Conservar los ganglios es importante porque su extirpación es la principal causa del *linfedema* o hinchazón crónica del brazo (→ 69). Otra variante de la mastectomía radical es la *mastectomía ahorradora de piel.* Consiste en quitar el pezón y la areola, como si se tratara de un tapón, y extraer la glándula a través del orificio. Conservar la piel del pecho facilita enormemente la cirugía plástica, ya que todo se reduce a sustituir la glándula por una prótesis de silicona de igual tamaño y rehacer el pezón. Cada vez más, la mastectomía ahorradora de piel y la reconstrucción se hacen al mismo tiempo, de manera que la mujer jamás llega a verse sin el pecho.

Pero todas estas técnicas tienen en común que extirpan toda la glándula mamaria. El verdadero adelanto consiste en eliminar el tumor sin quitar la mama. Esto se conoce como *cirugía conservadora de la mama*, y consiste en quitar una cuarta parte del pecho (*cuadrantectomía*), una porción todavía menor *(segmentectomía)*, o nada más que el tumor (*tumorectomía, nodulectomía o lumpectomía*). Al principio existía temor a que la cirugía parcial resultara insuficiente; que por querer conservar el pecho lo pagáramos con menos curaciones. Pronto se aprendió que la manera de evitarlo era aplicando algo de radioterapia sobre la porción del pecho que no se había extirpado (→ 35). Se diseñaron ensayos clínicos (→ cuadro 10) internacionales cuyos resultados barrieron los últimos restos de duda: la proporción de mujeres que se curan del cáncer de mama es exactamente igual en las que se han tratado con cirugía radical que en las que se ha practicado mastectomía conservadora.

> La mayoría de los cánceres de mama se
> pueden curar sin necesidad de extirpar
> todo el pecho.

Existen todavía situaciones en las que está indicada la extirpación completa del pecho. Por ejemplo, cuando el tumor es muy grande o el pecho es muy pequeño, se deja tan poco tejido mamario que el resultado es feo. Para eso es mejor realizar una mastectomía completa seguida de una buena cirugía plástica. Si la piel de la mama está ulcerada o infiltrada por el tumor, la cirugía conservadora está contraindicada. También se debe eliminar toda la glándula cuando hay más de un tumor o cuando hay imágenes en la radiografía (*microcalcificaciones*) que hacen sospechar de la existencia de pequeños cánceres microscópicos en vías de crecimiento (→ 78). Si la mujer no desea recibir radioterapia, o la radiación está contraindicada por cualquier motivo, también será necesario conformarse con la extirpación completa del pecho.

Por desgracia, las técnicas de cirugía conservadora de la mama no están todavía tan extendidas como debieran. En muchos lugares del mundo se continúa recurriendo a la extirpación completa del pecho mucho más de lo que sería necesario para eliminar el cáncer con total seguridad. Si una mujer va a operarse de un tumor de mama debe preguntarle al cirujano si practicará una cirugía conservadora o si extirpará todo el pecho. Desde luego, durante la operación pueden surgir imprevistos, pero respuestas del estilo de «ya veremos, eso es imposible saberlo de antemano» no son satisfactorias. Nueve de cada diez veces, un cirujano de mama sabe perfectamente qué técnica va a emplear antes de entrar al quirófano. Tampoco son aceptables justificaciones como «quitamos todo el pecho porque es más seguro». Hoy día, toda cirugía radical debe estar firmemente justificada por una contraindicación concreta para la conservadora. De lo contrario, es mejor buscar una segunda opinión, incluso a expensas de un pequeño retraso en la operación (→ 47).

Cuadro 20

VACUNAS, UN RETO PENDIENTE

A finales del siglo XIX, el cirujano del Memorial Sloan-Kettering Cancer Center de Nueva York, William Coley, se dio cuenta de que algunos pacientes con cáncer experimentaban una sorprendente regresión espontánea de su enfermedad si antes habían padecido algún tipo de infección.

Desde entonces, la idea de que el sistema inmunológico puede reconocer y atacar a las células tumorales no ha dejado de rondar por la cabeza de los investigadores. Eso sí, con resultados muy decepcionantes cuando trataban de trasladar a la práctica clínica los logros que se iban obteniendo en el laboratorio o en estudios con ratones.

Transcurrido más de un siglo, y a pesar de todos los intentos llevados a cabo, el diseño de una vacuna capaz de frenar o detener el proceso tumoral con las propias defensas del organismo sigue siendo un reto pendiente.

Hoy en día se sabe que las células cancerosas son antigénicas, es decir, expresan proteínas en su superficie que son reconocidas como extrañas por las defensas. Sin embargo, se sabe también que no son inmunogénicas: no suelen provocar una reacción del sistema inmune como sí lo hacen, por ejemplo, los virus o las bacterias.

La cuestión radica entonces en cómo provocar artificialmente esa respuesta inmunológica para que las defensas sean capaces de

→

erradicar el tumor por sí mismas o, más probablemente, en combinación con otras terapias estándar como la quimioterapia o la radioterapia.

Dos son las formulaciones que protagonizan estos intentos. Por un lado, las llamadas vacunas *alogénicas*, dirigidas contra los tumores. El segundo grupo son las vacunas *autólogas*, aquellas que emplean células del tumor extraídas del propio paciente para estimular después una reacción de su organismo.

En la actualidad, se calcula que más de sesenta compañías biotecnológicas de todo el mundo tratan de desarrollar una inmunización eficaz en tumores tan diversos como los de páncreas, pulmón, colon, próstata o mama, y ciertos tipos de linfomas. En ensayos preliminares se han obtenido resultados prometedores (aunque no definitivos) en melanomas o tumores renales, dos tipos de cáncer que han demostrado buena respuesta a la inmunoterapia hasta la fecha.

Caso aparte serían los tumores ginecológicos. En 2006, las dos principales agencias sanitarias del mundo, la estadounidense (FDA) y la europea (EMEA), autorizaron la comercialización de la primera vacuna contra el papilomavirus humano (VPH), el virus causante de la mayor parte de los cánceres del cuello del útero. Esta terapia, sin embargo, no es terapéutica. Es decir, no frena el desarrollo del cáncer propiamente dicho, sino que actúa evitando la infección que lo provoca.

80. ¿Qué es eso del ganglio centinela? Me van a quitar un tumor del pecho y un conocido me ha preguntado que si me iban a operar con la técnica del ganglio centinela. A mí nadie me ha dicho nada de eso. ¿Es importante?

Pues sí, es importante y voy a tratar de explicar la razón. Cuando se quita una mama, o una porción de ella, porque tiene cáncer (→ 79), se extirpan también los ganglios linfáticos de la axila. Esto es lo que se llama *linfadenectomía* o *vaciamiento axilar*. La razón es que las células cancerosas llegan a esos ganglios antes que a ninguna otra parte, y quedan atrapadas en ellos durante algún tiempo antes de diseminarse a lugares más lejanos (→ 26). Los ganglios de la axila son como un filtro que está situado entre el propio cáncer y el resto de los órganos, como los pulmones o el hígado. Al quitar los ganglios se consiguen dos cosas. En primer lugar, se eliminan estos focos de cáncer, quizá antes de que ninguna célula haya logrado escapar del filtro. En segundo lugar, los oncólogos obtenemos una información importantísima acerca del pronóstico de la enfermedad. Según los ganglios estén o no afectados por el tumor, de qué modo y en qué número, decidimos si a la paciente le conviene tratarse con radioterapia, quimioterapia e, incluso, qué fármacos son mejores para ella (→ 82).

Pero parece que no puede haber beneficio sin precio, y el vaciamiento axilar también tiene su contrapartida. A algunas mujeres se les hincha crónicamente el brazo, algo a lo que llamamos *linfedema* (→ 69). El linfedema puede aparecer hasta años después de la operación y es imprevisible, aunque es más probable en las mujeres a las que se les han extirpado muchos ganglios, éstos estaban profundos y, sobre todo, han recibido radioterapia en la axila tras la cirugía. En muchos casos, el linfedema no supone más que una pequeña hinchazón de la mano y de la muñeca, pero puede llegar a ser muy severo e invalidante en una pequeña proporción de mujeres. La técnica del ganglio centinela está pensada para evitar tantos casos de linfedema como sea posible. Veamos cómo funciona.

Hace años que sabemos que las células cancerosas procedentes del tumor llegan casi siempre en primer lugar a un ganglio concreto y, a partir de éste, a los demás. A ese ganglio, que es como la puerta de entrada a la axila, es al que se llama *ganglio centinela*. En esencia, la técnica trata de extirpar sólo el ganglio centinela. Si está libre de células tumorales, se pueden dejar en su sitio el resto de los ganglios porque es muy improbable que alguno esté afectado. En cambio, si se aprecian células malignas en el ganglio centinela, hay que vaciar el resto, pues la posibilidad de que el cáncer haya llegado a otros ganglios es alta. Felizmente, hoy día la mayor parte de los casos de cáncer de mama se diagnostican precozmente gracias a las mamografías o a la costumbre de palparse el pecho (→ 16). Muchos de los tumores no han llegado a los ganglios y se pueden evitar, como poco, dos tercios de las linfadenectomías.

Aunque, claro, esto se escribe en un párrafo, pero no se hace tan fácilmente. Hace falta saber cuál es el ganglio centinela. Para ello se inyecta en el tumor una pequeña cantidad de colorante azul y otra minúscula dosis de una sustancia radioactiva. El cirujano abre la axila y busca un ganglio teñido de azul. Luego, con una sonda especial, se comprueba que ese, y sólo ese ganglio, ha captado la radiactividad. Si se consigue, ya se tiene al dichoso ganglio centinela. Se extirpa y se examina de un modo rápido con el microscopio, mientras la paciente permanece anestesiada. Si parece que está sano, no hace falta tocar el resto de los ganglios; si se identifican células malignas en su interior, se procede a quitar todos los ganglios.

La técnica del ganglio centinela no cura más; cura lo mismo con menos riesgo de secuelas. Sus ventajas están ya tan bien contrastadas que resulta perfectamente razonable que una mujer decida cambiar de hospital sólo porque uno practica esta cirugía moderna y otro no. Pero no hay que engañarse. Lo importante no es que se realice la extirpación del ganglio centinela, sino que se haga bien. Si existe un ejemplo de trabajo en equipo, ése es la técnica del ganglio centinela. Allí intervienen el especialista en medicina nuclear (que identifica el ganglio), el cirujano (que lo quita) y el patólogo (que informa si está afectado o no). Todos tienen que actuar en el breve intervalo de la operación. Es necesario que estos tres especialistas sepan lo que se traen entre manos y, además, que estén tan coordinados entre sí como los trapecistas de un circo. De lo contrario, se corre el riesgo de los *falsos negativos*. Es decir, que se clasifique como *sin cáncer* un ganglio centinela que, en realidad, sí está afectado. Eso puede suceder porque el médico nuclear marca un ganglio que no es el centinela, o el cirujano quita un ganglio que no es el marcado, o porque el patólogo lo analiza incorrectamente. Las consecuencias serían muy desfavorables para la paciente, claro está, porque se dejarían ganglios enfermos en una axila que erróneamente se supone limpia y, además, no se aplicarían la quimioterapia ni la radioterapia correctas.

Para asegurarse que algo así no sucede, los equipos de la Seguridad Social que desean incorporar la técnica del ganglio centinela deben acreditarse. Durante una temporada, practican el ganglio centinela, pero luego vacían la axila a todas las pacientes. Sólo de esta manera se puede saber si aciertan o no con el diagnóstico de ganglio centinela negativo. Únicamente tras este entrenamiento, cuando el hospital ya está seguro de que su equipo *clava* el resultado, se da luz verde a la realización de la técnica para todas las pacientes.

81. ¿Qué son los tumores *in situ* de la mama y cómo se tratan? Me han quitado el pecho a causa de unas calcificaciones que aparecieron en una mamografía de control. Parece que el diagnóstico es de tumor *in situ*, que no sé muy bien qué es. He intentado leer algo acerca del tema, pero me he encontrado de todo, desde quien dice que no hay que hacer nada, hasta informaciones acerca de extirparse el otro pecho por precaución. ¿Qué hago?

La inmensa mayoría de los cánceres de la mama son del tipo *carcinoma* (→ 3). Todos los carcinomas pasan por una fase muy precoz de desarrollo que se conoce como *carcinoma in situ*. Esta clase de lesiones no se ha desarrollado todavía hasta el punto de que puedan diseminarse por el organismo. Por lo tanto, más que verdaderos cánceres son lesiones premalignas. Los carcinomas *in situ* se pueden curar siempre con cirugía. Cualquier programa de diagnóstico precoz del cáncer, como el de las mamografías, tiene como objetivo principal diagnosticar tantos tumores *in situ* como sea posible (→ 16).

En el caso particular del cáncer de mama, hay dos variedades de cáncer *in situ* que es menester distinguir, porque su significado y su tratamiento son muy diferentes. Esas dos variedades son el *carcinoma ductal in situ* y el *carcinoma lobulillar in situ*.

El más común es el carcinoma ductal *in situ* o DCIS. Son lesiones que aparecen en los ductos, los finos tubitos que conducen la leche materna por el interior de la mama en dirección al pezón. El DCIS es una verdadera lesión premaligna; es decir, si se la deja evolucionar se transformará en un auténtico cáncer de mama. Los DCIS no suelen formar tumores palpables, casi siempre se los diagnostica mediante mamografías rutinarias. El signo más sospechoso es la aparición en las placas de un fino punteado blanco, en forma de minúsculos racimos, que se llaman *microcalcificaciones*. Cada vez se diagnostican más DCIS, pero no porque abunden más, sino porque, afortunadamente, las mujeres han comprendido la importancia de hacerse una mamografía cada año a partir de los 40 o 45 años (→ 16). Si el cáncer de mama se diagnostica en la fase de DCIS, la probabilidad de salvar la vida es del 99 por ciento.

El tratamiento clásico del DCIS es la mastectomía simple, es decir, extirpar el pecho sin tocar los ganglios de la axila (→ 79). La razón es que estas lesiones suelen afectar a varias zonas del pecho, aunque no se vean en las mamografías: si tan sólo se extirparan los focos visibles de DCIS, una o dos de cada cuatro mujeres acabarían recayendo. Lo malo es que en algunas de ellas la recaída ya no será *in situ*, sino un tumor más desarrollado y con un pronóstico peor. Esto ha cambiado con la aplicación de radioterapia (→ 35). Desde luego, si una mujer ha sido diagnosticada de DCIS y en su mamografía se aprecian microcalcificaciones dispersas por todo el pecho, no tiene más remedio que quitárselo entero. En cambio, si sólo hay un foco de calcificaciones, puede tratarse con la misma seguridad mediante la extirpación de esa porción del pecho, y la irradiación del resto. Actualmente, se está tratando de averiguar si es posible identificar algún grupo de DCIS con tan buen pronóstico que se pueda tratar sólo con la cirugía parcial, sin necesidad de radioterapia. Es probable que esta estrategia acabe por formar parte de la práctica habitual pero, de momento, no se considera seguro abandonar la radioterapia cuando no se les ha quitado todo el pecho.

El carcinoma lobulillar *in situ* o LCIS no aparece en los ductos, sino en los lobulillos, es decir, en las estructuras de la mama que se encargan de fabricar la leche. Hace algún tiempo, pensábamos que era otra clase de lesión premaligna, exactamente como el DCIS. Hoy sabemos que no es así. Lo que sucede es que las mujeres con LCIS tienen una alta probabilidad estadística de tener cáncer de mama en el futuro, pero esos cánceres no aparecen necesariamente en el lugar donde estaba el LCIS; pueden surgir en otro sitio del mismo pecho, o en la otra mama. Si se me permite un ejemplo un poco tosco, si el cáncer fuera una serpiente, el DCIS serían los huevos que podemos aplastar a tiempo; en cambio, el LCIS serían huellas en la arena que señalan que el bicho puede asomar por cualquier lugar. La probabilidad de tener cáncer de mama en el futuro si se ha diagnosticado el LCIS es muy alta; acaba sucediendo a entre la cuarta parte y la mitad de estas mujeres. Por otro lado, el cáncer puede aparecer en cualquier momento, incluso más de diez años después de que se haya visto el LCIS.

El tratamiento del DCIS consistía en extirpar la lesión, puesto que era ese mismo foco el que se iba a malignizar por completo si no se quitaba a tiempo. En cambio, extirpar un LCIS no vale nada más que para diagnosticarlo, porque tan sólo es un aviso, una señal, de que hay peligro de que aparezca un cáncer en cualquier lugar de esa mama o en la del otro lado. Ésa es la razón por la que realizar una extirpación de ambos senos es inusual en el DCIS, pero una opción muy razonable en el LCIS. La cirugía consiste en una *mastectomía subcutánea*, que significa vaciar el pecho pero manteniendo la piel y el pezón. Se sustituye la glándula por una prótesis de silicona del mismo tamaño, de manera que el aspecto es prácticamente el mismo que antes de operarse. Las mujeres con LCIS que no se operan, han de vigilarse estrechamente con mamografías o resonancias cada seis meses.

Existen tratamientos hormonales para evitar la afectación del otro pecho en las mujeres operadas de tumores *in situ*. El tamoxifeno es un medicamento que contrarresta el efecto que tienen sobre las glándulas mamarias los estrógenos, las hormonas femeninas. Los estrógenos favorecen la aparición de tumores en la mama y hacen crecer los que ya existen; por eso es tan interesante anular su efecto en las mujeres con antecedentes de tumores *in situ*, ya sean ductales o lobulillares. Se ha demostrado que cinco años de tratamiento con una pastilla diaria de tamoxifeno reduce a la mitad el número de recaídas de los tumores *in situ* y también su transformación a formas más malignas de cáncer mamario. Se están realizando ensayos para conocer si periodos de tratamiento más cortos son igualmente útiles, si prolongar el tratamiento más allá de los cinco años tiene más efecto, o si otros fármacos de la misma familia son aún más eficaces. El tamoxifeno puede tener efectos adversos, necesita un poco de vigilancia y está contraindicado en algunos casos. Ninguna mujer debería tomarlo por su cuenta sin control médico.

En cuanto a la quimioterapia, se emplea después de la cirugía de los tumores de mama para impedir la aparición de ramificaciones del cáncer en otros órganos (→ 82). Los DCIS y LCIS pueden dar mayor o menor problema de recaídas en la mama, pero es excepcional que se extiendan más allá. Las metástasis ocurren en menos de uno de cada cien casos y, por eso, no se debe emplear la quimioterapia tras la extirpación de estas lesiones.

82. ¿Por qué me tienen que dar quimioterapia si ya me han operado la mama? La cirugía ha sido completa y ninguna de las pruebas que me han hecho ha encontrado ni rastro de tumor. ¿A qué viene entonces nada menos que seis meses de quimioterapia? ¿Es que el cáncer ya se ha ramificado y no me lo quieren decir?

Existe la idea falsa de que la quimioterapia sólo se aplica a los enfermos con cánceres muy extendidos, incurables, como último recurso (→ 39). Puede que esto fuese así hace mucho tiempo, pero ahora ya no es verdad. Los oncólogos administramos quimioterapia por diferentes motivos, y uno de ellos es evitar que el tumor se reproduzca después de haberlo extirpado. A eso nos referimos con la expresión de *quimioterapia adyuvante* (→ 41). Esta estrategia no funciona con todas las clases de cáncer, ¡qué más quisiéramos! Pero sí que le sacamos mucho partido en el cáncer de mama y en otros tumores muy frecuentes, como los de colon y pulmón, por ejemplo. Sabemos que cuando un cáncer recae es porque quedaron focos microscópicos de células malignas ocultos en el organismo, aunque aparentemente la cirugía había extirpado todo el tumor y todas las radiografías y análisis resultaban normales. La recaída podría suceder en el mismo sitio donde estaba el tumor original (lo llamamos *recaída local*), o bien en un órgano alejado (eso son las *metástasis*) (→ 26). A veces, la recaída local o las metástasis aparecen unas semanas después de la operación, mientras que en otras ocasiones se hacen esperar años. Pero la causa siempre son esos residuos malignos que la operación no pudo eliminar. El fundamento de todos los tratamientos adyuvantes es destruir esos nidos imperceptibles antes de que tengan tiempo de desarrollarse.

Hay distintos tipos de quimioterapias adyuvantes y, además, la radioterapia (→ 35), los tratamientos hormonales y los anticuerpos (→ 100) también se pueden emplear con la misma intención de evitar que la enfermedad reaparezca. Cada vez que recibe a una nueva paciente, el oncólogo se ocupa de analizar las características del cáncer que se ha extirpado y de calcular, aproximadamente, las probabilidades de recaída. Los datos más importantes que se tienen en cuenta son la edad, si se menstrúa todavía o ya ha aparecido la menopausia, otras enfermedades que pudieran estar presentes, si las células tumorales eran o no sensibles a las hormonas femeninas, el aspecto más o menos maligno de las células al verlas con el microscopio (el llamado *grado* del tumor), el tamaño del cáncer, si los ganglios de la axila estaban invadidos por las células malignas, y si la cirugía de la mama fue completa o parcial

(→ 79). Con todos estos datos sobre la mesa, el especialista traza un plan para cada paciente. No es que sea un *tratamiento a la carta*, en el sentido de que existan tantas posibilidades como mujeres operadas. Pero sí que hay un buen montón de posibilidades. Eso confunde a veces a las pacientes, que se sorprenden al comprobar cuán diferentes son sus tratamientos a pesar de tener la misma enfermedad.

La decisión más importante concierne al tratamiento de quimioterapia. Hoy día se recomienda *quimio* a la gran mayoría de las mujeres. Está indicada en casi todos los casos de pacientes que menstruaban todavía en el momento de aparecer el cáncer (estuvieran o no afectados los ganglios), así como en la mayoría de las que tenían células malignas en los ganglios de la axila (menstruaran o no). Los tratamientos adyuvantes con quimioterapia varían desde entre cuatro a ocho meses, y pueden basarse en combinaciones sencillas basadas en unos fármacos llamados antraciclinas (adriamicina o 4-epirrubicina), o bien en cócteles un poco más complicados que incluyen, además, quimioterápicos de la familia de los taxanos (paclitaxel o docetaxel). En términos generales, los esquemas cortos y sencillos se emplean en las mujeres menopáusicas y con menos riesgo de recaída, mientras que los largos y compuestos por más fármacos se reservan para las pacientes más jóvenes y con mayor peligro de recaer, aunque esta regla puede tener muchas excepciones. Casi todas las quimioterapias empleadas para el tratamiento adyuvante del cáncer de mama provocan la caída del pelo (→ 59), aunque se suelen tolerar lo suficientemente bien como para seguir con una vida muy próxima a la normal.

El segundo tratamiento en importancia es el hormonal. Las células de muchos cánceres de mama tienen en su superficie unas sustancias llamadas *receptores hormonales* (hay receptores de estrógenos y de progesterona). Si los receptores existen, se dice que el cáncer es *hormonosensible* o *receptores hormonales-positivo*; si no están, se tratará de un tumor *hormonoresistente* o *receptores hormo-*

nales-negativo. Los tumores hormonosensibles crecen bajo el influjo de las hormonas femeninas y hay que neutralizar esa influencia. Todos los cánceres de mama con receptores hormonales positivos deben recibir alguna clase de adyuvancia hormonal, independientemente de si se aplica quimioterapia o no. El tratamiento para las mujeres que menstruaban al diagnosticarse el cáncer (aunque hayan dejado de hacerlo durante la quimioterapia) es el tamoxifeno, un medicamento muy antiguo pero de gran eficacia. Para las mujeres menopáusicas existe, además, una familia más moderna de medicamentos hormonales llamada *inhibidores de la aromatasa*, que mejoran algo el resultado. Los inhibidores se pueden tomar en lugar del tamoxifeno, o a continuación, pero jamás a la vez. La duración de los tratamientos hormonales es de cinco años, o algo más en ciertos casos. Estos tratamientos pueden tener efectos adversos como sofocos, sequedad vaginal o dolores en las articulaciones, pero son muy tolerables en gran parte de los casos. El tamoxifeno está contraindicado en las mujeres que han padecido trombosis o en las que tienen muchos factores de riesgo para padecerlas, mientras que los inhibidores de la aromatasa no son apropiados para las pacientes con osteoporosis. Cualquiera de estos medicamentos puede tener efectos indeseables en el útero, incluso llegando a la formación de tumores en rarísimas ocasiones. Todas las mujeres que reciben esta clase de tratamiento han de visitar al ginecólogo una o dos veces por año.

Tras la cirugía del pecho también se emplea la radioterapia (→ 35). No evita la aparición de metástasis, pero sí las recaídas locales en la cicatriz, en el resto del pecho (si es que la extirpación no fue completa), y en la axila. Se aplica siempre que se elige una cirugía conservadora, es decir, dejando sin extirpar parte de la mama. También se recomienda cuando el tumor era grande, estaba pegado al músculo del pecho, eran muchos los ganglios afectados o alguno de ellos estaba completamente roto por las células cancerosas que habían crecido de dentro a afuera. La radioterapia se administra casi siempre después de la quimioterapia y antes de las hormonas, y dura varias semanas a razón de una sesión diaria de lunes a viernes. En algunos casos se administra sólo encima de la cicatriz y en otros, además, alcanza a la axila. Las mujeres a las que se ha radiado la axila han de ser especialmente escrupulosas con las medidas para evitar el *linfedema*, o congestión del brazo (→ 69).

El más moderno tratamiento adyuvante para mejorar el pronóstico del cáncer de mama tras la cirugía es el trastuzumab (→ 100). Aproximadamente un 10 por ciento de los cánceres del seno contienen una proteína llamada *Her2*, o también *neu*. En resumidas cuentas, se puede imaginar como si la célula cancerosa fuese un coche en marcha y la proteína Her2 el acelerador atascado que la obliga a multiplicarse rápidamente. Hoy día se debe analizar la existencia de esta proteína en todos los tumores de mama. El resultado se suele expresar en cruces: una cruz (+) es un resultado negativo; dos cruces (++) requieren que se practique una *FISH*, otro análisis de laboratorio para desempatar; un cáncer de mama con tres cruces (+++) se dice que es *Her2-positivo* sin necesidad de más pruebas. Los cánceres Her2-positivos tienen bastante peor pronóstico si no se tratan bien. Hay que combinar la quimioterapia con el trastuzumab, que es un *anticuerpo monoclonal*, una sustancia inmunológica obtenida por ingeniería genética que se administra por vía intravenosa, generalmente cada tres semanas y durante un año. Se encamina, como teledirigida, contra las proteínas Her2 de las posibles células cancerosas que hubiesen quedado ocultas, para neutralizarlas *desatascando* ese acelerador molecular que tienen estropeado.

Los tratamientos adyuvantes son el avance más importante del tratamiento contra el cáncer del siglo XX. En un país como España, se cuentan por decenas de millares las personas que se han librado de recaer y de morir del cáncer del que habían sido operadas gracias a ellos (→ 50). Sigue siendo, además, un campo muy activo de investigación. En toda Europa y Estados Unidos hay decenas de ensayos clínicos diseñados para averiguar si los nuevos medicamentos que van apareciendo mejoran los resultados de los protocolos que ya usamos.

---

83. ¿Por qué me sigue molestando el brazo tanto tiempo después de la operación de la mama? Hace ya casi un año que me extirparon el pecho. El cirujano insiste en que no me encuentra nada, pero a mí me sigue molestando mucho el hombro, la axila y el brazo. ¿Seguro que no es el cáncer que anda todavía por ahí dentro?

Las molestias crónicas en el brazo después de la cirugía preocupan mucho a las mujeres que se han operado del pecho. No sólo no mejoran, sino que a veces parecen empeorar. Es natural que se tema por una recaída.

Para empezar, cualquier cicatriz puede dejar dolores y molestias crónicos. No es raro que *avisen* de cuando en cuando, sin más ni más, o coincidiendo con los cambios de tiempo o la actividad física. A veces, las molestias pueden llegar a ser muy intensas durante algunos días. Pero las cicatrices de la cirugía del cáncer de mama tienen, además, algunas particularidades. La raíz del problema no está en la mama, sino en la axila. Muchas pacientes operadas de cáncer mamario se olvidan de que no sólo han sido operadas del pecho; la cirugía también llegó a la axila. La operación se llama *linfadenectomía* y consiste en extirpar buena parte de los ganglios linfáticos que hay en la axila (→ 80). Uno de los problemas de la linfadenectomía reside en que esos ganglios están entreverados de pequeñísimos nervios, justo los que recogen la sensibilidad de la piel de la axila y de la cara interna del brazo. Es imposible salvar esos nervios, son tan pequeños que ni se ven, y están tan enmarañados con los ganglios como la hiedra entre las ramas de un árbol.

La consecuencia inmediata de la extirpación de esos nerviecillos es la pérdida de la sensibilidad. El hueco de la axila y la cara interna del brazo se sienten acorchados, como si no pertenecieran al propio cuerpo. Esa sensación puede llegar a ser bastante desagradable al principio, pero las mujeres se acostumbran pronto a ella. El caso es que se diría que la insensibilidad va mejorando con el paso de los meses, ya sea porque el cerebro se *olvida* de esas áreas de la piel y las borra de su esquema, ya sea porque los nervios de alrededor suplen parcialmente la función de los que se han perdido. No obstante, siempre permanece cierto grado de acorchamiento, y la falta de recuperación debe ser tomada como algo normal y no como la señal de que existe alguna clase de complicación.

El acorchamiento afecta a casi todas las mujeres a las que se ha vaciado la axila y empieza desde el mismo postoperatorio. El dolor, en cambio, sucede sólo en una parte de las mujeres y puede empezar meses después de la operación. Ése es el motivo por el que preocupa tanto y se suele tomar, erróneamente, por una señal de recaída. El dolor tiene que ver con las cicatrices internas. Al irse formando, se retraen y endurecen irritando los nervios de alrededor. Esta clase de dolores que se originan en la lesión de los nervios se llaman *neuropáticos*, y se perciben de una manera muy distinta a los dolores a los que todos estamos acostumbrados, como los de la cabeza, la espalda o la tripa. La forma más común de sufrir el dolor neuropático es como un calambre que se origina en la axila o en lo hondo del hombro y recorre eléctricamente el brazo, hasta llegar al codo o a la mano. Es una sensación muy semejante a esa que sufrimos cuando nos golpeamos el codo en un punto preciso que se suele llamar *el hueso de la suegra*. Estos calambres pueden ser leves y continuos, o de cuando en cuando y muy intensos. Es posible que sucedan sin más ni más, o ante estímulos que llamamos *gatillos*, como una determinada postura del brazo o un roce intenso sobre la cicatriz. Otras mujeres no perciben la neuropatía como calambres, sino como una sensación continua y enervante (la gente dice que da *grima*), o como de quemazón.

El dolor neuropático puede ser bastante duradero y, a veces, crónico. Si sólo molesta de vez en cuando y no impide realizar las actividades diarias, es mejor olvidarse de él y aguantarlo un poco. En cambio, si sucede casi a diario e interfiere con la vida cotidiana hay que procurar resolverlo. No se debe recurrir a analgésicos habituales como el paracetamol, la aspirina o los antiinflamatorios, porque son inútiles frente a estas molestias. El dolor neuropático se trata con analgésicos especiales como los empleados contra las neuralgias del trigémino o los dolores del herpes zoster. Si la cosa no está muy complicada, el oncólogo, el cirujano o el médico de cabecera pueden hacerse cargo del asunto. Pero si las molestias no ceden tras un par de cambios de medicación, es mejor buscar atención en una unidad del dolor, presente en casi todos los hospitales grandes.

Hay que quitarse la preocupación de que el acorchamiento o los calambres signifiquen nada malo, y tomarlos como un precio muy pequeño por curarse de una enfermedad grave. Pero también hay que estar alerta ante algunos signos de alarma. Muy raras veces, una recaída en el fondo de la axila podría avisar con síntomas de esta clase. Es conveniente consultar al médico si el dolor aparece al cabo de más de un año de la cirugía, si es tan intenso que imposibilita emplear la mano, si se asocia a hinchazón del brazo (→ 69), si la mano está más azul o claramente más pálida que la otra, y si se ha perdido bastante fuerza en los dedos.

84. Quiero saber si me puedo quedar embarazada a pesar de mis antecedentes de cáncer de mama. Tengo algo más de 30 años, y hace tres me quitaron parte de un pecho. Recibí quimio, radioterapia y dos años de hormonas, hasta el momento. Me estoy planteado tener hijos, pero mi oncólogo me indicó que no era recomendable hasta cinco años después de la operación, cuando deje el tratamiento. El ginecólogo me dice que ni hablar, que una mujer que ha tenido cáncer de mama no puede tener hijos, porque el embarazo favorece las recaídas. En cambio, yo he leído justo lo contrario, que el embarazo protege del cáncer de mama. Es como para volverse loca. ¿A qué me atengo?

El cáncer de mama se diagnostica en mujeres cada vez más jóvenes gracias a los programas de diagnóstico precoz. Por otro lado, las mujeres se plantean ahora tener hijos a edades bastante avanzadas. En consecuencia, la cuestión del embarazo tras el diagnóstico de cáncer de mama se ventila muchas veces en las consultas de ginecólogos, oncólogos, cirujanos y médicos de cabecera. El tema está bien estudiado pero, por desgracia, no todos los profesionales lo tienen claro. Contra toda razón y contra toda evidencia, se sigue diciendo a las mujeres operadas de cáncer de mama que no les conviene quedarse embarazadas.

A mi modo de ver, son tres las preguntas esenciales que se plantean: ¿el embarazo favorece que se reproduzca el cáncer?, ¿el tratamiento de quimioterapia u hormonas perjudica al feto?, y ¿cuál es el periodo de seguridad para quedarse embarazada después de la quimioterapia y la radioterapia? Vamos a verlas, una tras otra.

¿El embarazo favorece que se reproduzca el cáncer? Ésta es fácil; la respuesta es un gran y rotundo NO. Es cierto que durante el embarazo se diagnostican algunos tumores de mama, pero eso no quiere decir en absoluto que la gestación los haya hecho surgir. Lo que sucede es que las mamas se ablandan, la mujer acude con mucha frecuencia al ginecólogo y se descubre un tumor que ya estaba allí. Es también posible, aunque no está demostrado, que el ambiente hormonal del primer trimestre del embarazo acelere el desarrollo de un tumor incipiente o de unas metástasis ocultas. Pero, en todo caso, lo único de lo que el embarazo sería culpable es de adelantar el diagnóstico de algo que ya se estaba desarrollando y que iba a aparecer tarde o temprano.

En realidad, lo que sí está demostrado mediante varios estudios epidemiológicos, y sin duda alguna, es que las mujeres que han tenido un cáncer de mama y se quedan embarazadas después, sufren menos recaídas en el tumor que las que no lo hacen. Esto no debería sorprendernos. Desde hace decenios sabemos que las mujeres que nunca han gestado tienen más riesgo de padecer cáncer de mama que las que han tenido varios hijos (→ 74). La razón son los estrógenos, las hormonas femeninas producidas por los ovarios. Estas hormonas son un factor de riesgo para padecer cáncer de mama. Todo aquello que aumenta el tiempo que los estrógenos están presentes en el organismo (la primera regla muy joven, la menopausia muy mayor), aumenta el riesgo. En cambio, protege del cáncer de mama todo lo que disminuye el periodo de la vida durante el que los estrógenos actúan (la primera regla tardía, la menopausia precoz, el tratamiento con tamoxifeno, los embarazos y la lactancia materna). Como se ve, y dicho de modo muy general, todo lo que aumenta el número de menstruaciones a lo largo de la vida, aumenta el riesgo de padecer cáncer de mama; y, al contrario, lo que elimina reglas, protege la mama. Aún merece la pena hacer dos observaciones más al respecto: la protección frente a la recaída es mayor si el embarazo se retrasa un año tras la quimioterapia; además, el factor protector frente a la recaída que procura el embarazo es mayor que el de la propia quimioterapia.

¿El tratamiento de quimioterapia u hormonas perjudica al feto? La segunda pregunta es todavía más fácil que la primera. Y de nuevo, la respuesta es otro gran y rotundo NO. Si una mujer se quedara embarazada mientras recibe quimioterapia, o si tuviese necesidad de recibir quimioterapia durante el primer trimestre del embarazo, tendría un riesgo aproximado del 30 por ciento de que el feto sufriera graves malformaciones. En cambio, ya durante el segundo trimestre del embarazo se pueden administrar la mayor parte de los quimioterápicos sin riesgo. Las mujeres que se quedan embarazadas durante el primer año después de la quimioterapia pueden tener hijos con bajo peso al nacer, algo parecido a lo que les pasa a las fumadoras, pero nada más. Si la gestación sucede más allá del primer año tras la quimioterapia, la tasa de abortos y de malformaciones, el peso del bebé y su estado de salud es exactamente el mismo que el de las mujeres de la misma edad que no han tenido cáncer de mama.

En cuanto a las hormonas (el tamoxifeno), generalmente impiden el embarazo porque retiran la regla o, al menos, alteran la ovulación. Si una mujer toma tamoxifeno y desea quedarse embarazada, basta con que suspenda la medicación y espere a que regresen las reglas con regularidad, lo que sucede entre dos y cuatro meses después. Si continúa menstruando a pesar del tamoxifeno, es suficiente con que deje de consumirlo un par de meses antes de empezar a tener relaciones sexuales sin protección (→ 55). En mujeres mayores, cercanas a la menopausia, puede que la regla no se reanude al dejar el medicamento, con lo que no podrán concebir. Hay que insistir en que el factor protector del embarazo y de la lactancia es, al menos, tan grande como el del tamoxifeno. Por lo tanto, se ha de contar el tiempo que no se haya tomado tamoxifeno por estar embarazada o dando el pecho, dentro de los cinco años totales de tratamiento. Por ejemplo; si una mujer tomó la medicación durante dos años, y la dejó de consumir durante un año completo mientras estaba embarazada y amamantaba tres meses a su bebé, ya sólo le quedan dos años de tamoxifeno, y no tres.

> Las mujeres operadas de cáncer de mama pueden tener hijos sin riesgo para su salud ni para la del feto.

¿Cuál es el periodo de seguridad para quedarse embarazada después de terminar los tratamientos de quimio y radioterapia? Ésta cuestión ya es un poco más difícil. En realidad, ese periodo no existe. Una mujer podría quedarse embarazada a continuación de la cirugía o de la quimioterapia, si es que la ha de recibir, sin poner en riesgo su salud ni la de su hijo. Sin embargo, es razonable dejar transcurrir ese año o dos años en los que el riesgo de recaída es mayor, para evitar encontrarse, al mismo tiempo, con un problema grave de salud y un bebé en casa. Por otro lado, esperar al menos un año tiene las ventajas, como hemos visto, de aumentar la protección frente a la recaída y de normalizar el peso del niño al nacer.

Aún existe un asunto mucho más delicado. Me temo que es lo que tienen en la cabeza los ginecólogos y oncólogos que desaconsejan el embarazo, sin atreverse a abordarlo francamente. Es el siguiente; una mujer que ha tenido un cáncer de mama tiene un cierto riesgo de recaer en forma de metástasis y de morir en el futuro. Este asunto rara vez se discute con claridad entre médicos y pacientes, pero creo que cualquier persona razonable desearía saber cuál es ese riesgo antes de decidir traer un hijo al mundo (→ 57). Supongo que no es lo mismo enfrentarse a un riesgo del 2 por ciento, del 20 o del 70 por ciento. A mi modo de ver, la pregunta del riesgo de recaída no se debe eludir por el paciente ni por el médico, si de lo que se trata es de decidir sobre el nacimiento de un niño. Naturalmente, no se puede calcular con exactitud matemática, pero es posible realizar una estimación razonable.

Cuadro 21
¿QUÉ SON LOS GRUPOS COOPERATIVOS?

Según la definición que ofrece la Sociedad Española de Oncología Médica (SEOM), la organización profesional que agrupa a la mayor parte de oncólogos médicos españoles, los grupos cooperativos son «entidades sin ánimo de lucro formadas por especialistas en cáncer que se unen con el fin de promover la investigación en cáncer».

Mama, pulmón, sarcomas, tumores de ovario… cada uno de ellos suele centrarse en un tipo de cáncer diferente y los especialistas que lo integran (procedentes de hospitales y centros de toda la geografía española) llevan a cabo ensayos clínicos y estudios para mejorar el conocimiento, tratamiento y prevención de la enfermedad. A menudo integran también a profesionales de otras especialidades médicas y quirúrgicas implicadas en el tratamiento del cáncer. Muchos de los grupos nacionales forman a su vez parte de organizaciones transnacionales en las que se integran varios países simultáneamente.

Su presencia en todo el país permite, por ejemplo, reclutar suficiente número de pacientes con un cáncer poco frecuente y ofrecerles fármacos en investigación que aún no están comercializados, o recoger gran cantidad de datos de manera homogénea para diseñar nuevos programas, establecer iniciativas de formación, unificar protocolos de tratamiento…

En la mayoría de los casos, los pacientes pueden contactar con los grupos cooperativos a través de sus páginas web, o bien a través de la propia SEOM (www.seom.org) o en los servicios de oncología de los hospitales.

Éstos son algunos grupos cooperativos:

• Grupo Español de Investigación en Cáncer de Mama (GEI-CAM)
http://www.geicam.org/

• Grupo Español de Cáncer de Pulmón (GECP)
http://www.gecp.org/

• Grupo Español de Investigación en Sarcomas (GEIS)
http://www.grupogeis.org/

• Grupo Español de Neurooncología Médica (GENOM)
http://www.genom.es/

• Grupo Español de Estudio y Tratamiento de Intensificación y otras Estrategias Experimentales en Tumores Sólidos (SOLTI)
http://www.gruposolti.org/

• Grupo Español de Tratamiento de Tumores Digestivos (TTD)
http://www.grupo-ttd.org/

• Grupo Español de Tumores Neuroendocrinos (GETNE)
http://www.getne.org/

• Grupo Germinal (GG)
http://www.grupogerminal.org/

• Grupo Español de Investigación en Cáncer de Ovario (GEICO)
http://www.grupogeico.org/

• Grupo OncoPaz

• Grupo Oncológico para el Tratamiento y Estudio de los Linfomas (GOTEL)

• Grupo de Investigación en Cáncer de Mama y Ovario (PSAMOMA)

• Grupo Español para el Estudio del Cáncer Urológico (SOGUG)

• Grupo Español para el Tratamiento de Tumores de Cabeza y Cuello (TTCC)

• Grupo Español de Carcinomas de Origen Desconocido (GCOD)

85. ¿Qué alternativas y esperanza de vida tiene una mujer con cáncer de mama y metástasis? A mí me quitaron el pecho hace cuatro años. El cáncer me ha aparecido ahora en los huesos. Esta recaída ha sido un jarro de agua fría, justo cuando me empezaba a olvidar de la enfermedad. Ahora necesito saber a qué me enfrento.

El cáncer de mama puede volver a aparecer en cualquier momento. Es verdad que, cuanto más tiempo pase, menores son las probabilidades, pero existen recaídas que aparecen muchos años después de la operación del pecho. Hay tres formas de reaparición:

recaídas locales, recaídas regionales y metástasis. Cada una de ellas tiene un tratamiento diferente y, sobre todo, distinto pronóstico.

Las recaídas locales son aquellas en las que aparece un tumor en el interior de la mama (si es que la cirugía fue parcial) en la cicatriz de la extirpación del pecho, o en el músculo de debajo. Estas recaídas se pueden curar extirpando el tumor. Si no se aplicó ya antes, está indicada la radioterapia (→ 35). Puede que también se recete algún tratamiento hormonal, o bien que se administre quimioterapia durante algunos meses, para tratar de evitar que el tumor regrese (→ 82).

Las recaídas regionales son poco frecuentes. La enfermedad aparece en los ganglios próximos a la mama, que son los de la axila y los de debajo de la clavícula, pero en ningún otro lugar. Esta clase de recidivas también son potencialmente curables mediante una combinación apropiada de cirugía, radioterapia, hormonas y quimioterapia. El problema es que estas mujeres tienen una probabilidad muy alta de tener metástasis ocultas en otros lugares que, tarde o temprano, acaban por aparecer.

Las metástasis son la forma más común de recaída del cáncer de mama. Son focos de enfermedad alejados de la mama, a los cuales las células cancerosas han llegado viajando por el sistema linfático (→ 26). Los lugares más frecuentes son los huesos, los pulmones, el hígado y el cerebro. El cáncer de mama con metástasis es incurable hoy día, de manera que casi todas las mujeres afectadas acaban falleciendo por ello. No obstante, hay una gran variedad de situaciones y también muchos tratamientos. El pronóstico puede variar desde la mujer que se enfrenta a una expectativa de vida de apenas unas semanas, a la que puede vivir casi con total normalidad durante diez o más años. El cálculo del pronóstico es un asunto distinto para cada caso. El médico tiene en cuenta un montón de factores y un poco de su *olfato* para tratar de adivinar lo que pasará en el futuro. No obstante, hay algunas pautas generales.

El grupo de mujeres con cáncer de mama diseminado que tiene mejores expectativas es el de las que ya alcanzaron la menopausia; tienen las metástasis limitadas a los huesos, a la piel o a los pulmones (siempre que no sean muy numerosas); mantienen un buen estado general, con pocos síntomas; y cuyos tumores son de esos que decimos *hormonosensibles*, es decir, que responden a los tratamientos hormonales. Estos casos se suelen tratar con pastillas de hormonas. Generalmente, el tratamiento mantiene la enfermedad a raya durante algunos años; pero, con el tiempo, se hace resistente y las metástasis vuelven a crecer y se dice que el cáncer *ha progresado*. Si las características de la enfermedad no han variado, es posible emplear de nuevo las hormonas, aunque de una clase diferente. Con el tiempo, hay que recurrir a la quimioterapia, pues existen muchos quimioterápicos efectivos para el cáncer de mama. Una historia típica es que el tratamiento de goteros se aplique durante unos cuantos meses, y que eso consiga estabilizar la situación durante un año, o algo más. Cuando el tumor da señales de nueva actividad, se indica una tanda de una quimioterapia diferente de la anterior. Así, confiando primero en las hormonas y luego en la quimioterapia, alternando periodos de tratamiento con otros de descanso, el tiempo va pasando y la vida alargándose. La supervivencia media de estas pacientes es superior a los cinco años, y no son excepcionales las que sobreviven a la enfermedad más de diez años, a pesar de las metástasis. Y lo que es más importante, durante la mayor parte de este tiempo la calidad de vida es lo suficientemente buena como para continuar con las actividades normales.

Suele ser más agresiva la enfermedad en las mujeres que aún menstrúan, cuando las metástasis están en el hígado, en las pleuras, o son numerosas en los pulmones, y cuando la enfermedad produce síntomas acusados. En estas situaciones se suele recurrir a la quimioterapia como primera opción de tratamiento. Las mujeres con tumores sensibles a las hormonas pueden usarlas cuando la quimioterapia ya ha *enfriado* la enfermedad, como modo de alargar la respuesta y retrasar al máximo la necesidad de la próxima quimioterapia. En los últimos años, han llegado a nuestras manos media docena de quimioterapias nuevas bastante eficaces, de manera que podemos alargar la vida y sostener su calidad durante más tiempo que antes. Aun así, el tiempo de vida no suele ser tan largo como en las otras pacientes de las que hablamos más arriba; la media está por debajo de los cinco años. Las pacientes con metástasis en el cerebro componen el grupo con peor expectativa de vida, que rara vez supera los dos años.

Hay muchos medicamentos de nueva generación, distintos de la quimioterapia y de las hormonas, que se incorporan a los tratamientos del cáncer de mama (→ 101). Hoy por hoy, el más importante es el trastuzumab. Se trata de un anticuerpo dirigido contra una proteína que algunos tumores presentan en la superficie de sus células y que funciona como un acelerador para el cáncer. El anticuerpo busca a la proteína como un misil teledirigido y la bloquea, deteniendo la división de las células malignas. El nombre de esa proteína es *Her2* o *neu* (→ 82). Hoy día es incorrecto tratar un cáncer de mama con metástasis sin conocer esta característica. Aproximadamente, una de cada diez mujeres con cáncer de mama tienen la proteína (se dice que son *Her2-positivas*) y se benefician enormemente del tratamiento con el anticuerpo trastuzumab. Por regla general, se combina con quimioterapia para obtener una mejoría rápida y, luego, se mantiene sólo el anticuerpo durante periodos muy largos. Como no se trata de quimioterapia y carece de la mayoría de los efectos tóxicos de ésta, el tratamiento se puede prolongar incluso durante años.

86. En mi familia hay muchos cánceres de colon. ¿He de tomar alguna precaución? Quisiera saber si de verdad hay un peligro alto de que yo tenga la misma enfermedad, y si hay pruebas genéticas que me puedan ayudar a mí y a mis familiares.

De cada cien cánceres del colon o intestino grueso, más de 95 no guardan ninguna relación con la herencia (→ 6). Simplemente, el tumor aparece por azar, igual que se podría haber contraído cualquier otra enfermedad. Incluso puede haber una o dos personas en la misma familia con cáncer intestinal y que la herencia siga sin jugar ningún papel. Aunque esto pueda parecer raro, no lo es tanto. El cáncer de colon es el tercer tumor maligno más frecuente (→ cuadro 1), y no es tan extraordinario que coincidan unos pocos casos en la misma familia, del mismo modo que no resulta imposible que sucedan un par de accidentes de tráfico a lo largo de dos o tres generaciones de la misma familia.

Pero tres o cuatro de cada cien cánceres de intestino grueso sí tienen que ver con la herencia. Estas familias se reconocen con relativa sencillez por una serie de características. En primer lugar, los tumores malignos del colon no son dos o tres, sino muchos más y, además, se concentran casi todos en una de las ramas de la familia, la del padre o la de la madre. En segundo lugar, es muy raro que la enfermedad se salte generaciones; en casi todas hay algún caso. Tercero, tiende a existir una relación familiar muy próxima entre los enfermos, como de padres e hijos o hermanos. Por último, los casos se dan en personas mucho más jóvenes de lo que cabría esperar; es casi seguro que habrá más de una persona diagnosticada antes de los 50 años.

Todos los casos de cáncer de colon hereditario tienen una misma causa: existe algún gen estropeado (mutado) que favorece la aparición de tumores malignos en el intestino y ese gen se transmite de padres a hijos. Siguiendo las leyes comunes de la herencia, unas personas heredan la mutación y otras no, incluso dentro de la prole de una misma pareja, exactamente por la misma razón que a nadie le extraña que un niño herede los ojos azules del padre y su hermano no. En general, si una persona tiene una de esas mutaciones, existe un 50 por ciento de probabilidades de que la transmita a cada hijo que tenga. Heredar la mutación no quiere decir tener cáncer, pero sí una altísima probabilidad de desarrollarlo a lo largo de la vida. Hay más de media docena de genes que se relacionan con la herencia del cáncer de colon, pero casi todos los casos se ajustan a uno de dos síndromes principales. Se los conoce por siglas. El primer síndrome se llama FAP y corresponde a las iniciales en inglés de *Poliposis Familiar Adenomatosa*. El otro síndrome es HNPCC, por *Cáncer Colorectal Hereditario No-Polipósico*. Todo esto puede sonar rarísimo, pero no es difícil de entender.

La característica fundamental de la FAP es la existencia de pólipos en el colon. Los pólipos son una especie de vegetaciones que cuelgan en el interior del intestino grueso. Muchas personas tienen pólipos de éstos, y es importante quitarlos porque algunos de ellos pueden transformarse en tumores malignos. La diferencia de las personas con FAP es que no tienen algunos pólipos, ni siquiera muchos: los tienen a cientos. En realidad, lo más común es que el interior de su intestino grueso esté completamente tapizado de pólipos. Estas personas tienen que controlarse con colonoscopias frecuentes desde la infancia. Al principio, los pólipos se pueden ir quitando uno a uno. Sin embargo, llega un momento en el que son tan numerosos, tan grandes, o su aspecto al microscopio es tan peligroso, que no hay más remedio que extirpar todo el colon. Esta intervención se llama *colectomía total* y supone una merma considerable de la calidad de vida; por eso se intenta retrasar por todos los medios, por lo menos hasta después de la adolescencia. La causa de este síndrome ya se conoce y reside en mutaciones o errores en un gen llamado *APC*. Se puede y se debe estudiar en todos los miembros de estas familias. Los que hayan heredado el APC mutado han de seguir el programa de colonoscopias desde niños, mientras que los que tienen una variedad correcta del gen no lo necesitan.

El HNPCC (también conocido como *síndrome de Lynch*) es más traidor, porque se caracteriza por la ausencia de pólipos, de manera que el cáncer puede aparecer en cualquier punto del colon sin previo aviso. Además, hay dos variedades: el Lynch tipo-I sólo se relaciona con el cáncer de colon, pero el Lynch tipo-II aumenta también la probabilidad de padecer tumores de útero, ovario, estómago, intestino delgado, vesícula biliar, riñón, cerebro y piel. La colonoscopia es menos eficaz, porque no hay pólipos que quitar para evitar que el cáncer surja, pero también debe realizarse con frecuencia desde la juventud porque, por lo menos, es capaz de diagnosticar el cáncer en una etapa temprana y curable. Este trastorno se debe a mutaciones en alguno de un grupo de genes relacionados con la reparación del ADN. El estudio genético es mucho más complicado y caro que el del APC, pero debe hacerse cuando está indicado. Una persona con uno de estos genes mutados se enfrenta a una probabilidad del 80 por ciento de padecer cáncer de colon, casi siempre antes de los 45 años. Por lo tanto, la decisión de extirpar el intestino grueso ha de plantearse a partir de los 30 o 35 años. Naturalmente, si se forma parte de una de estas familias, pero no se ha heredado el gen estropeado, no es necesario ni vigilarse ni operarse.

87. ¿Es necesario que me den quimioterapia después de operarme un cáncer de colon? Hace un mes me extirparon la mitad derecha del intestino grueso a causa de un cáncer que había sangrado. Yo creía que ya todo había pasado, pero el cirujano me ha enviado al oncólogo, que me quiere dar seis meses de quimioterapia. ¿No lo puedo evitar si ya estoy curado?

Como sucede con otros cánceres, como los de mama (→ 82) o pulmón, muchas de las quimioterapias que recomendamos los oncólogos no son para tratar el cáncer, sino para evitar que aparezca en el futuro una vez que el cirujano lo ha extirpado. A esto nos referimos cuando hablamos de *quimioterapia adyuvante* (→ 41).

Hay varios sistemas para clasificar el cáncer de colon según su grado de desarrollo, pero todos vienen a decir lo mismo. En una primera etapa, el cáncer estaría por dentro de la pared del intestino; es decir, desde fuera el colon parecería normal y sólo se vería el tumor desde dentro del tubo digestivo. El segundo grado de desarrollo se alcanza cuando la enfermedad traspasa la pared de parte a parte y, por lo tanto, resulta ya apreciable desde fuera del tubo intestinal. En la tercera fase, el cáncer ha avanzado un poco más, y se ha extendido a los ganglios linfáticos que acompañan al colon en toda su longitud; esto se podría apreciar a simple vista, o bien con la ayuda del microscopio, ya que esos ganglios siempre se extirpan junto al tumor. Por último, la cuarta y más desarrollada etapa se reconoce cuando el cáncer ha llegado a órganos distantes, como suele ser el caso del hígado (→ 26).

Por regla general, el cáncer de intestino grueso se puede curar si se diagnostica en cualquiera de las tres primeras etapas de su desarrollo (es decir, incluso cuando llega a los ganglios), mientras que resulta incurable cuando alcanza otras vísceras. Esta regla no es inamovible, pues hay casos de metástasis en el hígado que se pueden extirpar y curar (→ 88). En cualquier caso, lo más relevante es que las personas con los ganglios invadidos tienen un pronóstico mucho peor que las que no. En efecto, la mayoría de las personas con un cáncer de colon en las dos primeras fases se curan sólo con la operación. En la fase tercera, cuando ya hay algún ganglio *tocado*, también es posible curarse exclusivamente con cirugía, pero son más las personas en las que la enfermedad recae que las que se olvidan de la enfermedad para siempre. Lo peor es que la gran mayoría de estas recaídas ya no suceden en el intestino, sino en el hígado o en los pulmones, con lo que resultan incurables en muchos casos.

La quimioterapia adyuvante está ideada para mejorar este orden de cosas. Los oncólogos la recomendamos siempre que hay ganglios afectados y la persona no es excesivamente anciana o está debilitada por alguna otra enfermedad grave. No es correcto aplicar quimioterapia cuando la enfermedad está en la primera fase. En cuanto a los pacientes en la segunda etapa, cuando el tumor atraviesa la pared del intestino pero no llega a los ganglios, existe cierto debate, porque los datos de los ensayos clínicos son contradictorios a este respecto (→ cuadro 10). Algunos oncólogos lo recomiendan casi siempre, y otros sólo cuando coinciden otros factores de mal pronóstico, como que el tumor fuese muy grande, perforara el intestino o lo obstruyera. El caso es que con el tratamiento de quimioterapia se consigue dar la vuelta al pronóstico de la enfermedad a favor de los pacientes: si empleando sólo la cirugía eran más numerosas las recaídas que las curaciones, con la combinación de cirugía y quimioterapia son más los pacientes que se curan para siempre que los que recaen en algún momento (→ 50). Por desgracia, la eficacia del tratamiento no es absoluta, y siguen diagnosticándose algunas recaídas incluso en personas que han recibido una quimioterapia adyuvante apropiada. Las reapariciones del cáncer de colon suelen suceder pronto, durante los primeros dos años, y son raras a partir de los cinco años. Los pacientes que tienen más riesgo de sufrir recaídas son los que tenían muchos ganglios afectados por el cáncer o cuyas células malignas presentaban un aspecto agresivo bajo el microscopio (lo que se expresa como *alto grado* o *tumor poco diferenciado*).

Hay varios esquemas de quimioterapia de probada eficacia para prevenir las recaídas del cáncer de colon. Todos tienen la misma potencia, así que cada equipo de oncología elige uno o dos y se ciñe a ellos. La condición básica es que incluyan alguno de los dos medicamentos más enérgicos contra el cáncer de colon, que se llaman *oxaliplatino* e *irinotecan* (también conocido como *CPT11*). Últimamente, se tiende a combinar éstos con una medicina de nueva generación, distinta de los quimioterápicos clásicos, y que se conoce como *bevacizumab*. Es un anticuerpo, un medicamento de tipo inmunológico, que forma parte de la moderna y prometedora familia de los *antiangiogénicos* (→ 100). Son productos intravenosos que no atacan directamente a las células cancerosas; lo que hacen es desbaratar la formación de los nuevos vasos sanguíneos que las células malignas necesitan para nutrirse. Un periodo típico de tratamiento adyuvante viene a durar unos seis meses. Los efectos adversos más comunes son las diarreas (→ **cuadro 18**), las llagas en la boca (→ 71) y el acorchamiento de los dedos (→67).

Un caso particular es el del cáncer de recto, la última porción del intestino antes de desembocar al ano. La diferencia de este tramo de intestino respecto al resto del colon es que no está recubierto de *peritoneo*, una membrana que tapiza muchas de las vísceras del abdomen. El peritoneo representa una barrera natural para la diseminación de las células cancerosas. Al carecer de él, las recaídas de los tumores de recto no sólo se presentan en forma de metástasis, sino también como *recaídas locales*, es decir, en el lugar de la pelvis que ocupaba el recto extirpado. La quimioterapia es buena para prevenir las ramificaciones a distancia o metástasis, pero no tanto para evitar las recaídas locales. Por eso el tratamiento adyu-

vante tras una cirugía de recto se compone tanto de quimioterapia como de radioterapia aplicada en la zona de la pelvis (→ 35).

88. ¿Qué posibilidades tiene el cáncer de colon con metástasis? A mi madre la operaron hace año y medio. En la última revisión aparecieron unos marcadores altos y le han diagnosticado metástasis en el hígado. Queremos saber lo que le va a pasar.

Las recaídas del cáncer de colon son bastante previsibles tanto en el tiempo como en el lugar. La gran mayoría aparece durante los primeros dos años tras la operación, y algunas más hasta los cinco años. No es que el cáncer no pueda volver a aparecer más allá de este plazo, pero es raro, así que estas personas tienen una probabilidad muy alta de seguir sanas y sin cáncer el resto de sus vidas (→ 50).

En cuanto al lugar de la recaída, hay tres situaciones que son las más probables. La primera es que el tumor vuelva a aparecer en la cicatriz del empalme intestinal (los médicos la llamamos *anastomosis*), ya que para quitar el cáncer fue necesario extirpar un trozo del tubo digestivo y luego suturar los extremos sueltos. Otra posibilidad es que aparezca un cáncer en otro tramo del intestino grueso. Esto no es una recaída propiamente dicha, sino un segundo tumor de colon que no tiene nada que ver con el primero. Y es que las personas que ya han tenido un cáncer de intestino tienen un poco más de riesgo de volver a enfermar de lo mismo. En cualquier caso, tanto las recaídas en la cicatriz interna como los segundos tumores son la razón por la que los individuos operados y curados de cáncer de intestino grueso deben seguir revisándose siempre con colonoscopias periódicas. Es una prueba molesta, pero basta con repetirla cada tres años en la mayoría de los casos. Además, hay que darse cuenta de lo importante que es. Esta clase de recaídas se puede curar perfectamente con una segunda operación, pero sólo si son diagnosticadas a tiempo.

Pero la forma más habitual de recaída en el cáncer de colon son las metástasis. Se trata de nidos de enfermedad alejados del intestino, a los que las células malignas han llegado viajando por la circulación (→ 26). Aparecen casi siempre en el hígado en primer lugar. La razón es que toda la sangre y la linfa que proviene del aparato digestivo, cargada de los nutrientes que se han absorbido, es conducida al hígado por una gruesa vena que se llama la *vena porta*. El hígado procesa y almacena las sustancias que asimilamos de los alimentos. Por ese torrente sanguíneo viajan también las células cancerosas que se han desgajado del tumor intestinal. El hígado hace las veces de filtro en el que las células malignas quedan prendidas, sembrando las metástasis. Sólo cuando el hígado ya ha sido invadido, las ramificaciones pueden llegar más allá del filtro, a lugares como los pulmones, los huesos o el cerebro. La única excepción es el cáncer de recto. La sangre que procede de la última porción del intestino regresa al corazón por una vena distinta de la porta, sin atravesar el hígado. Por eso los cánceres muy cercanos al ano pueden ocasionar metástasis en el pulmón sin que el hígado esté afectado.

En términos generales, el cáncer es incurable cuando se ha diseminado, aunque hay excepciones. Algunos casos de metástasis en el hígado se pueden curar mediante la cirugía. El hígado es un órgano enormemente sobredimensionado. Está pensado para el hombre primitivo que comía alimentos crudos de todo tipo y en cualquier condición, que se enfrentaba a periodos largos de ayuno y a la ingesta accidental de tóxicos. A los hombres modernos nos sobra hígado que, por otro lado, tiene cierta capacidad de regeneración. Es posible extirpar una porción sorprendentemente grande de esta víscera sin que tenga la más mínima repercusión para nuestra salud. Por otro lado, las técnicas de cirugía hepática han progresado espectacularmente a lo largo de la última década gracias a las lecciones aprendidas con el trasplante de hígado.

Así pues, extirpar metástasis del hígado no es una cuestión técnicamente imposible en la mayoría de los casos, aunque requiere cirujanos especializados y con experiencia. La cuestión clave no es si las metástasis se *pueden* quitar, sino si se *debe* hacer. El problema de las ramificaciones del cáncer de colon en el hígado no son tanto ellas mismas, sino que constituyen una señal cierta de que las células cancerosas ya han invadido el sistema circulatorio y han sido transportadas por la sangre. Por lo tanto, es muy alta la probabilidad de que existan otros focos microscópicos, invisibles hasta para el más potente de los escáneres. La cirugía de las metástasis de hígado no es *quitar por quitar*, sino *quitar para curar*, y sólo debe acometerse cuando las posibilidades de curación son razonables. Los pacientes en los que la cirugía hepática resulta más útil son aquellos en los que las metástasis son pocas, están concentradas en uno de los cuatro lóbulos de este órgano y, sobre todo, en los que ha transcurrido bastante tiempo (un año o más) desde que se operó el colon hasta que aparecieron. Incluso en estas condiciones óptimas, vuelven a aparecer focos hepáticos en la mitad de los pacientes. Cuando las metástasis son numerosas, están repartidas por varios lóbulos, han aparecido dentro de los seis meses posteriores a la extirpación del tumor del colon o, incluso, al mismo tiempo, la probabilidad de que surjan más ramificaciones en el futuro es tan alta que hay que pensarse mucho la cirugía. Además de esto, existen consideraciones relativas a la edad y al estado de salud general del paciente, así como otras de orden técnico; por ejemplo, una pequeña y solitaria metástasis del hígado, puede resultar inextirpable porque invade la vena porta o alguna otra estructura importante. Naturalmente, si existen metástasis fuera del hígado, la enfermedad es claramente incurable y la cirugía pierde toda su razón de ser.

Cuando el cáncer de colon es incurable, todavía hay posibilidades de tratamiento capaces de alargar la vida, retrasar la aparición de síntomas y mejorar las molestias que ya hayan aparecido. Si el problema está limitado a los focos del hígado, éstos se pueden manejar sin quimioterapia durante algún tiempo mediante varias técnicas. Se puede detener el crecimiento de las metástasis y reducir su volumen inyectándoles alcohol (*alcoholización*), obstruyendo las arterias que las nutren de sangre (*embolización*), inyectando quimioterapia en esas mismas arterias (*quimioembolización*), o calentándolas con ondas de radio de alta frecuencia (*ablación por radiofrecuencia*).

No obstante, casi todos los pacientes de cáncer de colon metastásico necesitan quimioterapia en algún momento, ya sea porque hay metástasis fuera del hígado, ya porque los focos hepáticos están muy diseminados como para atacarlos uno a uno, bien porque el cáncer afecta al estado general, o por falta de eficacia de los métodos señalados más arriba. Éste es uno de esos cánceres cuyo pronóstico ha cambiado bastante gracias a la investigación (→ 39). Hasta hace poco, sólo teníamos un quimioterápico realmente eficaz para esta enfermedad, el *5-fluorouracilo* o 5FU. Aquellos enfermos que no respondían a él, tenían muy pocas opciones de sobrevivir algunos meses más. Por fortuna, durante los últimos años, los ensayos clínicos han puesto en nuestras manos unos cuantos quimioterápicos útiles: el americano *oxaliplatino*, el japonés *irinotecan* (o *CPT11*) y el europeo *capecitabina* (que es una pastilla para tomar por vía oral). Además, se han incorporado medicamentos de nueva generación (→ 100), diferentes de la quimioterapia, como el bevacizumab o el cetuximab. Son anticuerpos que se emplean para aumentar la potencia de la quimioterapia o para alargar el tiempo de estabilización de la enfermedad, una vez que la *quimio* ha finalizado.

Combinando entre sí todas estas herramientas, nos encontramos con más de media docena de posibles tratamientos para una misma persona. Solemos usarlos unos tras otros, alternando periodos de varios meses de tratamiento para frenar la enfermedad, con otros de vigilancia sin medicación. Hoy día, el tiempo medio de vida del enfermo con cáncer de colon con metástasis inoperables supera los dos años, y no es extraño encontrarse con pacientes que cumplen los cinco y aún más. De todos modos, el pronóstico es un asunto muy individual. Según las circunstancias de cada caso, hay pacientes con pocas semanas de vida y otros con muchos años por delante.

Cuadro 22
EL CÁNCER EN LOS NIÑOS

Aunque sólo entre el 1 por ciento y el 3 por ciento de todos los tumores afecta a los niños, el cáncer es la segunda causa de muerte entre los 1 y 14 años. Los avances en los tratamientos permiten, sin embargo, ser optimistas. Las estadísticas indican, por ejemplo, que el 76 por ciento de esos cánceres puede curarse hoy en día, llegando hasta el 90 por ciento en el caso de ciertos diagnósticos.

De todos ellos, la leucemia es el más frecuente. Este tipo de cáncer, originado en unas células de la médula ósea, representa el 33 por ciento de todos los tumores en niños. De todas sus variedades, la leucemia linfoblástica aguda es la más habitual.

Los tumores cerebrales constituyen, por detrás de las anteriores, el segundo cáncer más frecuente en la infancia. En este caso, su pronóstico y tratamiento dependen de factores tan diversos como el tipo de célula en el que se haya originado la neoplasia, su ubicación en el cerebro, la edad o el estado de salud del niño.

→

Los linfomas, divididos en Hodgkin y no-Hodgkin (igual que en los adultos), ocupan el tercer puesto, seguidos muy de cerca por los tumores que afectan a los huesos. Más raros son ciertos cánceres oculares o los que se originan en órganos y tejidos blandos como la grasa o los músculos (sarcoma de partes blandas), en el tejido neuronal o en los riñones (tumor de Wilms).

En todos ellos, los primeros síntomas que pueden alertar de la presencia de la enfermedad son demasiado sutiles como para elaborar una lista cerrada. Es por ello que los padres deben estar atentos y consultar al pediatra ante la aparición de signos extraños que puedan indicar que su hijo está enfermo: pérdida de peso, dolor de huesos constante en un lugar concreto, hematomas persistentes, aparición de bultos inusuales, fiebre o dolor de cabeza frecuente... Pero también cansancio, tristeza o falta de energía.

Las pruebas que confirmarán definitivamente el diagnóstico van desde una exploración física, hasta analíticas y radiografías, para acabar con una biopsia o punción que permita estudiar el tejido enfermo bajo el microscopio.

Los tratamientos, aunque mucho mejor tolerados en el caso de los niños, tampoco difieren en esencia de los que se emplean para tratar a los adultos: cirugía, quimioterapia, radioterapia, trasplante de médula o bien la combinación de varios de ellos. El efecto secundario que más preocupa a los especialistas durante las terapias es la disminución de las defensas (mielosupresión), que deja al niño expuesto a posibles infecciones y que puede llegar a requerir (o prolongar) su ingreso en el hospital.

Por otro lado, todas las alteraciones sociales, psicológicas y familiares que acompañan al diagnóstico de cáncer de un niño suponen a menudo una carga tan importante como la propia enfermedad. Las rutinas diarias se trastocan, las visitas al hospital se repiten, el curso escolar se altera, los hermanos y compañeros de colegio preguntan por el paciente, y los padres pueden llegar a sentirse sobrepasados por el impacto emocional.

Son ellos mejor que nadie los que deben decidir cómo y cuándo informar a su hijo de lo que le está pasando. En función de su edad, los niños serán capaces de detectar que algo está ocurriendo a su alrededor, preguntarán la causa de su malestar, cuándo podrán volver al colegio y ver a sus amigos… Para esto no valen las recetas, ni los consejos universales, pero conviene ser honestos con el pequeño, utilizar el humor y el juego como válvulas de escape, y evitar actitudes demasiado protectoras o permisivas. En muchos casos, será imprescindible y muy valiosa la ayuda de los equipos de psicooncólogos que ofrecen casi todos los equipos de oncología pediátrica de los hospitales españoles, o algunas asociaciones de padres.

También se puede aprovechar la enfermedad para desmitificar la palabra cáncer entre los compañeros de clase y aclarar conceptos erróneos que puedan tener los otros niños. Este paso también facilitará la vuelta al *cole* del pequeño cuando los tratamientos se lo permitan. Además, en la actualidad, las aulas hospitalarias y los profesores de apoyo permiten que el cáncer altere lo menos posible la vida escolar de los niños.

89. He cumplido 60 años y creo que ya debo empezar a preocuparme por el cáncer de próstata, ¿no? Me gustaría saber si puedo hacer algo para prevenirlo, cuáles son los signos de alarma y si me debo hacer o no algún análisis.

La observación es muy acertada, aunque esa atención a la próstata debe empezar incluso antes de los 60 años. Sabemos muy poco de las causas del cáncer. Esto es una desgracia, porque nos impide prevenir la enfermedad, quitando algunas excepciones como la de no fumar (→ 15). Ya que no podemos evitar tener un cáncer la mayoría de las veces, es sensato preocuparse por diagnosticarlo a tiempo. Para que merezca la pena poner en marcha campañas de diagnóstico precoz en una variedad concreta de cáncer, éste tiene que cumplir tres condiciones: la primera es que se pueda curar de algún modo, ya que de lo contrario carecería de interés adelantar el diagnóstico; la segunda es que afecte a un buen número de personas, dado que los recursos económicos son limitados y las campañas de diagnóstico precoz muy caras; y, por último, hace falta disponer de métodos de diagnóstico precoz sencillos y baratos, carentes de complicaciones, que se puedan aplicar a millares de personas y que, realmente, diagnostiquen la mayor parte de los casos cuando aún es posible curarlos.

Estas condiciones pueden parecer sencillas, pero no lo son tanto. En realidad, son pocos los tumores en los que las autoridades sanitarias pueden mejorar las tasas de curación mediante programas de diagnóstico precoz. Los dos más importantes son tumores de mujeres: el cáncer de mama (mamografías) y el de cuello de útero (el frotis de Papanicolaou o citología) (→ 16). El tercero es un cáncer de hombres, precisamente el de próstata. Se ha avanzado mucho en el diagnóstico precoz del cáncer en las mujeres; hoy día, la mayoría de ellas acuden al ginecólogo y se hacen sus mamografías. Es una lástima que en el caso de los hombres el panorama sea mucho más desolador, pues son muy pocos los que acuden a revisarse periódicamente con el urólogo. Lamentablemente, porque el cáncer de próstata diagnosticado a tiempo se cura, mientras que el avanzado mata.

> La revisión periódica con el urólogo es tan importante para los hombres como las mamografías para las mujeres.

Las campañas de información son casi inexistentes; al contrario de lo que pasa con las mamografías y el cáncer de mama, aquí no hay vallas publicitarias, anuncios en los periódicos, cartas del centro de salud recordando la fecha de la próxima cita ni autobuses recorriendo barrios y pueblos, ofreciendo las pruebas gratis y a la puerta de casa. Cuando una mujer no se hace mamografías, por lo menos tiene la conciencia de que *debería* hacerlo. En cambio, la mayoría de los hombres todavía ignoran las ventajas del control urológico. A menudo se esgrime el argumento de que «pero si yo me encuentro bien». Ésa es la peor de las razones para no ir al urólogo. El cáncer de próstata, sencillamente, no tiene signos de alarma. Los síntomas de levantarse a orinar por la noche, de perder fuerza en el chorro de la orina o de vaciar la vejiga con dificultad, casi siempre tienen que ver con el crecimiento benigno de la próstata (*hipertrofia*), rarísimas veces alertan sobre un cáncer. Los síntomas propios de los tumores malignos de la próstata, como el dolor, la sangre en la orina o la hinchazón de las piernas (→ 70) llegan tarde, pues muchas veces sólo aparecen cuando el cáncer está tan desarrollado que no se puede extirpar.

Así pues, al cáncer de la próstata hay que cazarlo cuando no ocasiona síntomas si se lo quiere curar. En lugar de excusarse diciendo «no voy al urólogo porque me encuentro bien», hay que ir aprendiendo a decir «voy al urólogo, precisamente porque me encuentro bien». A partir de los 45 o 50 años hay que visitar al especialista una vez al año, pero nunca es demasiado tarde si no se ha acudido antes. La mayoría de los médicos de cabecera comprenden bien esto y no ponen ninguna pega en dar la cita. Es verdad que, en algunos lugares, tarda mucho. La demora en la cita es un inconveniente, pero no una excusa. Si la cita se demora cinco meses, pues se pide cinco meses antes de la fecha que toque. En todo caso, es mejor revisarse cinco meses tarde que no hacerlo jamás.

Durante la visita, el especialista recoge los datos de los síntomas, si los hay, pide un análisis de sangre para medir la PSA (Antígeno Específico de la Próstata, según sus siglas en inglés) y realiza un tacto rectal. La PSA es un marcador de cáncer de próstata. Si está por encima de los valores normales, hay que extremar la vigilancia. En muchas ocasiones, la elevación de la PSA se debe sólo a la hipertrofia benigna de la próstata o a un poco de inflamación. Para distinguir las alteraciones triviales de la PSA de las importantes, el urólogo se fija en otros datos como el tacto rectal, la ecografía o cómo varía la propia PSA entre dos análisis separados por unos pocos meses. La visita al urólogo es incómoda, como la del ginecólogo. Las mujeres se han de poner en esos horribles potros, con las piernas abiertas, y dejar que el *gine* les hurgue durante un par de minutos (→ 19). Los hombres nos hemos de poner a cuatro patas en la camilla para que el urólogo introduzca su dedo índice por el ano y palpe si la próstata está agrandada o endurecida. No es plato de gusto, pero no es cosa de risa; el tacto rectal puede parecer un método tosco, alejado de la medicina que imaginamos propia del siglo XXI, pero salva miles de vidas al año. Realizar sólo un análisis de la PSA sin el tacto rectal disminuye mucho la eficacia del diagnóstico precoz.

90. ¿Cómo de alta debe ser la PSA para preocuparse por el cáncer de próstata? Tengo más de 60 años y mi médico de cabecera me hace un análisis cada año. El año pasado la PSA era de 1.8, pero este año me ha salido de 3. ¿Quiere decir que tengo un cáncer de próstata?

Los marcadores tumorales son análisis de sangre que, cuando se elevan, levantan la sospecha de un cáncer (→ 17). Por regla general, los marcadores son sustancias químicas producidas y vertidas a la sangre por las células cancerosas, pero no por las células normales. La PSA (siglas en inglés de Antígeno Específico de la Próstata) no es, en realidad, un marcador tumoral en sentido estricto, pues esta sustancia es segregada tanto por las células tumorales de la próstata como por las normales. Por esa razón la PSA está presente en pequeñas cantidades en la sangre de los hombres sanos.

La PSA es una proteína que forma parte de la composición del semen. Sirve para hacerlo más fluido y permitir que los espermatozoides *naden* más fácilmente. También es una especie de disolvente para eliminar el tapón de moco que las mujeres tienen en el cuello del útero, de manera que los espermatozoides puedan entrar en el útero en busca del óvulo que han de fecundar.

Una minúscula cantidad de PSA escapa del semen y es retenida en la sangre. Los métodos de laboratorio han tenido que perfeccionarse muchísimo para detectar la PSA en sangre, pues la cantidad es realmente minúscula; se mide en nanogramos (ng) de PSA por cada mililitro (ml) de sangre; y un nanogramo es la milmillonésima parte del gramo. Los valores normales de PSA oscilan entre 0 y 4 ng/ml. Los valores por encima de 4 ng/ml podrían indicar cáncer de próstata, aunque existen *falsos negativos*, es decir, casos de cáncer prostático con PSA normal. También es posible lo contrario, *falsos positivos* en los que una PSA mayor de 4 no indica la existencia de un cáncer.

Esto sucede después de la eyaculación, cuando la próstata está infectada o inflamada (prostatitis), en los hombres con hipertrofia (agrandamiento) benigno de la próstata y después de las biopsias de próstata. Aquilatar el valor de una PSA elevada no es cosa tan sencilla. Requiere experiencia y poner el resultado del análisis en el contexto del resultado de otras pruebas. Por eso el correcto diagnóstico precoz del cáncer de próstata no consiste en un análisis de PSA, sino en una visita al urólogo en la que se determina el PSA, entre otras cosas (→ 89). Veamos de qué modo.

Por debajo de un valor de PSA de 4, la probabilidad de tener un cáncer de próstata es muy pequeña, aunque el valor haya aumentado respecto al análisis anterior. Sencillamente, es un análisis que tiene esa clase de oscilaciones. También podría ser reflejo del agrandamiento benigno de la glándula que sucede normalmente a partir de los 50 años. Hay que resistir la tentación de realizar cualquier clase de prueba que seguramente sólo conseguirá confundir más las cosas. Lo único necesario es repetir el análisis entre seis y doce meses después. Pero, ¡ojo!, esto es suponiendo que el tacto rectal sea normal. Ya hemos hablado de la existencia de falsos negativos; muchos cánceres de la próstata se diagnostican a tiempo de operarse no por la PSA elevada, sino porque el urólogo los toca con el dedo.

Por encima de 10 ng/ml, en cambio, es bastante posible que exista un cáncer oculto en la próstata. A muchas de las personas con PSA mayor de 10 se les toca el tumor durante el tacto rectal y el diagnóstico ya está hecho. Una PSA de este calibre con el tacto rectal normal no debe dejarse pasar; hay que investigarla. Lo primero es realizar una *ecografía transrectal*. Se introduce a través del ano un instrumento parecido a un bolígrafo grueso que, en realidad, es un aparato de ecografía. Las imágenes aparecen en una pantalla y se descubren muchos tumores que no se palpaban. Incluso si la ecografía es normal, el urólogo meticuloso no se dará por satisfecho. Es probable que deje pasar uno o dos meses para repetir la PSA y asegurarse de que no se trataba de una elevación falsa. Si se confirma el valor por encima de 10 y no hay signos de prostatitis, seguro que indicará una biopsia de la próstata. Se realiza con una aguja a través del ano. Es rápida, muy poco molesta y uno puede marcharse a casa acto seguido. La sensibilidad de la PSA le permite detectar focos microscópicos de células cancerosas en cualquier parte de la próstata. Como esos focos son tan pequeños que ni se ven ni se palpan, no es cosa rara que la biopsia tome la muestra de otro sitio y parezca falsamente normal. Algunos cánceres incipientes de la próstata sólo se consiguen diagnosticar al cabo de tres o cuatro biopsias. Es un poco desesperante para el paciente y para el médico, pero merece la pena, porque ésta es la situación ideal para curar este tumor.

La duda aparece en aquellos pacientes que presentan cifras de PSA entre 4 y 10 ng/ml, pero en los que el tacto rectal y la ecografía son normales; uno de cada cuatro de ellos tiene cáncer oculto. Para aclararse un poco se recurre al análisis de la *PSA libre*. La mayor parte de la PSA circula en la sangre unida a otras proteínas, como la albúmina. Ésa es la *PSA ligada*. En cambio, la PSA libre es la que está disuelta en la sangre sin unirse a proteína alguna y suele ser algo más de la cuarta parte de la PSA total. Sucede que la PSA producida por las células cancerosas es ligeramente diferente a la segregada por las células prostáticas normales, y tiene más querencia por fijarse a las proteínas. Dicho de otro modo, una PSA libre alta va a favor de la enfermedad benigna de la próstata. Por el contrario, si el porcentaje de PSA libre es menor de 25 por ciento, la probabilidad de que exista un cáncer aumenta, y tanto más cuanto menor sea el porcentaje y mayor la edad del paciente. Por ejemplo, si el tacto rectal y la ecografía son normales, ante una PSA de 6 ng/ml en un hombre de 51 años con una fracción libre de 30 por ciento, es probable que el urólogo se decante por repetir los análisis pasados unos meses. En cambio, si el señor tiene 73 años y la fracción libre es del 22 por ciento, casi seguro que indicará una biopsia. Ya se ve por qué el diagnóstico precoz del cáncer de la próstata es bastante más complicado que mirar el volante de la PSA y que sólo se puede hacer bien en manos del urólogo.

91. ¿Cuál es el mejor tratamiento para el cáncer de próstata, la radioterapia o la cirugía? A mí me han diagnosticado el tumor con una punción a raíz de una PSA elevada durante un análisis de rutina. Me han ofrecido estos dos tratamientos y, con sinceridad, no sé cuál elegir.

La cirugía y la radioterapia son equivalentes y ambas pueden curar el cáncer de la próstata. Cada modalidad tiene unas ventajas y es apropiada para una clase de casos. El tratamiento curativo clásico para el cáncer de la próstata consiste en extirpar la glándula mediante una operación que se llama *prostatectomía*. Hay dos técnicas para practicarla, la *retropúbica* y la *perineal*. En la prostatectomía retropúbica se extirpa la glándula a través de una incisión practicada en el bajo vientre. En cambio, la cirugía perineal consiste en extraer la próstata desde abajo, mediante una incisión realizada entre los testículos y el ano. La operación por abajo es un poco más rápida y su postoperatorio más breve. La cirugía abdominal dura unas cuatro horas y obliga a un ingreso de una semana, o algo menos. La ventaja de la operación a través del abdomen es que permite extirpar los ganglios linfáticos cercanos a la próstata, un lugar al que se suele diseminar el cáncer con frecuencia. Así que se suele recurrir a la cirugía abdominal siempre que el escáner observa que los ganglios están invadidos por el tumor, o cuando se piensa que hay un riesgo alto de que contengan células malignas. La cirugía obliga a llevar una sonda urinaria durante un par de semanas.

El principal inconveniente de la cirugía son sus secuelas. La próstata está rodeada por una maraña de nervios que tienen que ver con el control del esfínter de la orina y con la erección. Al principio, muchos hombres operados de cáncer prostático tienen pequeñas fugas de orina sin darse cuenta. Por regla general, el control de la vejiga va mejorando poco a poco. El trastorno de la sexualidad es permanente. Los hombres operados de la próstata mantienen intacto el deseo sexual y la capacidad de tener orgasmos, pero tienen dificultades con la erección y la eyaculación (→ 56, **cuadro** 14). Lo más común es que el pene mantenga una mediorigidez apenas suficiente para conseguir la penetración y, además, que esa erección de mala calidad dure poco. Esto ha mejorado bastante desde que existen medicinas capaces de favorecer la erección, pero no se llega a remediar del todo. La eyaculación no llega a suceder en muchas ocasiones y, en otras, se dirige en sentido contrario hacia el interior de la vejiga urinaria. Esto se denomina *eyaculación retrógrada*, no molesta y no tiene más consecuencia que la infertilidad.

La prostatectomía de cualquier clase es capaz de curar el cáncer de próstata en muchas ocasiones. Sin embargo, sus efectos adversos sobre la sexualidad han llevado a buscar una alternativa, que es la radioterapia. Si hay dos clases de cirugía, también hay dos clases de radioterapia muy diferentes entre sí: la radioterapia externa y la *braquiterapia* o *Curieterapia*.

Cualquiera de las dos es curativa, es decir, que pretende sustituir por completo a la cirugía. Hay que distinguirla de la radioterapia adyuvante, que es la que se aplica tras la cirugía para disminuir las probabilidades de recaída. Y tampoco hay que confundirla con la radioterapia paliativa, que se emplea para mejorar los síntomas y retrasar el avance de la enfermedad cuando el tumor está tan desarrollado que no es posible operarlo (→ 35). Hoy día ya está demostrado que la radioterapia puede curar el cáncer de próstata tan bien como la cirugía cuando la enfermedad no está demasiado desarrollada. Muchas veces, la radioterapia se combina con el tratamiento hormonal del bloqueo androgénico completo. Para los tumores de próstata más grandes o de peor pronóstico se sigue recurriendo a la cirugía.

La radioterapia externa es la de toda la vida. Uno se coloca en una mesa y se le acerca un aparato parecido a un escáner que le dispara la radiación. El tratamiento sólo dura unos minutos y, en ese momento, no se siente nada, es exactamente igual a hacerse una radiografía. La radioterapia se administra cinco días a la semana durante varias semanas. Los efectos adversos más comunes son la *cistitis,* que se parece a una infección de orina, y la *proctitis*, que es la inflamación del recto y que ocasiona diarrea, expulsión de moco y, en los peores casos, incontinencia y emisión de sangre. Lo normal es que nada de esto ocurra y que, si sucede, dure unos pocos días.

La braquiterapia consiste en introducir material radiactivo directamente en el interior de la próstata, de manera que se consiga una dosis muy alta en el foco de la enfermedad, pero relativamente baja en los tejidos de alrededor. Se indica, por lo general, en tumores de próstata poco desarrollados. El material radiactivo es metálico y se parece a una puntita de alfiler. Se llaman *semillas* y se introducen varias decenas en la próstata a través de una aguja pinchada junto al ano y bajo anestesia epidural, la misma que se usa para los partos. Las semillas permanecen en la próstata para siempre, pero pierden su actividad radiactiva en unas pocas semanas. La radiación que alcanza el exterior del cuerpo es tan despreciable, que no hay que tomar ninguna precaución con las personas de alrededor (→ 51, 52).

92. ¿Qué significa que la PSA se eleve después de haberme operado un cáncer de próstata? Me intervinieron hace dos años y todo salió bien. La PSA, que era alta, se normalizó después de la operación. En todas las revisiones los análisis han salido normales, pero en esta última, el marcador es de 23. Quiero saber qué está pasando y qué hay que hacer.

La PSA es un marcador que se usa para el diagnóstico y tratamiento del cáncer de próstata. Forma parte del semen, pero una minúscula cantidad se vierte a la sangre y ésa es la que analizamos (→ 90). El análisis de la PSA sirve para tres cosas bien diferentes: la primera, para averiguar qué hombres sanos tienen un cáncer de próstata oculto, de manera que se pueda tratar precozmente; la segunda, para detectar las recaídas en los pacientes que han sido ya diagnosticados y operados; y la tercera, para determinar si el tratamiento es eficaz en los enfermos en los que el cáncer de próstata ya se ha diseminado.

Cuando una PSA está un poco elevada en una persona operada de cáncer de próstata, lo primero que hay que hacer es repetirla entre uno y tres meses después. A veces, la PSA se eleva por distintos motivos irrelevantes y vuelve pronto a la normalidad; también es posible que el laboratorio haya cometido un error. Si en dos determinaciones separadas por un poco de tiempo la PSA está francamente elevada, el diagnóstico casi seguro es que el cáncer de próstata ha rebrotado.

El siguiente paso será buscar ese rebrote. El estudio normal consiste en análisis más completos, una gammagrafía del esqueleto (→ 28) y un escáner del tórax, el abdomen y la pelvis (→ 23). Según lo que aparezca en estas pruebas, los síntomas que cuente el paciente, y lo que el médico encuentre en su reconocimiento, es posible que se añadan ecografías, resonancias u otras exploraciones semejantes. Cuando el estudio ha terminado puede haber ofrecido uno de tres resultados: que se hayan encontrado ramificaciones o metástasis en lugares alejados de la próstata, como los huesos, los pulmones o los ganglios del fondo de la espalda (una región que se llama *retroperitoneo*) (→ 24, 26); que se observe una recaída en la pelvis, es decir, un tumor en el lugar que ocupaba la próstata o en los ganglios cercanos; o, por último, que no aparezca nada de nada. Que todas las pruebas sean normales no quiere decir, por desgracia, que no exista una recaída, sino que permanece oculta todavía.

Por último, hay que decidirse por el mejor tratamiento. Hay varios que se pueden emplear aisladamente, en combinación o unos detrás de otros. Cada uno tiene sus ventajas e inconvenientes y es apropiado para una situación pero no para otras. Seleccionar el plan ideal requiere buen juicio por parte del urólogo o del oncólogo y una buena comunicación con el paciente.

La primera posibilidad es no hacer nada. Puede parecer una barbaridad, pero no lo es en absoluto. El cáncer de próstata puede ser lentísimo en algunas ocasiones, y pasar años antes de que cause la más mínima molestia. El pronóstico a largo plazo no empeora nada por permitirse un pequeño plazo de observación y tratar la enfermedad sólo si parece ir deprisa u ocasiona molestias. No hacer nada y vigilar es una buena opción para pacientes muy mayores o delicados, que tienen la PSA elevada pero sin signos de enfermedad en las radiografías, o con metástasis muy escasas y pequeñas en lugares que no son peligrosos. Muchos de esos pacientes no acaban falleciendo *de* cáncer de próstata, sino *con* el cáncer, pero por otros motivos naturales para su edad.

Siempre se debe considerar la cirugía, aunque son pocos los casos en los que se puede aplicar. Hoy día, muchos pacientes de cáncer de próstata se pueden tratar con radioterapia, sin operar. Si se eleva la PSA y la ecografía o la TAC descubren que el tumor ha vuelto a crecer en el interior de la próstata radiada, pero que no hay metástasis en ningún lugar, es correcto extirpar la próstata. La operación sigue siendo posible aunque estén afectados algunos de los ganglios vecinos.

Un tratamiento muy común es la radioterapia (→ 35). Se trata de una modalidad local, es decir, que se aplica en un lugar concreto y es inútil cuando la enfermedad está diseminada. Por otro lado, está limitada por el hecho de que si una zona del cuerpo ya se ha irradiado, nunca más puede volver a tratarse. Si, a raíz de la elevación de la PSA en un paciente operado, se descubre una recaída local, es decir, que lo único que existe es un tumor en el lugar donde antes estaba la próstata, la radioterapia es el tratamiento ideal en el caso de que no se pueda extirpar, o si la cirugía está contraindicada en base al estado general malo o la vejez del paciente. En esos casos en los que la PSA está alta, pero no se encuentra nada, se puede aplicar radiación en la zona de la pelvis, ya que es la más frecuente de focos ocultos. Si la PSA baja en picado después de la radiación, seguro que existían células malignas escondidas en la pelvis. Por desgracia, rara vez se trata de un tratamiento curativo. Gana tiempo, pero casi siempre aparece un rebrote en algún lugar, meses o años después.

Las células del cáncer de próstata se alimentan de los andrógenos, las hormonas masculinas que segregan los testículos. La testosterona es el principal de ellos, y es capaz de hacer que el cáncer de próstata multiplique su velocidad de crecimiento. Por eso se han desarrollado varios tratamientos para evitar el efecto de los andrógenos. El más común es el BAC o *Bloqueo Androgénico Completo*, que consiste en una pastilla diaria más una inyección mensual. Si un paciente operado de cáncer de próstata eleva la PSA y no ha sido tratado antes de este modo, se le aplica casi siempre el BAC, ya sea como tratamiento único, ya sea como complemento a la cirugía o a la radioterapia. El caso es que muchos de estos hombres ya habían recibido antes el bloqueo, pues también se emplea como preventivo frente a las recaídas. De hecho, no es raro que la alteración de la PSA se descubra mientras el paciente está todavía siendo tratado con las hormonas. En este caso, se dice que el cáncer de próstata se ha hecho *hormonoresistente*, independientemente de si las radiografías encuentran o no la recaída. Es posible que un cáncer de próstata que no responde al BAC mejore con otras clases de tratamiento hormonal. Casi siempre se intenta, pero no se consigue en muchos casos y, cuando se logra, suele ser por poco tiempo.

Por último está la quimioterapia (→ 39, 40). Son goteros que se administran en el hospital cada varias semanas, sin necesidad de ingresar. Otros cánceres disponen de muchos quimioterápicos entre los que el oncólogo puede escoger. En el caso de la próstata, hay unos cuantos compuestos en investigación, pero el único que ya ha demostrado su utilidad es el docetaxel. Este fármaco hace caer el cabello y tiene algunos otros efectos adversos, aunque permite seguir con una vida bastante normal en casi todos los casos. Se emplea cuando las hormonas ya no funcionan. Se podría usar sólo en base a una PSA que se eleva, pero muchos oncólogos prefieren reservar la quimio para cuando los focos de la enfermedad son claramente discernibles en los escáneres.

Cuadro 23
EL ABCD DE LA PIEL

La regla que permite identificar a tiempo un cáncer de piel es sencilla y sabérsela de memoria permitiría salvar muchas vidas.

Sólo hay que recordar las cuatro primeras letras del alfabeto para aprender a identificar a tiempo cualquier cambio que haga sos-

——————→

pechar de la existencia de un cáncer de piel tipo melanoma, la variedad más agresiva de tumores cutáneos.

A, por asimetría. El melanoma es asimétrico, a diferencia de los lunares «sanos».
B, por bordes. Se trata de manchas irregulares, no redondeadas.
C, por color. Tienen un tono heterogéneo, con cambios de tonalidad.
D, por diámetro. Si es mayor de 6 milímetros, sospeche.

Coinciden los especialistas en que un diagnóstico precoz es la herramienta más eficaz contra el melanoma maligno, el tumor que más rápido está creciendo en los países occidentales en las últimas décadas.

Precisamente, gracias a la insistencia de las campañas informativas y a la detección temprana de estas lesiones, la mortalidad por melanoma ha descendido casi un 30 por ciento desde la década de los setenta.

Este tipo de cáncer sigue un crecimiento de patrón superficial sobre el lunar durante meses, incluso años; es decir, las células se extienden radialmente en las capas superficiales de la piel. Durante esta etapa de cambios progresivos, el tratamiento es sencillo y muy eficaz, ya que muy pocos de estos melanomas incipientes vuelven a recaer una vez extirpados.

Sin embargo, transcurrido cierto tiempo, el crecimiento de la lesión adquiere un patrón vertical y las células cancerosas comienzan a invadir capas más profundas de la dermis. Cuando esto ocurre, el pronóstico del paciente da un giro importante y empeora significativamente debido a la tendencia de la enfermedad a recaer y a ramificarse a otras zonas del organismo.

La regla de la prevención y la vigilancia afecta especialmente a las personas de piel clara, con muchos lunares por su cuerpo, que hayan sufrido quemaduras repetidas durante su infancia o que hayan pasado mucho tiempo expuestas a los rayos solares.

Acudir al dermatólogo una vez al año y dedicar un día cada cierto tiempo (tres meses por ejemplo) para autoexplorarse exhaustivamente permitirá detectar a tiempo cualquier lunar «sospechoso» que haya crecido, se haya abultado, sangre, pique o cambie de forma y color. La revisión no debe olvidar zonas de la piel como las palmas de los pies y las manos, las uñas, la espalda, las nalgas, la cara posterior de los muslos o el cuero cabelludo.

En cuanto al cáncer de piel distinto del melanoma, se trata de la variedad más frecuente y menos agresiva de esta enfermedad. Sus dos principales variedades son el carcinoma de células basales y el de células escamosas, cuya incidencia se ha multiplicado por tres y por cuatro respectivamente entre los años 1976 y 2003, probablemente por un aumento del uso de las cabinas de bronceado artificial.

93. Necesito saber si el cáncer de pulmón se puede curar en la actualidad. A mi padre se lo han diagnosticado porque empezó a toser y a escupir sangre. El estudio está a medias, pero parece que hay unos ganglios en el pecho que al cirujano no le gustan. ¿Qué se puede hacer?

Hay varias clases de cáncer de pulmón. Lo más importante es saber si se trata de uno llamado *de células pequeñas* (o *carcinoma microcítico*) (→ 94), o bien de cualquier otra clase (*carcinoma no-microcítico*). La diferencia es muy importante, porque el primero no se trata con cirugía, sino con quimioterapia, y se curan muy pocos casos. En cambio, el cáncer no-microcítico de pulmón se intenta operar siempre que sea posible, y son bastantes las personas que lo superan y se curan. El no-microcítico no sólo es la variedad más frecuente de cáncer pulmonar (nueve de cada diez), sino el tumor maligno más común y más mortal de los países desarrollados (→ cuadro 1).

Todas las variedades de cáncer pulmonar son mucho más frecuentes en los fumadores que en los no-fumadores, y tanto más probable es que aparezcan cuantos más cigarrillos se fumen, y más tiempo se haya mantenido el hábito (→ 5, 15, 18). También existe cáncer de pulmón en personas que no han fumado jamás, pero se trata de algo muy poco frecuente. Los síntomas más comunes que alertan de la existencia de la enfermedad son de tipo respiratorio, como la tos continua, la dificultad para respirar con sensación de falta de aire y la expectoración con sangre. Otras veces, el cáncer se puede manifestar por dolor torácico persistente, pérdida de varios kilos de peso en poco tiempo, afonía brusca que no desaparece o dificultad severa para tragar. Si un fumador detecta cualquiera de estos síntomas, debe acudir pronto al médico para realizarse una radiografía del pecho. Unas vulgares placas de frente y de perfil diagnostican la mayoría de los cánceres de pulmón. Luego se realiza una TAC o escáner para ver mejor el tumor y averiguar cuánto se ha extendido (→ 23). Es necesario tomar una muestra o biopsia para asegurarse de que es un cáncer, y saber de qué clase es (→ 21). Los tumores muy cercanos a los bronquios se pueden biopsiar mediante *broncoscopia*, una exploración que consiste en introducir por la nariz un *endoscopio*, que es un instrumento con forma de tubo flexible. En el extremo lleva una cámara en miniatura que permite hacer llegar el tubo hasta el mismo tumor, haciéndolo avanzar a través de los bronquios. Es una prueba algo molesta, pero se suele realizar bajo sedación suave, y no dura más de media hora la mayoría de las veces. Los cánceres de pulmón que están cerca de la pared del tórax se pueden analizar pinchándolos con una aguja y anestesia local. La punción se lleva a cabo bajo el escáner, para cerciorarse de que la punta de la aguja toma la muestra del interior del tumor. Si el paciente expectora, a veces se pueden observar en el esputo las células malignas con ayuda del microscopio, de modo que no es necesaria la broncoscopia ni la punción.

El tratamiento del cáncer de pulmón depende del tipo de tumor, de lo mucho que se haya extendido y del estado del paciente. Con la excepción del carcinoma microcítico, todas las demás variedades se intentan extirpar, porque ésta es casi la única manera de curar el cáncer de pulmón. En adelante, hablaremos tan sólo de la variedad no-microcítica, ya que la de células pequeñas se tratará en otra pregunta (→ 94). Según la posición del tumor, se podrá operar extirpando sólo una parte del pulmón (*lobectomía*) o bien todo él (*neumonectomía*). Cuando hay que quitar todo un pulmón es de gran importancia realizar antes un estudio para predecir cómo respirará el paciente tras la cirugía. En condiciones normales, una persona puede arreglárselas bien con un solo pulmón. En muy poco tiempo, el organismo se adapta y el individuo apenas nota la diferencia, incluso cuando realiza ejercicio. No obstante, hay que tener en cuenta que muchos de estos enfermos tienen los pulmones deteriorados por el humo del tabaco. No es raro que a uno de estos pacientes no se lo pueda operar debido a que el pulmón *sano* está tan afectado por enfisema o bronquitis que no le bastaría para respirar. En estos casos, se emplea la radioterapia a dosis altas como sustituto de la cirugía. La radiación puede curar el cáncer de pulmón, pero en un número de casos menor que la extirpación (→ 35).

El grupo de carcinomas no-microcíticos de mejor pronóstico es el de los tumores menores de tres centímetros, alejados de la pleura y de los bronquios principales, y que no han afectado a los ganglios cercanos. A esta fase de la enfermedad se la denomina *estadio Ia* (→ 25), y se cura en seis o siete de cada diez casos, sólo con la extirpación.

Las expectativas empeoran mucho si el cáncer es mayor de tres centímetros, invade la pleura o el bronquio principal, está pegado al corazón o afecta a los ganglios que rodean a los bronquios (*peribronquiales*). Éstos son los estadios Ib, II y IIIa. En ellos, la cirugía sólo cura entre dos y cuatro casos de cada diez. Generalmente, la extirpación es posible, pero el problema son las recaídas, que suelen acontecer dentro de los dos o tres primeros años. Para tratar de evitar las recaídas, hoy día se emplea quimioterapia después de la operación. Esta *quimio*, que no se aplica para tratar un cáncer sino para prevenir la reaparición de un tumor ya extirpado, se llama *quimioterapia adyuvante* (→ 41). Viene a durar unos seis meses y, a veces, se combina con radioterapia en el tórax.

Todavía es peor el pronóstico cuando el cáncer invade el corazón, la vena cava, la arteria aorta, la tráquea, el esófago o las vértebras. Lo mismo sucede si existe derrame pleural (→ 72) que contiene células cancerosas o si están afectados los ganglios que llamamos *mediastínicos*. El *mediastino* es un espacio anatómico de enorme importancia para el cáncer no-microcítico del pulmón; es el centro del pecho, por detrás del esternón y entre los pulmones. A veces, la TAC o la PET (→ 27) bastan para averiguar si los ganglios mediastínicos están o no afectados. En otras ocasiones, es necesario realizar una *mediastinoscopia*, que consiste en introducir un tubo en el mediastino bajo anestesia general. A través de este instrumento se pueden ver y tomar muestras. En cualquier caso, todos los pacientes de este grupo están en estadio IIIb, y la cirugía por sí misma no es capaz de curar a más de uno de cada diez. La práctica más común consiste en administrar quimioterapia, radioterapia o ambas antes de la cirugía, en un intento por limpiar el mediastino, facilitar la tarea al cirujano y aumentar las posibilidades de curación. Este empleo de la quimioterapia y la radioterapia, preparatorio para la cirugía, se conoce como *neoadyuvante*. En algunas ocasiones, la extensión de la enfermedad en los pacientes en estadio IIIb es tal que se sabe desde el principio que la cirugía es imposible. A estos sujetos se los considera equivalentes a los del estadio IV, que es el más avanzado.

Por último, está el conjunto de los pacientes en estadio IV. Son los que tienen metástasis en lugares como los huesos, el cerebro, el hígado o el pulmón del otro lado. En ocasiones muy excepcionales, existe una única metástasis que se puede operar, de manera que se extirpa a la vez el cáncer y su ramificación, con la esperanza de alcanzar la curación. Pero esto es muy poco común. Casi todos los enfermos de cáncer de pulmón con metástasis son incurables, al igual que los que han recaído tras una cirugía previa, y los que están en estadio IIIb inextirpable. Para estas personas se reserva la quimioterapia paliativa, que aspira a mejorar los síntomas y alargar la vida (→ 39). Existen varios fármacos útiles, pero no son muchos los pacientes que viven más allá de dos años.

Al tratamiento del cáncer de pulmón se están incorporando nuevos medicamentos, distintos a la quimioterapia tradicional y que abren una puerta a la esperanza (→ 100). Hay varios en fase de investigación y uno de ellos ya se usa rutinariamente. Se llama *erlotinib* y ni siquiera es un gotero, sino un comprimido. Hoy día podemos analizar las mutaciones genéticas del tumor para pronosticar con mucha fiabilidad los pacientes que responderán a este nuevo fármaco. La mayoría de los pacientes sensibles a erlotinib son no-fumadores, mujeres y tienen una variedad de cáncer no-microcítico de pulmón llamada *adenocarcinoma*.

---

94. ¿Qué es un cáncer de pulmón de células pequeñas? Me acaban de diagnosticar esta enfermedad y me interesa saber todo lo que pueda aprender. Sobre todo, quiero saber por qué no se puede operar, a pesar de que no tengo metástasis y que el tumor no es demasiado grande. A un amigo mío le extirparon un cáncer de pulmón hace siete años, y sigue estupendamente.

Esta clase de tumor recibe varios nombres: carcinoma de células pequeñas, carcinoma *microcítico* o carcinoma pulmonar en células de avena. Otras veces se le aplica el nombre en inglés *oat-cell* o las siglas SCLC. Aproximadamente, uno de cada diez cánceres del pulmón es de esta clase. Está muy relacionado con el tabaco (→ 5) y es muy agresivo. Se trata de una enfermedad con una serie de particularidades únicas que la hacen muy diferente del resto de cánceres pulmonares. De hecho, a todas las otras variedades se las engloba bajo la denominación común de *carcinomas no-microcíticos de pulmón*.

Para empezar, ni siquiera se trata de un verdadero cáncer de pulmón. A pesar de décadas de estudio, nadie ha logrado averiguar todavía de qué células surge. Pero lo que está claro es que no lo hace de los tejidos propiamente respiratorios, como los bronquios, los alvéolos o las glándulas secretoras del moco que barniza el interior del árbol respiratorio. Se trata, más bien, de un cáncer de tipo endocrino, parecido a otros que surgen de glándulas como el tiroides o las cápsulas suprarrenales. De hecho, el propio carcinoma de células pequeñas es capaz de producir hormonas y verterlas a la sangre. A veces, estas hormonas cancerosas pueden dar lugar a trastornos más graves que el propio tumor, por ejemplo, atrofia muscular, alteraciones muy severas del nivel de calcio o una dilución excesiva de la sangre. Es posible que el pulmón contenga una población de células de tipo endocrino, que no tienen nada que ver con la respiración y que están en el pulmón como podrían haber buscado hueco en cualquier otra parte. Esas células *inquilinas*, al malignizarse, serían el origen de esta clase de cáncer.

El carcinoma microcítico de pulmón crece muy deprisa, mucho más que cualquier otro cáncer pulmonar. Muy pocos tumores tienen su agresividad. Suele aparecer en las zonas centrales del pulmón, cerca de la traquea y de los grandes bronquios. Al estar alejado de las pleuras, que son la única parte sensible de los pulmones y están en la periferia, generalmente no duele, al menos al principio. Los primeros síntomas no son respiratorios casi nunca, sino de tipo general; como fiebre, cansancio y, sobre todo, pérdida de peso, que puede llegar a ser muy exagerada aunque el individuo no se alimente mal del todo. Luego ya aparecen manifestaciones típicamente pulmonares, como la tos o la falta de aire al respirar. Todo este cuadro clínico empeora con mucha rapidez, en el lapso de un mes o de unas pocas semanas. La radiografía muestra un gran tumor pulmonar que no deja lugar a dudas sobre la naturaleza maligna del proceso, y la biopsia confirma la variedad de células pequeñas (→ 21). Este tumor se disemina muy velozmente. Es común que existan metástasis en los propios pulmones, los huesos, el hígado, las glándulas suprarrenales o el cerebro, ya desde el mismo instante del diagnóstico (→ 26).

El tumor pulmonar de células pequeñas se clasifica, de manera muy práctica, en dos grandes grupos: enfermedad limitada y enfermedad extensa. La enfermedad limitada está dentro del tórax y su volumen es suficientemente contenido como para que resulte posible tratarlo con radioterapia (→ 35). En cambio, la enfermedad extendida es aquella con cualquier foco de metástasis, o bien circunscrita al tórax, pero tan voluminosa que es imposible de irradiar.

Una peculiaridad del carcinoma microcítico de pulmón es que no se debe extirpar, aunque sea pequeño y resulte técnicamente posible. La razón es que el cien por cien de los casos recaerán tras la operación y, además, pronto. Esta enfermedad se trata siempre con quimioterapia.

La respuesta es casi siempre espectacular. Casi ningún otro tumor maligno mejora tanto y tan rápido con la *quimio* (→ 39). En el plazo de unas semanas, el paciente mejora de manera muy llamativa: desaparecen la tos y la dificultad para respirar, el peso deja de caer en picado y comienza a recuperarse; las radiografías muestran que el tumor se ha encogido a menos de la mitad o de la cuarta parte del tamaño inicial. En muchos casos, bastan cuatro meses para que hayan desaparecido todos los rastros del cáncer, tanto en el pulmón como en los focos de las metástasis. A eso es a lo que los oncólogos llamamos *remisión completa*. Por desgracia, el cáncer de pulmón de células pequeñas es el ejemplo perfecto de cuán alejada está la remisión de la verdadera curación (→ 31, 50). Igual que la mayoría de tumoraciones de esta clase se esfuman de los escáneres, también es cierto que casi todas ellas acaban por reaparecer.

Cuando la enfermedad es limitada, existe una posibilidad real de curación, aunque menos de uno de cada diez casos llegan a obtenerla. Cuando se ha alcanzado la remisión completa o casi completa, se debe aplicar radioterapia a dosis altas sobre el foco principal del tumor. Las recaídas suelen ser bastante *madrugadoras*, pues casi todas aparecen durante los dos primeros años después de terminar los tratamientos. El paciente con carcinoma microcítico de pulmón limitado al tórax, que ha alcanzado la remisión completa con radioterapia, que se ha radiado después y que ha sobrevivido dos años, tiene muchas probabilidades de estar curado de veras. Todavía hay un pequeño grupo de ellos que recae pasado mucho tiempo, diez años o más. Casi todas estas recaídas suceden en el cerebro. De algún modo, las células cancerosas tienen la habilidad de esconderse allí y permanecer *dormidas* durante años, hasta que se activan por razones que aún no comprendemos. Por esta razón se suele incluir la radioterapia sobre la cabeza en el tratamiento de estos pacientes. Esta estrategia preventiva evita, aproximadamente, la mitad de esas recaídas tardías en el cerebro.

Existen casos aislados de carcinomas microcíticos extensos que se curan sólo con la quimioterapia, pero son verdaderas excepciones. La regla es que la respuesta sea tan estupenda como se ha explicado, pero que aparezca una recaída dentro de los dos primeros años. Las reapariciones de los carcinomas microcíticos de pulmón tienen muy mal pronóstico. Son agresivas, responden mal a casi cualquier clase de tratamiento y suelen conducir a un fallecimiento rápido.

95. ¿Me podría explicar qué es el glioblastoma multiforme? Se lo acaban de diagnosticar a mi padre. Hace unos días lo extirparon, aunque el neurocirujano piensa que han quedado restos y por eso le van a dar radioterapia en la cabeza. Parece que es un tumor cerebral de muy mal pronóstico y yo me temo lo peor.

El glioblastoma multiforme o *astrocitoma de grado 4* es el cáncer cerebral más común. La mitad de los tumores que nacen del cerebro son de esta clase. Aun así, como los cánceres del cerebro son poco frecuentes, sigue siendo una enfermedad rara que afecta sólo a dos o tres de cada cien mil personas. Por desgracia, también es la forma más agresiva de tumor cerebral, la de tratamiento más difícil y la de peor pronóstico. Las curaciones son escasísimas y casi ninguno de los intentos por mejorar el panorama durante los últimos veinte años ha cambiado sustancialmente este estado de cosas.

No sabemos qué ocasiona el glioblastoma. Suele nacer en zonas profundas del cerebro y crece con rapidez, infiltrándolo aquí y allá. Lamentablemente, puede avanzar mucho antes de dar lugar a los primeros síntomas y éste es uno de los principales motivos de su mal pronóstico, ya que cuando se diagnostica muchas veces es tarde para extirparlo por completo. Como cualquier tumoración cerebral, ésta puede dar lugar a muchos síntomas neurológicos. Los más habituales al principio son las alteraciones en la memoria, la personalidad, el comportamiento o la capacidad intelectual. Más adelante, se añaden dolor de cabeza, mareos, inestabilidad, náuseas o parálisis de alguna parte del cuerpo. Tampoco es raro que la primera manifestación sea una convulsión epiléptica. En cualquier caso, llegará un momento en el que algún médico sospeche la enfermedad y ordene un escáner de la cabeza. Las imágenes son tan características que el diagnóstico es casi seguro. No obstante, hay que confirmarlo mediante una biopsia, ya que existen otros tumores parecidos y de mucho mejor pronóstico que podrían prestarse a la confusión (→ 21). La biopsia se puede obtener mediante una aguja introducida a través de un *trépano* u orificio practicado en el hueso del cráneo, o bien se aprovecha directamente la cirugía para tomar la muestra diagnóstica y extirpar toda la cantidad de tumor que sea posible.

La parte más importante del tratamiento es la neurocirugía. Se lleva a cabo muchas veces incluso cuando se sabe que la extirpación total será imposible, pues la reducción de buena parte del volumen del tumor mejora los síntomas, retrasa la aparición de los que aún no existen y podría aumentar un poco el tiempo de vida.

Es extraordinario que el glioblastoma multiforme se extienda a lugares fuera del cráneo. En cambio, la recaída en el interior de la cabeza es la regla, tanto si se han dejado restos como si, aparentemente, se ha eliminado todo el tumor. Por ese motivo se completa la operación con radioterapia (→ 35) y quimioterapia (→ 39, 41). Es un intento de evitar la recaída o, por lo menos, retrasarla. Se han ensayado modalidades más sofisticadas de radioterapia, pero tampoco han logrado mejorar el número de enfermos que se curan.

La radioterapia se aplica sobre todo el cráneo, con un refuerzo de la dosis en el foco del que se extirpó el tumor. Sin radiación, la recaída suele ser muy precoz, en los dos primeros meses después de la operación. Con este tratamiento, se puede retrasar la reaparición del glioblastoma hasta los seis meses y, a veces, más de un año. La quimioterapia es más controvertida. La más común se llama temozolamida y tiene la ventaja de que se puede tomar en pastillas. Otras quimioterapias intravenosas (dacarbacina, procarbacina, lomustina, vincristina…) son más tóxicas y, en realidad, no ofrecen ninguna ventaja. En otras ocasiones se emplean unos discos absorbentes impregnados de quimioterapia que se dejan en el interior del cerebro, justo en la cavidad de la que se ha extirpado el tumor. Este tratamiento podría aumentar la supervivencia de los pacientes en algunos meses. Además de la quimioterapia, todas las personas con esta enfermedad reciben medicinas para mejorar sus síntomas, como corticoides, analgésicos para el dolor de cabeza o antiepilépticos.

Lamentablemente, menos de cinco de cada cien pacientes se mantienen indefinidamente libres de enfermedad tras todos estos esfuerzos. El resto recae, y casi todos dentro del primer año. Las reapariciones de la enfermedad más allá de dos o tres años son rarísimas. Ante la reincidencia del cáncer, poco se puede hacer. Si ha pasado bastante tiempo desde la cirugía, se podría volver a operar, o bien intentar una quimioterapia distinta de la primera. Pero hay que reflexionar bien esta decisión. Ante el paciente típico, que recae antes de seis meses de haber terminado el tratamiento previo, estas intentonas están casi siempre destinadas al fracaso y, muchas veces, se acaba perjudicando al paciente con la bienintencionada voluntad de *hacer lo que sea* (→ 34, 39). Más valdría, muchas veces, concentrarse en aliviar los síntomas en la medida de lo posible.

Ésta es una de esas enfermedades de las que uno puede decir muy pocas cosas esperanzadoras con la mano en el corazón. Se combinan fatalmente su inicio silencioso, su agresividad una vez ha dado la cara y, sobre todo, la ausencia de tratamientos verdaderamente útiles para plantarle cara. Quizá, la única luz que brilla en el horizonte es la de la investigación científica (→ 100). Las leucemias agudas, los tumores germinales de los testículos o los del estroma gastrointestinal (GIST) son ejemplos de variedades de cáncer que también eran fatales hasta que un medicamento apareció para cambiar radicalmente su pronóstico. Hoy día se curan o disfrutan de supervivencias de muchos años con una vida perfectamente activa. Mientras esto no suceda, el glioblastoma multiforme sigue siendo una enfermedad cruel para los enfermos y, tanto o más, para quienes los cuidan.

96. ¿Es verdad que el cáncer de páncreas es el peor que existe? Mi hermano está en el hospital y nos han dado la noticia de que ése es su diagnóstico. Estamos todos deshechos. Nos han dicho de tratarlo con quimioterapia, pero si es verdad que es tan malo, no sé si merece la pena.

El cáncer de páncreas arrastra el sambenito de ser *el peor*. Realmente es un cáncer de muy mal pronóstico, pero ni más ni menos que otra media docena de tumores malignos que también se desarrollan silenciosamente, de manera que suele ser tarde para extirparlos cuando se diagnostican. Además, la aparición de dos o tres nuevos medicamentos, ha cambiado bastante el pronóstico de estos pacientes.

El páncreas es un órgano digestivo pequeño, de un palmo de largo y con forma agusanada. Está en horizontal, por debajo y por detrás del estómago. La *cabeza del páncreas* está pegada al duodeno, la primera porción del intestino delgado, nada más salir del estómago. Por el interior de la cabeza discurren dos conductos muy importantes. El primero es el *conducto pancreático*, que recoge toda la secreción del páncreas. El segundo se llama *conducto biliar común* y transporta la bilis de la vesícula biliar. Los dos se unen en una salida común que vierte la bilis y los jugos pancreáticos al duodeno. Las otras dos porciones del páncreas se llaman *cuerpo* y *cola*.

En realidad, el páncreas no es un solo órgano, sino dos. Por un lado, se trata de una glándula digestiva. Sus células producen el jugo pancreático que se segrega al duodeno a través del conducto pancreático, donde se mezcla con los alimentos que salen del estómago a medio digerir. El jugo pancreático sirve para neutralizar los ácidos del estómago y para acabar de asimilar las proteínas. Pero si miráramos un fragmento de páncreas con el microscopio, descubriríamos unos nidos de células con un aspecto completamente diferente al del resto. Se llaman *islotes de Langerhans*, y no tienen nada que ver con el resto del páncreas ni con su función digestiva. Se trata de un órgano endocrino que produce hormonas y las vierte a la sangre. Las células de Langerhans del páncreas producen cinco hormonas, pero la más importante y conocida es la insulina, que regula el nivel de azúcar en la sangre. De cada cien tumores del páncreas, noventa y cinco surgen de la glándula digestiva y reciben el nombre de *adenocarcinomas*. El 5 por ciento restante nace de los islotes de Langerhans y se los conoce como *carcinomas neuroendocrinos*. A lo que uno se refiere al nombrar el cáncer de páncreas es al adenocarcinoma, y sólo de este tipo vamos a hablar en adelante. Los carcinomas neuroendocrinos no son cánceres de páncreas propiamente dichos, su pronóstico y tratamiento es completamente diferente y son tumores muy raros a los que no nos vamos a referir ya más.

Desconocemos por completo las causas del cáncer de páncreas (→ 5), aunque sabemos que las personas predispuestas son los ancianos, los hombres, los fumadores, los obesos, los diabéticos, los que han seguido una dieta muy rica en carne, los trabajadores de ciertas industrias de pesticidas, tintes y derivados de la gasolina, quienes han sufrido pancreatitis crónica (una inflamación benigna), o las personas infectadas por *Helicobacter pylori*, la misma bacteria que produce las úlceras y los cánceres de estómago.

El cáncer de páncreas se puede curar extirpándolo, exactamente igual que cualquier otro tumor maligno del aparato digestivo. El gran problema es que se desarrolla sin dar lugar a un solo síntoma. En la práctica, los tumores de páncreas que se extirpan y se curan son los que se han diagnosticado por casualidad, mientras la persona se hacía una ecografía o TAC de abdomen por cualquier otra causa. Por desgracia, sólo uno de cada quince o veinte casos tiene tanta suerte. Si el tumor está en el cuerpo o en la cola del páncreas, la cirugía es muy sencilla, basta con cortar esa parte. Sin embargo, la mayoría de los cánceres del páncreas están en la cabeza del órgano. Allí la cosa se complica. La única cirugía posible es una que se llama *intervención de Whipple* y que consiste en quitar en una sola pieza la cabeza del páncreas, los conductos biliar y pancreático que contiene, y el duodeno. Luego hay que recomponer todo eso, uniendo la salida del estómago al intestino delgado y reconstruyendo nuevas desembocaduras para los conductos pancreático y biliar. Ésta es una de esas cirugías de *encaje de bolillos* que requiere un cirujano con mucha experiencia y dedicado, casi en exclusiva, a la cirugía del páncreas. Incluso con el diagnóstico precoz y con la mejor cirugía posible, las recaídas siguen siendo un peligro. Hoy día es posible aumentar el porcentaje de curaciones tras la operación administrando unos seis meses de quimioterapia adyuvante (→ 41) con un fármaco llamado *gemcitabina*.

Los síntomas más comunes del cáncer de páncreas son la pérdida exagerada de peso, el abombamiento de la parte alta del abdomen, el dolor en la espalda o en la cintura y la ictericia (coloración amarilla de la piel y del blanco de los ojos). Cuando los síntomas aparecen, casi seguro que el tumor estará ya tan desarrollado que resulta imposible extirparlo.

Cerca de la mitad de los enfermos se diagnostica en una fase que llamamos *localmente avanzada*; quiere decir que el cáncer sigue limitado al páncreas, que no hay metástasis o ramificaciones, pero que está tan agarrado a las estructuras cercanas (vasos sanguíneos, duodeno, estómago, vesícula biliar…), que no se puede extirpar. A estas personas les aplicamos tratamientos neoadyuvantes, lo que significa que su intención es reducir el tumor hasta el punto de que se suelte de los órganos y vísceras que lo rodean, para que podamos operarlo. Los tratamientos neoadyuvantes consisten en quimioterapia (→ 39), a veces combinada con radioterapia (→ 35). Por desgracia, la tasa de éxito es pequeña. Aunque en la mayoría de los casos el tumor deja de crecer y se reduce algo, la probabilidad de que se pueda extirpar finalmente no es más de una entre diez.

Otra mitad de los pacientes con cáncer de páncreas presentan ya metástasis, es decir, ramificaciones de la enfermedad en lugares alejados como el hígado, los pulmones, las pleuras o el esqueleto (→ 26). Para ellos no hay posibilidad de curación, aunque sí de tratamiento. Un grave problema con el cáncer de páncreas ha sido la escasez de medicamentos eficaces. Esto cambió radicalmente hace unos años con la aparición de la *gemcitabina*. Se trata de un quimioterápico en forma de goteros, pero que carece de los efectos adversos clásicos de la quimioterapia. No suele producir caída del cabello, náuseas, vómitos ni cansancio. En realidad, es uno de los fármacos contra el cáncer menos tóxicos que existe. Aparte de la gemcitabina, otras quimioterapias como el oxaliplatino o la capecitabina también resultan útiles. Los oncólogos, según el caso, las combinamos en cócteles de quimioterapia, o bien usamos unas a continuación de las otras. Muchos pacientes responden bien al tratamiento. Sus síntomas mejoran o desaparecen, recuperan el peso perdido, bajan los niveles en sangre del Ca19,9 (el marcador más útil para este tumor) (→ 17) y la TAC comprueba cómo se reducen el tumor y las metástasis. Finalmente, el cáncer de páncreas se hará resistente y volverá a crecer. Pero, mientras que antes la supervivencia media de estos enfermos era sólo de tres meses, hoy día ya no es nada raro alcanzar los dos años. Hay un buen número de ensayos clínicos que están explorando el valor de los nuevos tratamientos oncológicos para el carcinoma de páncreas (→ cuadro 10, 100). Es difícil que alguno de ellos resulte curativo, pero todos esperamos que sí sean capaces de darle un nuevo empujón a la supervivencia de estos pacientes, acercándola hacia los cinco años.

97. ¿Es curable el linfoma? Me acaban de diagnosticar esta enfermedad a consecuencia de la inflamación de unos ganglios en el cuello. Entiendo que es un cáncer. Mi oncólogo parece optimista, pero no sé si lo hace sólo por tranquilizarme.

El linfoma es un cáncer poco común que se origina de los linfocitos, una clase de glóbulos blancos de la sangre que constituye la principal línea de defensa frente a las infecciones. Los linfocitos se producen en los ganglios linfáticos, así que la mayoría de los linfomas aparecen también en ellos. Los ganglios son esas *bolas* que nos palpamos en el cuello cuando tenemos la garganta inflamada por un catarro. Se encuentran repartidos por todo el organismo, pero se acumulan en torno al cuello, las axilas, las ingles, el centro del tórax (o *mediastino*) y el fondo de la espalda (o *retroperitoneo*). No obstante, dado que los linfocitos se hallan por doquier, los linfomas también pueden aparecer en lugares tan dispares como el tubo digestivo, la piel, el cerebro o los huesos. Los glóbulos blancos jamás están quietos, siempre en continua circulación y trasiego; entrando y saliendo de los ganglios, la linfa, la sangre y cualquier órgano o tejido; son auténticos *patrulleros* en busca de microbios. Es por eso que el cáncer linfático se considera siempre una enfermedad diseminada desde el primer instante (→ 26) y la cirugía resulta inútil ante ella. Aunque un linfoma apareciera, por ejemplo, en la zona del cuello, de nada valdría extirparlo; es seguro que rebrotaría pronto en cualquier otro punto del organismo. Los linfomas se tratan a base de quimioterapia. Existen dos grandes familias de linfomas, el llamado linfoma o enfermedad de Hodgkin, y todos los demás, que se agrupan bajo la denominación colectiva de linfomas no-Hodgkin.

La enfermedad de Hodgkin se llama así en honor a Thomas Hodgkin, el médico británico que la describió en 1832. La mayoría de los linfomas son tumores propios de la juventud o, incluso, de la infancia. El de Hodgkin es peculiar porque afecta a dos grupos bien distintos de edad: por un lado a veinteañeros y, por el otro a sesentones y setentones. Aparte del agrandamiento de los ganglios linfáticos en cualquier parte del cuerpo, se manifiesta por fiebre, sudores nocturnos, picor de piel, pérdida de peso y cansancio, aunque no todos los pacientes experimentan el conjunto completo de los síntomas. El linfoma de Hodgkin es uno de esos éxitos de la oncología de los que los especialistas en cáncer nos enorgullecemos. Es una enfermedad curable en casi todos los casos mediante el empleo de la quimioterapia y, según el caso, radioterapia. En realidad, su curabilidad es tan alta que se trata del único caso de tumor maligno en el que la *estadificación* carece casi por completo de valor pronóstico (→ 25); es decir, que los pacientes con enfermedades muy diseminadas se curan tanto como los que la tienen poco desarrollada. La larguísima supervivencia de las personas curadas de enfermedad de Hodgkin ha revelado la existencia de un pequeño porcentaje de complicaciones tardías debidas a los tratamientos, incluidas enfermedades cardiovasculares y segundos cánceres dentro de las zonas tratada con radioterapia (→ 36). Estos problemas pueden aparecer hasta veinte años más tarde de alcanzada la curación, por eso estas personas se han de vigilar periódicamente durante el resto de sus vidas.

En cuanto a los linfomas no-Hodgkin, hay decenas de clases diferentes, pero se los suele agrupar en dos grupos bien diferenciados: los de alto grado y los de bajo grado. Los linfomas de alto grado son tumores agresivos, que crecen rápidamente en las zonas ricas en ganglios linfáticos, en vísceras o en órganos, quebrantando la salud de los enfermos en poco tiempo. Sin embargo, también se pueden curar mediante distintas combinaciones de quimioterapia y radioterapia, si bien el porcentaje de desaparición completa y definitiva de la enfermedad ronda el 60 por ciento, bastante menos que en la enfermedad de Hodgkin. Hay bastantes clases de linfomas de alto grado, y cada una de ellas puede presentarse en una fase de desarrollo más o menos avanzado, de modo que las expectativas de cada caso particular pueden ser bastante peores o mucho mejores que ese 60 por ciento. Algunos casos se pueden beneficiar de un trasplante de médula ósea o de células madre, y otros del tratamiento con un anticuerpo llamado *rituximab*. Este medicamento fue el primero de todos los fármacos moleculares contra el cáncer que empleamos hoy día (→ 100), y ha mejorado sustancialmente el pronóstico de buena parte de los linfomas.

Los linfomas de bajo grado son la cara opuesta de los de grado alto: crecen muy lentamente, a lo largo de meses o de años, afectando casi nada la calidad de vida de los pacientes. En cambio, son incurables, aunque sus expectativas de vida pueden ser larguísimas. Los oncólogos manejamos esta enfermedad de muchas maneras diferentes. A veces, su curso es tan parsimonioso que, sencillamente, nos limitamos a vigilarlo. No son raros los pacientes con linfoma de bajo grado que tardan años en recibir su primer tratamiento oncológico. En otras ocasiones, nos valemos de radioterapia, quimioterapia, corticoides, anticuerpos y, excepcionalmente, el trasplante de médula ósea. Puede haber casos desfavorables, pero lo habitual es que la supervivencia de estas personas supere los diez, quince o, incluso, veinte años. La historia típica es la de una enfermedad que recae tres o cuatro veces a lo largo de su evolución. Los intervalos entre una y otra recaída pueden alargarse años, aunque tienden a ser más cortos a medida que el linfoma avanza, a la par que la enfermedad se va volviendo más resistente a los fármacos. En último término, los pacientes más jóvenes acaban por fallecer del linfoma, aunque sea décadas después del diagnóstico. En cambio, no es nada extraordinario que los individuos más ancianos acaben por terminar sus vidas por cualquier otra causa relacionada con la vejez.

> **98.** Mi abuela está muy enferma de cáncer. Se lo diagnosticaron hace un par de años, y no ha estado tan mal durante ese tiempo, pero ahora la cosa ya se está acabando. **Llegados los momentos finales, quisiéramos que sufriera lo menos posible. ¿Cómo la podemos ayudar?**

Hoy día, muchas personas diagnosticadas de cáncer se curan. Otras, no se pueden sanar del todo, aunque sí es posible alargar su vida en buenas condiciones, a veces durante muchos años. Pero no hay que engañarse; ésta sigue siendo una enfermedad grave y muchos pacientes incurables acaban muriendo. Esta etapa final de la vida merece la misma atención, si no más, que todas las fases que la han precedido (→ cuadro 24).

El concepto de *enfermedad terminal* no está tan claro; no se distingue a un enfermo terminal de otro que no lo es como quien diferencia el negro del blanco. Más que un estado del propio paciente, tiene que ver con un cambio de actitud de los médicos ante la enfermedad. Se suele decir que un paciente está en fase terminal cuando su expectativa de vida no supera los tres o, a lo sumo, seis meses. Pero esto es muy difícil de calcular, por no decir imposible. Creo que es más práctico admitir que un paciente ha entrado en situación terminal cuando la medicina ya no tiene medios razonables para controlar el cáncer. Por expresarlo de una manera gráfica, antes de que el enfermo haya llegado a la fase terminal, la medicina va por delante del cáncer, intenta frenarlo, variar su pronóstico, impedir que se extienda, disminuir su volumen, anticiparse a los acontecimientos. Decir que el enfermo está terminal significa que nada de eso es ya posible, que no se puede detener el curso del tumor y que va a evolucionar a su propio ritmo, unas veces muy rápido y otras más lento. En esa fase de la enfermedad, los médicos nos colocamos por detrás de la enfermedad y nuestro cometido es solucionar los problemas a medida que surjan. Como en un partido de tenis, hemos de devolver la bola desde donde el contrario la quiera enviar.

Todo esto puede parecer muy teórico, pero no es así. Reconocer que un paciente está en fase terminal tiene consecuencias enormemente prácticas. Es importante que quienes cuidan del enfermo las comprendan y las acepten. Muchas veces son necesarias conversaciones largas y calmadas con el equipo médico para entender por qué, de repente, las cosas se hacen de otra manera.

La primera y más importante consecuencia es que se terminan la quimioterapia y cualquier otro tratamiento contra el propio cáncer. Si ya hemos aceptado que nada puede detener el avance de la enfermedad, seguir insistiendo con tratamientos agresivos y tóxicos es absurdo (→ 34). Hay que saber parar a tiempo. No es raro que la familia ruegue al médico que siga con la *quimio* para que el paciente no piense que se ha *tirado la toalla*. No es un desatino plegarse a ese ruego si se trata sólo de uno o dos ciclos más, para darles al enfermo y a sus familiares tiempo de asimilar la nueva situación. Pero continuar con los goteros de quimioterapia hasta el último momento, con tal de no afrontar la situación, es algo más que equivocado; es cruel. La radioterapia podría tener sentido, pero siempre para solucionar un problema concreto y cuando no es posible hacerlo por medios más simples (→ 35). Por ejemplo, una metástasis dolorosa en un hueso podría no mejorar con los analgésicos. Se suele recurrir entonces a la radioterapia, pero ha de quedar claro que no se está tratando el cáncer, sino el dolor (→ 68).

Y es que el fundamento del tratamiento de los pacientes terminales es que ha de basarse única y exclusivamente en los síntomas. Dicho de otro modo, sólo se pone tratamiento para lo que moleste. Por ejemplo, si en el análisis hay anemia, pero el enfermo no siente cansancio, es inútil dar unas pastillas que no mejorarán su bienestar (→ 66); o si en la placa de tórax aparece un derrame, es absurdo extraerlo por extraerlo, a menos que esté ocasionando dificultad respiratoria (→ 72). ¿Para qué un pinchazo más, si el paciente no se va a sentir mejor? Tampoco son ya necesarios tantos análisis, radiografías y escáneres que sólo sirven para complicarle la vida al paciente. Si, por ejemplo, un dolor intenso de abdomen se puede calmar eficazmente con morfina (→ 61), ¿para qué realizar una ecografía o cualquier otra prueba? Realmente, no nos importa tanto la causa del dolor, como acertar con la medicina para calmarlo. Las únicas pruebas diagnósticas que se deberían hacer a los pacientes terminales son aquellas necesarias para elegir el mejor tratamiento entre varios posibles.

> Cuando un enfermo está en situación terminal,
> sólo se deben aplicar los tratamientos
> imprescindibles para controlar sus síntomas.

Llegada esta etapa de la enfermedad, hay que preguntarse si el oncólogo, el hematólogo o el cirujano que llevaba hasta ahora la voz cantante, sigue siendo el profesional idóneo para hacerse cargo de la situación. Estos especialistas manejan muy bien sus propios tratamientos, como la quimioterapia o la radioterapia, pero a veces no están tan duchos en el manejo de los tratamientos paliativos que requiere el buen control de los síntomas. Además, suelen trabajar con agendas apretadas que impiden conseguir una cita *para mañana* cuando el enfermo se siente mal. Y, desde luego, jamás irán a casa del paciente. En cambio, el médico de atención primaria tiene mucha más facilidad para recibir al paciente en el centro de salud de un día para otro. Muchos de ellos hacen visitas a domicilio; y no sólo ellos, sino también la enfermera, que presta una ayuda insustituible en asuntos como curas, alimentación, manejo de sondas, etcétera. En muchos lugares existen equipos de cuidados paliativos a domicilio compuestos por médicos, personal de enfermería, psicólogos y trabajadores sociales. Ellos prestan la mejor atención posible a los enfermos en fase terminal, no hacen otra cosa cada día, toda su actividad profesional está volcada en el control de los síntomas y van siempre a casa, incluso varias veces por semana.

Un asunto crucial en la atención a los pacientes en fase terminal consiste en comprender que muchos enfermos de cáncer no mueren del propio tumor, sino de complicaciones asociadas, y que éste es el modo natural de suceder las cosas. Es muy frecuente que el fallecimiento de un enfermo con cáncer se produzca por una infección, una embolia o una alteración bioquímica de la sangre secundaria a la desnutrición. Muchas veces nos empeñamos en ir solucionando estas complicaciones más allá de lo razonable. Por ejemplo, imaginemos a un paciente con un cáncer muy avanzado, en el que ya se han abandonado todos los tratamientos contra el tumor, y cuya vida está prácticamente limitada a la cama. Aparece fiebre alta y se diagnostica una neumonía. Ésta es una consecuencia lógica del estado terminal y, a mi modo de ver, un modo natural de llegar al final de la vida. Sin embargo, podemos solucionar la neumonía e impedir la muerte con un tratamiento antibiótico enérgico. Es cierto, pero ¿qué se ha conseguido? Superada la infección, la situación del enfermo será tan penosa como antes. Un poco de tiempo después, surgirá otra complicación que quizá podremos tratar también. Finalmente, aparecerá algún problema que ya no podremos remediar y el paciente fallecerá al fin. Ahora bien, seguro que este último incidente habrá dado lugar a mucho más sufrimiento que aquella neumonía de unas pocas semanas atrás.

Muchas veces nos lamentamos de cuán atroces pueden ser los últimos días de un enfermo de cáncer. No nos damos cuenta de que, casi siempre, ése no era el final natural de la enfermedad, sino el que nosotros mismos hemos propiciado interfiriendo una y otra vez con el curso lógico de la última etapa de la vida. Entiendo que estos razonamientos pueden ser discutibles y hasta polémicos, pero estoy convencido de que en el caso de los enfermos terminales ya muy deteriorados, hay que pensárselo dos veces antes de aplicar tratamientos con antibióticos, anticoagulantes, sueros, sondas de alimentación, transfusiones y otros por el estilo que no mejoran ningún síntoma y alargan contra toda cordura el sufrimiento del enfermo y de la familia. Si no lo hacemos así, corremos el riesgo de que la medicina, llena de buenas intenciones, acabe siendo más cruel que la propia enfermedad.

El origen de la atención especializada a los pacientes terminales hay que buscarlo a finales del siglo XIX en el Reino Unido. En 1893 se crea en Dublín el Lady's Hospice, una institución dedicada a los cuidados de enfermos y moribundos, que será seguida después por el St. Joseph Hospice de Londres (1905) y, ya en 1967, también en la capital británica, por el St. Christopher, desde el que se extendería por todo el mundo el llamado «movimiento Hospice».

El primer equipo de cuidados paliativos se creó en España en 1984, en el Hospital Universitario Marqués de Valdecilla de Santander. Desde entonces, el número de unidades dedicadas a atender el final de la vida ha crecido de manera bastante irregular en nuestro país.

Según las cifras de la Sociedad Española de Cuidados Paliativos (SECP), existen alrededor de 350 equipos para atender a pacientes terminales distribuidos por toda la geografía española. De ellos, aproximadamente la mitad son domiciliarios, es decir, acuden a atender al paciente a su propia casa, donde pasará sus últimos días de vida.

Continuando con el desglose, de estas 170 unidades móviles, unas 60 pertenecen a la Asociación Española contra el Cáncer (AECC), que establece acuerdos con las comunidades autónomas para poder llevar a cabo esta labor; otras 70 corresponden a las llamadas PADES, dependientes del Servicio Catalán de Salud y dedicadas únicamente a pacientes con cáncer y geriatría. Las restantes son de carácter público, para todo el Estado, y atienden también otras enfermedades diferentes al cáncer.

Entre las tres clases no alcanzan la recomendación que hace la SECP de que haya un equipo domiciliario por cada 100.000 habitantes.

La otra mitad de las unidades, las no domiciliarias, se reparten entre centros para enfermos crónicos y hospitales más grandes, universitarios o de agudos. Pero tampoco cubren las recomendaciones de la Organización Mundial de la Salud (OMS) de que existan al menos 80 camas hospitalarias dedicadas a la atención del paciente terminal por cada millón de habitantes.

La media española está sólo en 41. Lo que quiere decir que en comunidades como Castilla-La Mancha sólo hay cinco, mientras en Cataluña o Canarias está cubierto el 70 y 90 por ciento de su población, respectivamente.

Los especialistas llevan tiempo reclamando un aumento de estas cifras para poder dar una verdadera atención integral al final de la vida. Y es que los cuidados paliativos tratan de garantizar al paciente la máxima comodidad en sus últimos días.

Para ello se atienden sus síntomas físicos (el dolor es probablemente el más importante), pero también los psicológicos. Por eso incluyen (o deberían incluir) atención y apoyo psicoemocional al enfermo y a su familia para paliar la ansiedad y la angustia que a menudo provoca la cercanía de la muerte.

Aunque no existen recetas universales, las unidades domiciliarias suelen estar compuestas por un médico, una enfermera, un psicólogo y, en ocasiones, un asistente social. Morir en casa es para muchos enfermos un deseo que puede facilitar este tránsito, y que permite terminar los días en un entorno conocido, rodeado de la familia, pero siempre con un control médico adecuado por parte de la unidad.

$\longrightarrow$

Algunas familias tienen miedo de que, al estar lejos del hospital, el paciente pueda sufrir más o sus dolores no estén adecuadamente controlados. Sin embargo, las indicaciones de los equipos domiciliarios, su contacto constante con los cuidadores o la existencia, por ejemplo, de infusores de medicación que permiten un suministro constante y sencillo de los fármacos por vía subcutánea, ayudan a solventar estos temores. La familia, insisten todos los especialistas, es un pilar fundamental.

A pesar de las buenas intenciones, de esa filosofía para mimar los momentos finales, sin encarnizamiento, sin pruebas ni tratamientos innecesarios, las estadísticas indican que sólo uno de cada tres pacientes con cáncer recibe una asistencia paliativa adecuada durante los últimos meses de su vida en España.

99. Mi marido está muy enfermo de cáncer y ya en fase terminal. Lo tenemos en casa y quiero que siga aquí hasta el último momento, porque sé que eso es lo que él prefiere. Pero me asusta mucho el momento de la muerte. **¿Cómo sabremos que han llegado sus últimos momentos? ¿Cómo es la muerte y qué debemos hacer entonces?**

Esta pregunta se refiere a la *agonía*. Un enfermo terminal es aquel en el que ya no hay modo de frenar el cáncer, aunque todavía se puedan mejorar mucho sus síntomas; es posible que le queden meses de vida e, incluso, podría tener un aspecto suficientemente bueno como para que resulte difícil de creer su estado de gravedad. En cambio, un paciente agónico está claramente muy grave y se enfrenta a una muerte inminente en cuestión de horas o días. Son cada vez más las personas que desean que el fallecimiento de sus seres queridos tenga lugar en casa, en su ambiente, rodeados de sus objetos y del calor de su familia, en lugar de en una sala de urgencias o en una anónima habitación de hospital. Sin embargo, les aterran estos últimos momentos, no acertar a reconocerlos y no saber cómo actuar.

Hay tantos modos de llegar a los últimos instantes de la vida, que es muy difícil dar pautas, pero no es imposible. El secreto esencial en el manejo de la agonía consiste en prever cómo será el final. Cuando la muerte ya no dista más de unas pocas semanas, el médico suele ser capaz de anticipar los dos o tres desenlaces más probables. Muchas veces, no es el especialista en cáncer el más indicado para hacer este pronóstico, sino el médico de cabecera o, mejor todavía, el equipo de cuidados paliativos a domicilio.

En ocasiones, la muerte es dulce, y esto sucede cuando el enfermo va entrando en una progresiva inconsciencia hasta llegar al coma. Ésta es una forma común de suceder las cosas cuando existen metástasis en el cerebro o en el hígado. Los periodos de sopor se pueden alternar con otros de agitación o de lucidez durante algún tiempo, pero gradualmente el paciente llega a estar inconsciente de continuo. Aun así, el fallecimiento se puede retrasar todavía algunos días. En esta situación, que el enfermo no pueda comer y, sobre todo, beber, se convierte en una angustia intolerable para la familia. Les parece que le están dejando morir de hambre y de sed. No es así, y hay que resistir la tentación de poner goteros o sondas de alimentación, que no hacen más que llenar al enfermo de tubos y alargar cruelmente la agonía. Cuando un cerebro ha dejado de funcionar, el cuerpo pierde las funciones básicas que le mantienen vivo, incluidas las de alimentarse e hidratarse. Seguro que la falta de aporte de alimento y de líquidos colabora a la muerte, pero esto no es morir de sed, como quien lo hace abandonado en un desierto. El enfermo inconsciente no padece sed ni hambre. Que llegue la muerte cuando la enfermedad está tan avanzada que priva al organismo de la facultad de alimentarse y de beber es lógico y natural. Se debe entender de esta manera y no hay que tratar de interferir en ello.

Pero no todas las personas disfrutan del beneficio de la pérdida de consciencia al aproximarse sus últimos instantes. Muchos enfermos llegan a la muerte sufriendo y eso es algo que se debe evitar a toda costa. Tres de las situaciones más comunes son el dolor que no se puede calmar, la agitación o nerviosismo extremo y, sobre todo, la asfixia, que es muy frecuente cuando hay metástasis en los pulmones o derrame pleural (→ 72). Estas situaciones se pueden manejar durante algún tiempo sin dormir al paciente, pero la solución definitiva e ideal es la sedación. Sedar a un enfermo significa medicarlo hasta el punto de dormirlo por completo, de modo que el fin de la vida llegue durante el sueño. Aunque en algunos casos la sedación puede adelantar el fallecimiento algunas horas o días, no tiene nada que ver con la eutanasia y es un procedimiento compasivo y humanitario universalmente aceptado, incluso por la Iglesia católica. Aun así, es un momento bien difícil para la familia, porque supone *despedirse* del ser querido antes del propio momento de la muerte ya que, una vez sedado, no se podrá volver a verle despierto ni hablar con él. Resulta de gran ayuda para la conciencia de los acompañantes que el propio enfermo hubiera expresado antes su deseo de ser sedado en el caso de llegar a una situación terminal con sufrimiento irremediable. Cada vez más, esa voluntad se expresa por escrito, en forma de *testamento vital*. Es un documento que tiene más valor moral que legal. No se trata más que de un simple folio, escrito y firmado por el paciente y que se puede entregar al médico o a la familia en cualquier momento de la enfermedad.

La sedación se suele llevar a cabo en el hospital, pero es perfectamente posible hacerlo en casa si se cuenta con la atención de un equipo de cuidados paliativos a domicilio (→ 98). Si no hay equipo de paliativos y se ve venir el sufrimiento del paciente, lo mejor es organizar el traslado al hospital cuando la situación no está todavía demasiado avanzada. No hay que retrasar demasiado el momento de la sedación. Sedar a un enfermo tampoco es tan fácil, no es algo que se pueda hacer en media hora, sobre todo si el enfermo lleva tiempo medicándose con morfina de modo que su organismo se ha habituado a esa clase de fármacos. Pueden ser necesarias varias horas para conseguir la sedación profunda que se precisa.

Todos estos asuntos son sumamente desazonantes y a nadie le gusta hablar de ellos, ni al médico ni a la familia. Pero la asistencia a la muerte no es distinta en esencia de cualquiera de las actuaciones médicas por las que habrá pasado el enfermo; también hay que planificarla y llevarla a cabo con acierto. En este caso, el acierto consiste en evitárle el sufrimiento al moribundo y el mal recuerdo a la familia. Al fin y al cabo, todos nosotros (pacientes, médicos, familiares, lectores y autores) hemos de pasar por ese momento. A todos nos gustaría tener cerca a unos profesionales y a unos seres queridos capaces de la serenidad y compasión necesarias para ayudarnos de veras.

100. ¿Qué me puede decir de los nuevos tratamientos contra el cáncer? Uno lee en la prensa, casi cada día, noticias sobre terapia génica, anticuerpos y cosas por el estilo. Siempre parece que estamos a punto de curar el cáncer, pero luego nunca pasa nada. ¿De verdad existen esas medicinas?, y ¿sirven de algo?

Puede que las revoluciones sólo se perciban desde su propio futuro. Es posible que la aparición de los primeros automóviles en las calles, o de las radios y los televisores en los hogares, sólo fuera recibida por sus contemporáneos como una curiosidad más, en absoluto como el comienzo imparable de un proceso destinado a cambiarlo todo. El tratamiento del cáncer está experimentando una revolución semejante delante de nuestros propios ojos. Si *digital* es la palabra clave respecto a la revolución en las técnicas de imagen y sonido, o *internet* lo es en la de las comunicaciones, *molecular* es el adjetivo que mejor califica la revolución de la medicina en la que estamos ya inmersos médicos y pacientes por igual.

La partida bautismal del nacimiento de la era molecular tiene fecha exacta: la del 2 de abril de 1953. Ese día, el americano James Watson y el inglés Francis Crick anunciaron el descubrimiento de la estructura del ADN, la molécula que contiene el código genético. A partir de la década de los cincuenta, los laboratorios que investigaban el cáncer se decidieron a abandonar sus microscopios, comenzaron a olvidarse de las células y enfocaron sus indagaciones en el interior de ellas, en el ADN y en las proteínas de las células cancerosas. Durante años el trabajo prosiguió sin producir resultados apreciables, pero en 1977 se encontró el gen *c-src*. Se demostró que era un componente habitual en las células de muchos animales, pero que, cuando se estropeaba, era capaz de ocasionar cáncer (eso es un *oncogen*). Por primera vez, se supo que el cáncer es una enfermedad de los genes (→ 1).

La era inaugurada por el descubrimiento del primer oncogen dio lugar a la división en dos caminos que, desde entonces, avanzan en paralelo. Por un lado, los científicos se convencieron de que la senda molecular era la vía correcta para proseguir la investigación acerca de las causas y los mecanismos del cáncer. Por otro, los médicos comenzaron a vislumbrar que, por ese camino, no sólo se podría averiguar qué es el cáncer, sino también cómo tratarlo.

La rama de la investigación de laboratorio ha avanzado de manera mucho más rápida que la de la investigación médica. La lista de los genes relacionados con el cáncer que conocemos hoy día ocupa varias páginas. Todos ellos controlan funciones básicas de las células que, cuando son defectuosas, pueden conducir hacia la formación de tumores malignos. Esas funciones reciben nombres chocantes como angiogénesis, apoptosis, rutas de proteín-quinasas, telomerasa o proteasoma. Muy pocos habrán oído nombrar estos términos, y casi nadie sabría explicar alguno de ellos. Pero no se trata en absoluto de ciencia-ficción; lo que se conoce de todo ello es ya muchísimo. Realmente, en los últimos veinte años, el misterio del cáncer se ha esclarecido en buena parte. Queda mucho trabajo por hacer, pero hoy día ya comprendemos bastante bien qué es lo que le sucede a una célula normal cuando se transforma en cancerosa. Y, lo que es mejor, por fin disponemos de tratamientos basados en esos conocimientos. Son los primeros de una avalancha que está por venir.

La quimioterapia tradicional se distingue de los nuevos tratamientos moleculares contra el cáncer en tres puntos esenciales: en primer lugar, el hallazgo de los quimioterápicos tradicionales era fruto de la casualidad; en segundo lugar, los fármacos clásicos van dirigidos contra todas las células que se multiplican con rapidez; por último, suelen tener muchos efectos adversos.

El modo tradicional de encontrar fármacos contra el cáncer ha sido muy poco sofisticado. Existen equipos de *cazadores de sustancias* que, literalmente, peinan la tierra en pos de nuevos productos químicos que obtienen desde de las plantas tropicales hasta de los animales del fondo marino. Obtenidos por miles, la inmensa mayoría de esos compuestos no supera las pruebas más iniciales. Sólo un puñado de entre decenas de miles de sustancias llega a convertirse en una medicina útil (→ cuadro 10). Si los agentes tradicionales contra el cáncer se *encuentran*, los nuevos medicamentos moleculares se *fabrican a medida*. Los investigadores del cáncer se devanan los sesos buscando los *talones de Aquiles* del proceso que lleva a una célula normal a convertirse en maligna. Una vez elegido el punto flaco, el fármaco adecuado se crea en el laboratorio. Por ejemplo, si hemos averiguado que una hormona activa a la célula cancerosa fijándose en una ranura concreta de su superficie (como una llave en una cerradura), podríamos diseñar una molécula, parecida a la propia hormona, para que se incrustara en esa ranura, como una especie de *silicona dentro de la cerradura* que impide la acción de la hormona.

Todas las quimioterapias tradicionales van dirigidas contra las células que se dividen con rapidez. Es cierto que la división celular acelerada es una característica esencial del cáncer, pero en absoluto la única. Por ejemplo, se ha descubierto que los cánceres, al crecer, segregan unas sustancias capaces de conseguir que los vasos sanguíneos de alrededor se ramifiquen. Sucede así porque los tumores necesitan los nutrientes aportados por la sangre para seguir desarrollándose. Este proceso se conoce como *neoangiogénesis* (→ 26). Ya existen tratamientos moleculares contra el cáncer que no van dirigidos en absoluto contra las células cancerosas, sino contra los vasos que crecen acompañando a los tumores (→ 87, 88). Los medicamentos de esta clase jamás se hubieran podido hallar empleando los métodos tradicionales que sólo se fijaban en las células malignas. Ha sido necesario desentrañar primero el proceso de la neoangiogénesis, conocer a fondo el juego de genes, hormonas y proteínas que participan en él, encontrarle los puntos flacos y diseñar fármacos *a medida* dirigidos contra ellos.

El principal inconveniente de dirigir la quimioterapia contra la multiplicación celular es que éste también es un proceso necesario para el funcionamiento normal del organismo. Las células de la sangre, de la mucosa intestinal, de la raíz del cabello o de los ovarios se multiplican con bastante rapidez. Por eso, gran parte de los tratamientos de quimioterapia ocasionan anemia (→ 66), pérdida de glóbulos blancos (→ 64, 65), diarreas (→ 71, cuadro 18), caída del cabello (→ 59) o retirada de la menstruación (→ 56, 57). La mayor parte de los modernos tratamientos de corte molecular no afectan a la división celular; están *teledirigidos* hacia alguna característica que sólo poseen las células cancerosas y, por tanto, no tienen los efectos adversos característicos de la quimioterapia tradicional. Eso nos permite, además de preservar la calidad de vida del paciente, administrar la dosis exacta que consideramos óptima sin temor a los efectos tóxicos y mantener el tratamiento tanto tiempo como sea necesario.

Pero ¿qué resultados prácticos se están obteniendo con todo esto? En el momento de redactar este texto, catorce medicamentos de tipo molecular están aprobados para el tratamiento de distintos tipos de cáncer. Algunos en forma de inyecciones intravenosas y otros en pastillas. Actúan por muy diversos mecanismos: unos son antiangiogénicos y privan de sangre y nutrientes a los tumores en crecimiento; otros bloquean los receptores de membrana, una especie de *antenas* que las células cancerosas tienen en el exterior y que les sirven para comunicarse entre ellas y con los tejidos de alrededor; sin ellas, la célula maligna es ciega y sorda; están también los *inhibidores de quinasas*, que desbaratan las *líneas telefónicas* (por así decirlo) mediante las que el código genético de la célula maligna recibe información e imparte órdenes al resto de la célula…

Ninguno de estos medicamentos cura ninguna variedad de cáncer en particular y, ni mucho menos, *el Cáncer* en general. Los más exitosos han modificado enormemente el pronóstico de algunos tumores, permitiendo vivir durante años a quienes antes morían en meses: es el caso del trastuzumab y el cáncer de mama (→ 82, 85), el imatinib y algunos tipos de leucemia o el tumor del estroma gastrointestinal (GIST), el rituximab y los linfomas de tipo B (→ 97), o el bortezomib y el mieloma múltiple. En otras ocasiones, el efecto de los medicamentos es más modesto y se limita a complementar la quimioterapia tradicional, mejorando sus resultados; así sucede con el bevacizumab y el cáncer de colon (→ 88), o el cetuximab y el erlotinib en el cáncer de pulmón (→ 93). Por último, algunos de los tratamientos moleculares son la única esperanza de frenar transitoriamente la enfermedad en cánceres refractarios a la quimioterapia, como sucede con el sunitinib y el sorafenib frente al cáncer renal.

Puede que este panorama parezca decepcionante. En realidad, es muy esperanzador. El primer quimioterápico clásico empezó a usarse en los años cuarenta, pero su primer gran éxito tuvo lugar treinta años después, con la curación de los tumores germinales de los testículos (→ 31). Hemos de darnos cuenta que el primero de los nuevos medicamentos moleculares fue aprobado en 1997. El tratamiento del cáncer basado en el conocimiento de sus mecanismos moleculares está dando todavía sus primeros pasos. La investigación médica es necesariamente lenta. Implica un trabajo meticuloso en el laboratorio y, luego, ensayos clínicos que duran años (→ cuadro 10). No son pocas las presiones para intentar que la ciencia médica suba las escaleras de dos en dos. Están la angustia de los enfermos, la presión de la industria farmacéutica, los artículos rimbombantes de periodistas imprudentes y los anuncios de médicos e investigadores *líderes de opinión* amantes de los focos. Hay que resistirse a todo eso. La investigación de laboratorio y las primeras fases de los ensayos deben prolongarse cuanto sea necesario para que comprendamos bien la molécula que pretendemos convertir en fármaco. De este modo seremos capaces de acertar en el diseño de los ensayos clínicos. Sólo así es posible separar el grano de la paja, evitar cargarnos de medicamentos de dudosa utilidad y enorme coste o, lo que es peor, pasar por alto posibilidades ocultas a primera vista y, como dicen los británicos, *echar al bebé por el desagüe, junto con el agua sucia de la bañera.*

Como siempre sucede, con las nuevas oportunidades llegan nuevos problemas. En el caso de los medicamentos moleculares contra el cáncer no es pequeño el escollo de su coste. Las nuevas medicinas son siempre más caras que las antiguas. Hay en ello la necesidad de financiar la archicostosa investigación llevada a cabo por las empresas farmacéuticas, y también un ánimo de lucro no menos encumbrado. Pero, mientras estábamos ya resignados a que el precio de una nueva generación de medicamentos duplicase el de la previa, ahora nos encontramos con que el importe de esta clase de agentes añade un par de ceros al de las *quimios* tradicionales. Es fácil predicar que *la vida no tiene precio*, pero resulta más complicado señalar quién paga ese precio y de dónde saca el dinero. De momento, los oncólogos de la mayoría de los países de Europa occidental que trabajamos en la sanidad pública no tenemos graves restricciones por razones económicas. Pero no debemos suponer que vaya a ser indefinidamente así y es muy imprudente cerrar los ojos a esta cuestión. Probablemente, no haya otro modo de solucionarlo que con un gran pacto: las empresas farmacéuticas han de moderar sus beneficios, los investigadores establecer con precisión las indicaciones de cada medicamento, los médicos no salirse de ellas, los políticos pactar la sanidad fuera de las batallas partidistas, y los pacientes, en un futuro no muy lejano, aceptar el copago de sus tratamientos.

101. ¿Cuándo se llegará a curar el cáncer? Éste es uno de los propósitos más urgentes de la humanidad, al que se dedican enormes cantidades de recursos de todo tipo. ¿Cómo es posible que esta enfermedad se resista tanto a la ciencia?

En el año 1961, el presidente americano John F. Kennedy se propuso poner un hombre sobre la luna en el plazo de una década, lo que se cumplió ocho años más tarde. Richard Nixon intentó superar a su predecesor con un golpe de efecto aún más sensacional; en 1971 le *declaró la guerra* al cáncer, inyectó astronómicas cantidades de dinero en los laboratorios de investigación y se comprometió a curar la enfermedad antes de diez años. Ni que decir tiene que no obtuvo el mismo éxito que la misión del Apollo 11.

La ingenuidad del planteamiento de Nixon consistió en suponer que la curación del cáncer era algo semejante al aterrizaje sobre la luna, un acontecimiento singular que podía suceder en un día concreto de la historia, de una vez y por todas. Quien piense que el final del cáncer es algo que aparecerá un día en los titulares de los periódicos se equivoca de cabo a rabo. Las cosas no pueden suceder de ese modo. Según uno quiera mirarlo, la curación del cáncer es algo que jamás acabará de suceder del todo, o algo que está aconteciendo ya mismo, delante de nuestros propios ojos: y ambas afirmaciones son igualmente ciertas.

Para empezar, el cáncer no es una enfermedad, sino un conjunto de centenares de ellas, tan distintas las unas de las otras que apenas merecen agruparse bajo un mismo nombre. Son diferentes sus causas, sus mecanismos de desarrollo, sus síntomas, sus tratamientos y sus pronósticos (→ 3). Hablar de *la curación del cáncer* es como hablar de *la curación de las infecciones*. Es posible que en el futuro seamos capaces de doblegar la malaria, erradicar la tuberculosis o vencer al sida, del mismo modo que, en el pasado, cayeron la polio, la peste o la viruela. Pero nadie imagina que *todas* las posibles infecciones que el ser humano es capaz de padecer puedan solucionarse de la noche a la mañana, gracias a la aparición de un solo y genial medicamento. Lo mismo pasa con el cáncer.

Aún hay más. Puede que en 1971 alguien pensara de veras que bajo todos los tumores malignos subyacían algunos mecanismos comunes, que la característica que tienen todas las células cancerosas de multiplicarse y esparcirse brindara algún *talón de Aquiles*, un único punto flaco para atacar a todos los cánceres, cualesquiera que fuesen. Si esa ilusión existió alguna vez, se desvaneció por completo en 1976, cuando descubrimos que los *oncogenes* (el código genético fundamental de las células malignas) no eran otra cosa que modificaciones de nuestros propios genes, los mismos que llevamos en el corazón de cada célula desde el nacimiento hasta la muerte (→ 1).

La genética del cáncer nos ha enseñado cuán distintas son realmente entre sí las enfermedades malignas. Dos cánceres idénticos pueden albergar mutaciones completamente diferentes que explican que uno se cure y el otro no. Lo que parecían cientos de enfermedades distintas, resultan ser millares a la luz de la genética. Los tumores ni siquiera permanecen semejantes a sí mismos a lo largo del tiempo. Al cabo de meses o años, van surgiendo más y más cambios genéticos en las células malignas, de manera que las más agresivas acaban por superar en número a las de menor capacidad para invadir el organismo. Es por eso que los cánceres no *nacen* resistentes a los tratamientos, sino que *se hacen* refractarios a ellos. Basta que apliquemos un fármaco capaz de matar células cancerosas para que, al mismo tiempo, favorezcamos el crecimiento justamente de las más resistentes. Por último, ha sido forzoso aceptar que las células cancerosas y las normales son muy parecidas en el fondo. Ambas usan los mismos mecanismos básicos para obtener energía, multiplicarse o reparar su ADN. Por así decirlo, lo que distingue a las células que componen los tejidos normales de las que forman tumores malignos no son sus *herramientas,* sino la intención con la que las utilizan. Todas estas razones hacen que resulte muy difícil imaginar un solo tratamiento o medicamento que discrimine cualquier célula maligna de cualquier célula sana.

Pero no hay que caer en la desesperanza, todo esto sólo significa que es infantil esperar que la guerra contra el cáncer se venza de un solo golpe magistral. Es un asunto de muchas pequeñas batallas; el terreno se va ganando poco a poco y, de vez en cuando, merece la pena volver la vista atrás para contemplar cuánto hemos avanzado casi sin percibirlo. Esta contienda se libra en cuatro frentes: en dos de ellos ya hemos progresado bastante, aunque queda mucho por hacer; respecto a los otros dos debemos admitir nuestro fracaso.

El frente de batalla más exitoso hasta ahora es el del diagnóstico precoz. Si no sabemos cómo curar el cáncer diseminado, descubrámoslo cuando todavía está limitado al órgano en el que ha nacido. Sabemos hacerlo en un buen montón de tumores importantes como el de mama, colon, próstata o cuello de útero (→ 16). La notable disminución en la mortalidad del cáncer de mama, por ejemplo, se debe sobre todo a que gracias a las medidas preventivas los operamos cuando son mucho más pequeños que hace quince o veinte años. Por increíble que parezca, el principal escollo para que los métodos de diagnóstico precoz tengan mucho más éxito todavía no son las propias pruebas diagnósticas, sino la torpeza de las administraciones sanitarias para aplicarlas y la propia resistencia de la población a seguir normas sencillas tantas veces voceadas como visitar al urólogo o realizarse mamografías.

El segundo campo de batalla es el de los tratamientos. No es verdad, como tantas veces se dice, que no se haya avanzado nada en el tratamiento del cáncer diseminado a lo largo de los últimos cincuenta años. Hoy día se curan la mayor parte de los niños con cáncer, más de la mitad de las leucemias, casi tantos linfomas, ocho de cada diez tumores testiculares o el mismo porcentaje de algunos tipos de sarcoma, incluso cuando la enfermedad ya se ha esparcido por el cuerpo (→ 31). Todas esas personas hubieran muerto sin remedio hace cincuenta años. Cierto que resulta una pena que ninguno de esos logros haya alcanzado a los cánceres más frecuentes. Puede que no podamos curar un cáncer de mama o de pulmón con metástasis, pero los tratamientos de quimioterapia, radioterapia, hormonas o anticuerpos, aplicados después de la cirugía, evitan la aparición de metástasis y salvan de la muerte a muchas personas diagnosticadas de esos tumores comunes (→ 41). Cuando la enfermedad es ya incurable, los tratamientos de los que disponemos, incluso siendo imperfectos, permiten tiempos de supervivencia con calidad de vida razonable impensables hace un par de décadas (→ 39).

Un terreno en el que poco hemos progresado es el de la prevención. La razón está bien clara y consiste en que se dedican muy pocos recursos a la investigación sobre las causas del cáncer; y es imposible prevenir una enfermedad si se desconoce lo que la provoca. Tenemos clara la relación de muchas clases de cáncer con el tabaco, y la de los tumores de piel con la excesiva exposición al sol... pero poco más (→ 15). Ignoramos demasiado respecto a las causas del cáncer que se esconden en el ambiente, en los alimentos, en los residuos industriales, en la contaminación del aire o en los elementos de construcción de los edificios. Esta clase de investigación es cara, lenta y laboriosa, poco apropiada para que un investigador escale puestos en el mundo académico y, desde luego, muy alejada de los bolsillos de las multinacionales farmacéuticas. Han de ser los gobiernos y las organizaciones supragubernamentales, como la OMS o la Comunidad Europea, los que financien e impulsen estas ramas de la oncología.

El último frente de batalla es el de la equidad ante los tratamientos; si los avances de la ciencia no llegan a todos habrá Medicina, pero no Sanidad. De todas las desigualdades, la relativa a la salud es la más dolorosa e inhumana. En la parte de Europa en la que vivimos estamos acostumbrados a asumir que si enfermamos gravemente, el límite de nuestro pronóstico dependerá de si existen tratamientos eficaces, no de lo que cuesten. Pero no es así en todas partes. Las diferencias del tratamiento oncológico entre la Europa occidental y los países del Este son enormes. Puede que pensemos que esto va ligado a la pobreza y que se solucionará con el desarrollo económico. Pero basta fijarse en el caso de Estados Unidos para desengañarse. Se suele considerar a este país como el lugar donde existen los mejores centros del mundo para el tratamiento del cáncer, y es así (→ 46, cuadro 11), pero algunas de las peores estadísticas del orbe desarrollado en cuanto a supervivencia del cáncer se encuentran también allí, según el lugar de residencia, el nivel de educación, la renta o la raza. Si atendemos a los países de África o de América Latina, el panorama de la asistencia a los enfermos con cáncer es un insulto contra la noción de humanidad. Y haremos mal en suponer que el futuro está asegurado *en casa*. El enorme coste de los nuevos tratamientos puede poner en jaque hasta al sistema más saneado. Los retrocesos en materia de cobertura sanitaria son posibles, como lo evidencian los casos de Reino Unido o de ciertos países sudamericanos.

La lucha contra el cáncer debería ser armónica. Si conseguimos mejorar nuestro conocimiento sobre las causas de la enfermedad y el mejor modo de evitarlas, si proseguimos por el buen camino de los programas de diagnóstico precoz, si no abandonamos la investigación puntera y el desarrollo de nuevos medicamentos, y si conseguimos que los avances lleguen por igual a todas las personas que lo necesiten, puede que no consigamos ese titular de «el cáncer se cura», pero seguro que llegará el día en que la mayoría de estas enfermedades dejen de merecer nuestro miedo.

Índice temático

G

gamma knife (35)

gammagrafía ósea (23, 27, **28**, 43, 91)

ganas de comer, falta de (*véase* Apetito, falta de)

ganglio centinela (69, 79, **80**)

ganglios linfáticos (3, 26, 27, 69, 70, 80, 87, 91, 93, 97)

    axilares (*véase* Mama, cáncer de – ganglios axilares)

    mediastínicos en el cáncer de pulmón (93)

garganta, cáncer de (*véase* Laringe, cáncer de)

gays (*véase* Homosexuales)

GCOD (cuadro 21)

G-CSF (*véase* Factores de crecimiento medular)

GECP (cuadro 21)

GEICAM (cuadro 21)

GEICO (cuadro 21)

GEIS (47, cuadro 21)

gemcitabina (96)

genes (**1**, 5, 6, 7, 11, 16, 75, 76, 77, 86, 100, 101)

GENOM (cuadro 21)

germinal, cáncer (*véase* Tumores germinales)

Germinal, grupo (cuadro 21)

GETNE (cuadro 21)

GIST (95, 100)

glioblastoma multiforme (39, **95**)

glóbulos blancos (69, 97, *véase* Neutropenia)

glóbulos rojos (*véase* Anemia)

GM-CSF (*véase* Factores de crecimiento medular)

golpes (*véase* Traumatismos y cáncer)

GOTEL (cuadro 21)

grado (82, 87)

    de la CIN (**20**, 82)

granisetron (63)

grupos cooperativos (44, **cuadro 21**)

gusto (37, 38, cuadro 13)

grasas (15, 53, cuadro 13)

H

hachís (*véase* Cannabis)

HBP (*véase* Hipertrofia Benigna de la próstata)

Helicobacter pylori (5, 9, 96)

hematíes (*véase* Anemia)

hematuria (*véase* Hemorragias / al orinar)

hemoglobina (*véase* Anemia)

hemoptisis (*véase* Hemorragias / con la expectoración)

hemorragias (66)

    con la expectoración (93)

    al orinar (89)

heparina (42)

hepatitis, virus (9)

hepatocarcinoma (*véase* Hígado, cáncer de)

her2 (**82, 85**)

herencia (5, **6**, 7, **8**, 16, 57, 75, 76, 77, **86**)

heroína (61)

herpes, virus (9)

Hickman, catéter de (42)

hierro (**66**)

efectos adversos (33, **37**, 38, 39, 40, 59, 63, 64, 65, 66, cuadro 17, 67, 84, 96)
quistes (2, 21)

R

radiaciones (**11**, 12, 27, 35, cuadro 8, 36, 52, 68, 80, 97)
radioactividad (*véase* Radiaciones)
radiocirugía (35)
radiofísicos (35)
radiofrecuencia (88)
radiografías y riesgo de cáncer (5, 11)
radioterapia (22, 31, 31, **35**, cuadro 8, 60, 68, 73, 79, 81, 82, 85, 87, 91, 92, 93, 94, 95)
raloxifeno (77)
ramificaciones del cáncer (*véase* Metástasis)
randomización (*véase* Aleatorización)
 efectos adversos (**36**, 57, 59, 63, 66, 71, 91, 97)
 intersticial (*véase* Curieterapia)
rayos X (11, cuadro 8, 52)
recaídas (17, 24, 31, 33, 40, 50, 57, 82, 83, 84, 85, 87, 91, 93, 94, 95, 96)
receptores hormonales (**82**)
recidiva (*véase* Recaídas)
RECIST (43)
recto, cáncer de (35, 70, 87, 88, *véase* Colon, cáncer de)
reevaluación de respuesta (*véase* Respuesta a la quimioterapia)
remisión del cáncer (33, **43**, *véase* Respuesta a la quimioterapia)

reservorio (*véase* Catéteres para quimioterapia)
resonancia magnética (*véase* RM)
respuesta a la quimioterapia (33, 39, **43**)
retención de líquidos (*véase* Edemas)
retrasos en el diagnóstico y tratamiento (16, 22, 48, 89)
retroperitoneo (70, 91, 97)
revisión
 dermatológica (16)
 ginecológica (**16**, 17, **19**)
 urológica (**16**)
riesgo laboral (5, 14, **cuadro 3**)
riñón, cáncer de (18, 23, 66, cuadro 21, 86, 100)
riñón, complicaciones (38)
risa (cuadro 19)
rituximab (97)
RM (18, 27, 28, 42, 43, 73, 91)
 de mama (77, 78, 81)
Royal Marsden, Londres (cuadro 11)

S

sabores (*véase* Gusto)
sal (53)
saliva (36)
samario (68)
sangrado (*véase* Hemorragia)
sangre
 cánceres de la (*véase* Leucemias / *véase* Linfomas)
 oculta en heces (*véase* Test de sangre oculta en heces)
 con la orina (*véase* Hemorragias / al orinar)

ESTE LIBRO SE TERMINÓ DE IMPRIMIR
EN EL MES DE OCTUBRE
DE 2007